健康大学堂04

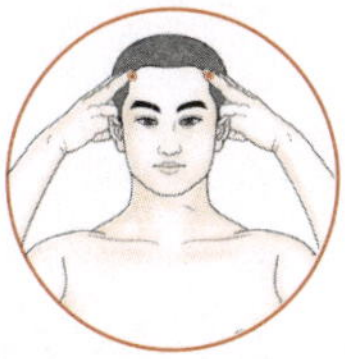

特效指压疗法

健康中国名家论坛编委会○编著

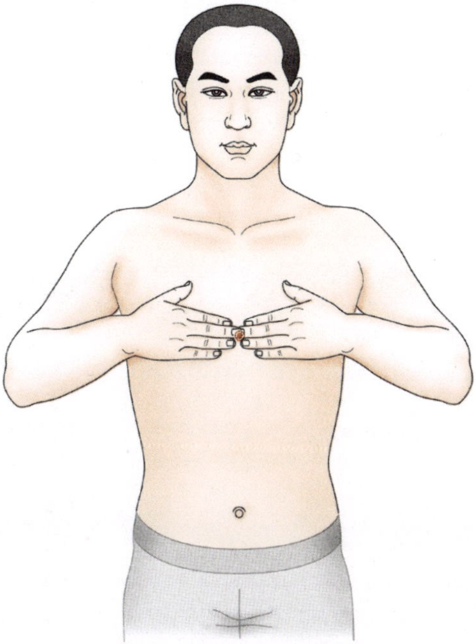

吉林出版集团有限责任公司

序言

自己动手，收获健康

身体不舒服怎么办？生病了怎么办？很多人的第一反应就是去医院，然后花大把的钱看医生，买回来一大堆叫不上名字的药片，或者现场就眼睁睁地看着长长的针头刺入自己的皮肤，将药液一点点注入自己的身体……

诚然，一些急症重症，是必须让医生进行治疗的，但我们碰到更多的却是一些小病，像腰酸背痛、头晕目眩、耳鸣失眠之类的身体不适。这些毛病你说去医院吧，花了大把的钱，买了一大堆药，还不一定能治好，何况还有“是药三分毒”的顾虑。但如果不及时处理，不但影响工作学习，久而久之还容易招惹大病。这着实让人头疼，有没有一种既专业安全又廉价有效的治疗方法呢？

答案是肯定的，这个治疗方法就是经络穴位疗法。经络学说是祖国医学基础理论的核心之一，最早可以追溯至《黄帝内经》。在两千多年的医学长河中，一直为保障中华民族的健康发挥着重要的作用。站在现代医学的角度来看，经络穴位疗法神奇地运用了人体自我潜能激发的方法，在一个完全不同的医学体系内，实现了人体的自我调整、自我康复机能，从而达到了只需通过外部的物理刺激，即可收获康复的神奇治疗效果。

譬如手太阴肺经的中府穴对肺部不适导致的胸闷气短、郁闷不乐、心情烦躁等症状，就有立竿见影的效果。长期久坐的上班族，常有肩膀酸痛、颈项僵硬等问题，往往到了五十岁的时候，可能抬一抬头、举一举手就会造成肩膀拉伤，这就是中年人闻之色变的“五十肩”，而刺激肩髃穴就能很好地对治这种症状……可以说人体几乎所有的病征，都有相应的特效穴位与之对应，而这就为我们进行经络疗法提供了极大的方便。

对经络进行刺激的手段很多，如按摩、针灸、艾灸、温热、拔罐、刮痧等等，每种方法之下又有细分，如按摩就包括指压、推拿、抓捏等手法。本书所介绍的，就是按摩方法中最简单也最有效的指压法。

相对于其他经络疗法，指压有着无与伦比的优势。

● **首先，工具就在身边。**

针灸需要专门的长针，艾灸则需要专门的艾条或艾绒，温热、拔罐、刮痧等都需要有专门的工具才能进行，而指压的工具就是你的手指，免去了购买专门工具的金钱和时间。如果你嫌手指力度不够大或长时间按压太累，还可以用笔头、伞柄、叉子、牙签等各种手边工具来代替，十分方便。

● **其次，场所就在当下。**

在做穴位指压时，除了少数需要特意躺下才能刺激到的穴位之外，其余穴位均在双手可及的范围之内，一个人就可操作，而无需任何特定场所，利用乘车、看电视、打电话等琐碎时间就可以进行。即使你生活再忙碌，也可轻松地持之以恒，早日消除身体上让你烦恼已久的不适感。

● **再次，指压可了解身体状况。**

人体的每个穴位都通过经络与体内的脏器相互关联，通过对穴位的指压，我们还能了解自身的健康状况。指压一个地方，如果没有任何反应，就说明这个地方不是穴位。再换一个地方指压，如果有酸、麻、胀的感觉，就说明还算正常，是按到了穴位上面。如果指压的地方有痛感，说明此处经脉有淤塞，与这条经脉相对应的脏器也可能出了问题，这正如中医所说的“通则不痛，通则不痛”。

● **第四，绿色环保，投入少收益高。**

指压按摩是最绿色、最环保的保健方案，它没有任何副作用，疗效却非常显著。掌握一些指压按摩知识，我们就可以在身体有不适症状时，通过轻轻指压来解决，而不必求助于医院，花费昂贵的医疗费用，可以说是用最少的投入获得最大的健康收益。而且就算你身体健康，也可以通过指压来预防疾病。

本书将各种疾病分门别类，详细介绍了各类疾病的对治穴位和指压方法，还详细讲解了每个穴位的位置和取穴技巧，方便读者精准取穴。此外，还对指压的力度、节奏等要点进行了详细介绍，并有真人示范，保证让你一看就懂，一学就会！

如此简便而又舒适的治病健体方法摆在你面前，您还在等什么呢？快快行动起来吧！

编者

2010年6月

阅读导航

本书将各种疾病分门别类，详细介绍了各类疾病的对治穴位和指压方法，还详细讲解了每个穴位的准确位置和标准取穴技巧，方便读者精准取穴。此外，还对指压的力度、节奏等要点进行了详细介绍，并有真人示范，保证让你一看就懂，一学就会！

标题

点明所要治疗和解决的病症。

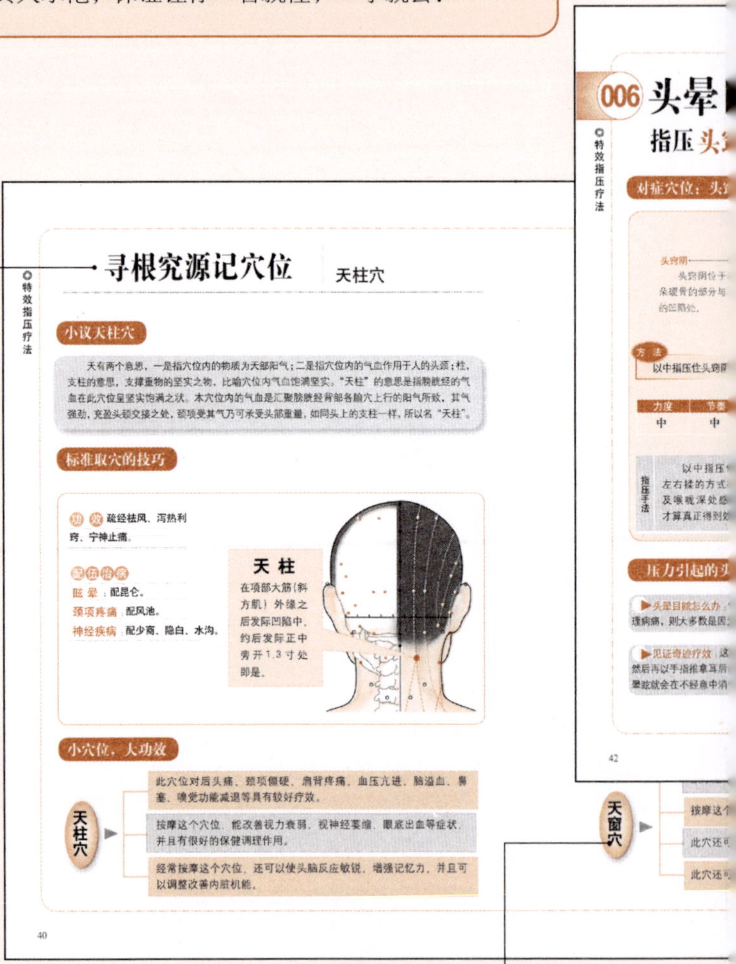
◎特效指压疗法

寻根究源记穴位　天柱穴

小议天柱穴

天有两个意思，一是指穴位内的物质为天部阳气；二是指穴位内的气血作用于人的头颈；柱，支柱的意思，支撑重物的坚实之物，比喻穴位内气血饱满坚实。"天柱"的意思是指膀胱经的气血在此穴位呈坚实饱满之状。本穴位内的气血是汇聚膀胱经背部各腧穴上行的阳气所致，其气强劲，充盈头颈交接之处，颈项受其气乃可承受头部重量，如同头上的支柱一样，所以名"天柱"。

标准取穴的技巧

功效　疏经祛风、泻热利窍、宁神止痛。

配伍治病
眩晕：配昆仑。
颈项疼痛：配风池。
神经疾病：配少商、隐白、水沟。

天柱
在项部大筋（斜方肌）外缘之后发际凹陷中，约后发际正中旁开1.3寸处即是。

小穴位，大功效

天柱穴
此穴位对后头痛、颈项僵硬、肩背疼痛、血压亢进、脑溢血、鼻塞、嗅觉功能减退等具有较好疗效。
按摩这个穴位，能改善视力衰弱、视神经萎缩、眼底出血等症状，并且有很好的保健调理作用。
经常按摩这个穴位，还可以使头脑反应敏锐，增强记忆力，并且可以调整改善内脏机能。

40

天窗穴

爱心小提示

告诉你一些小常识，在掌握指压的同时，多掌握一些小疗法。

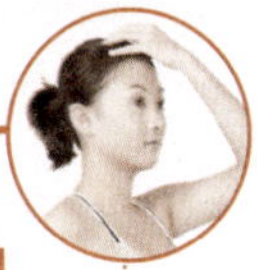

小议穴位

关于穴位的详细解读，解释穴位的含义和命名依据。

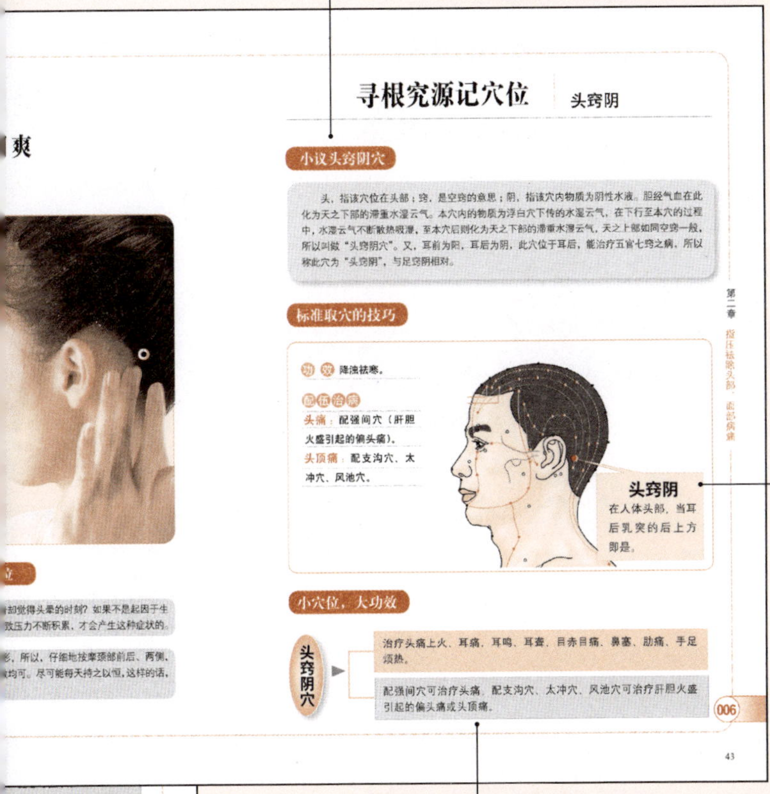

标准取穴

精确的取穴方法，通过阅读轻松掌握精确取穴法。

小穴位，大功效

按摩此穴位的主要功效，使读者一目了然。

Contents 目录

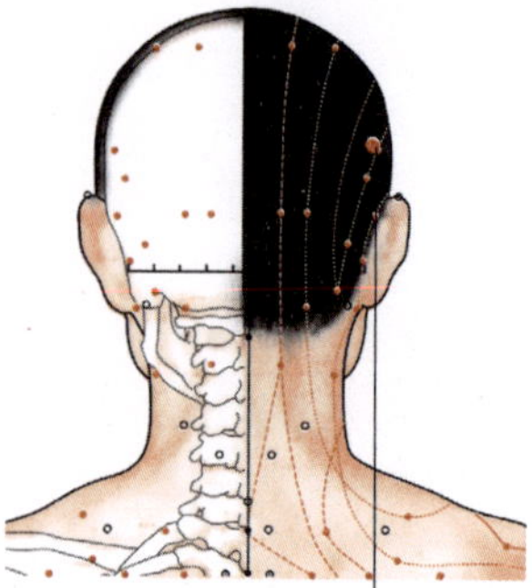

头窍阴

所在位置：头部，耳后，在耳朵硬骨部分与耳垂根部之间的凹陷处。

可治疗：头晕、目眩

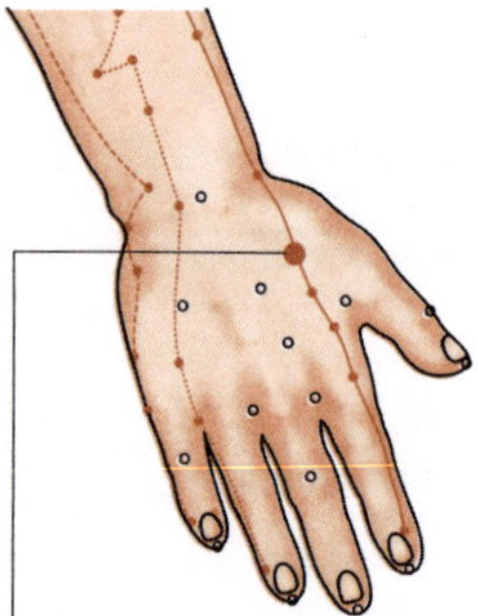

合谷

所在位置：手部，在手背，拇指与食指之间，张开手指时，可在两指之交叉处找到。

可治疗：睡意、呕吐、晕车

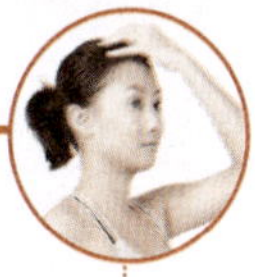

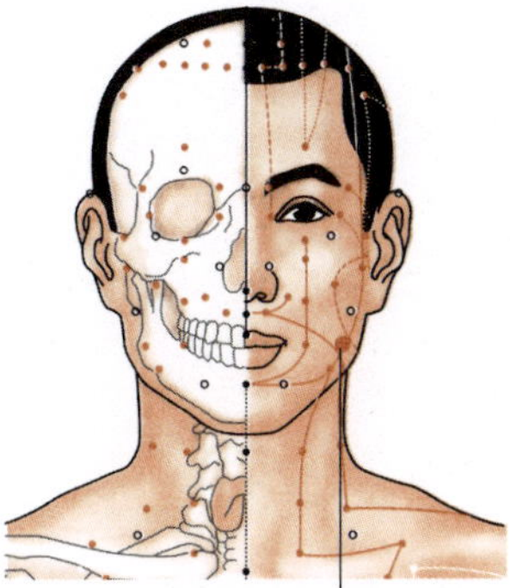

颊车

所在位置：脸部，下巴的下颚骨附近。往前指压的话，下巴处会有麻麻的感觉。能有效治疗下齿摇动及疼痛。
可治疗：牙疼

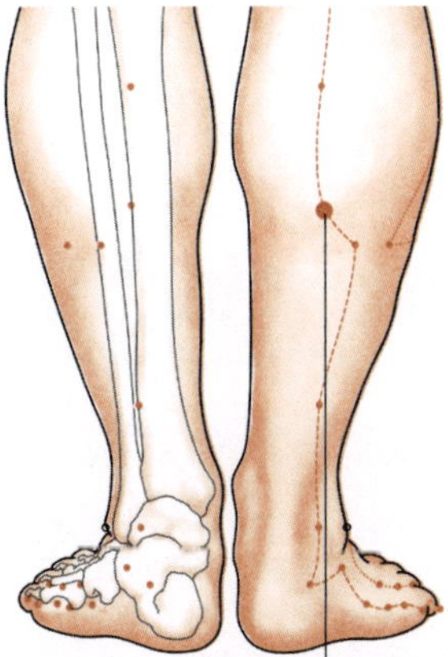

承山

所在位置：足部，位于小腿肚软柔肌肉转换成肌腱的中央处。如果脚部用力会比较容易找到此穴位。
可治疗：闪腰

第四章　指压祛除四肢病痛

第五章　指压祛除消化系统病痛

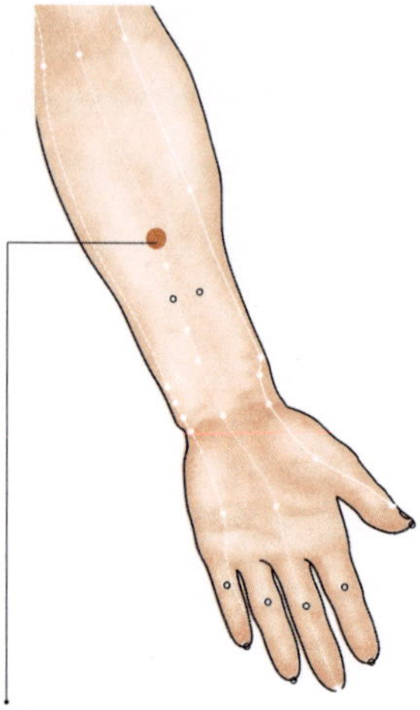

郄门

所在位置：臂，位于靠手掌侧的手臂上，约在前手臂中央，弯曲手臂及手指时，肌肉凸起的部分即是，指压此穴位，手指会有刺痛感。

可治疗：手指麻痹、心悸

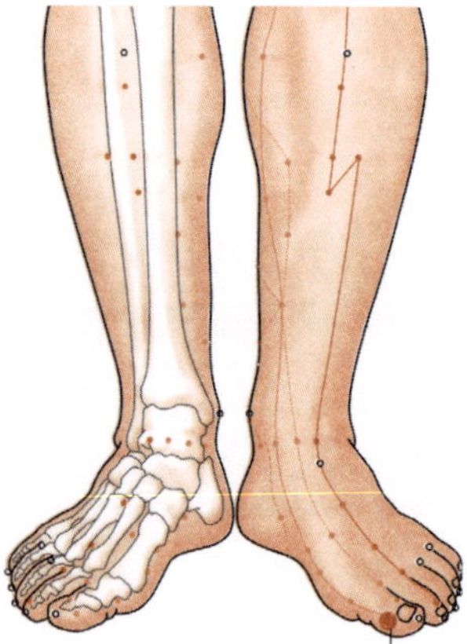

隐白

所在位置：部，脚拇指边缘凸骨处结束的地方。

可治疗：脚底冰冷

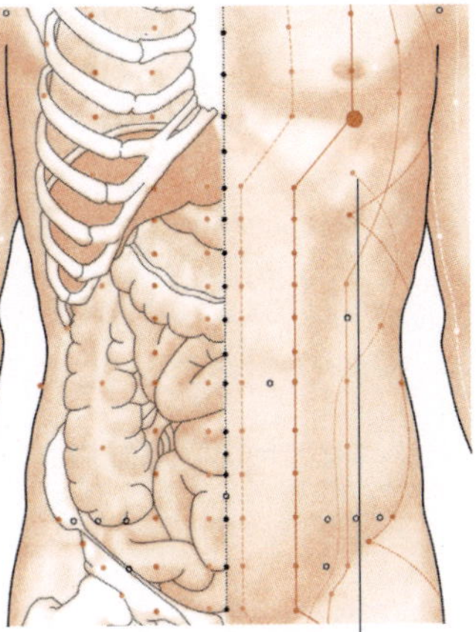

期门
所在位置：腹部，正好位于心窝与协腹的正中央，也就是第九肋骨的下方。此穴位必须配合呼吸来作指压。
可治疗：酒醉、宿醉

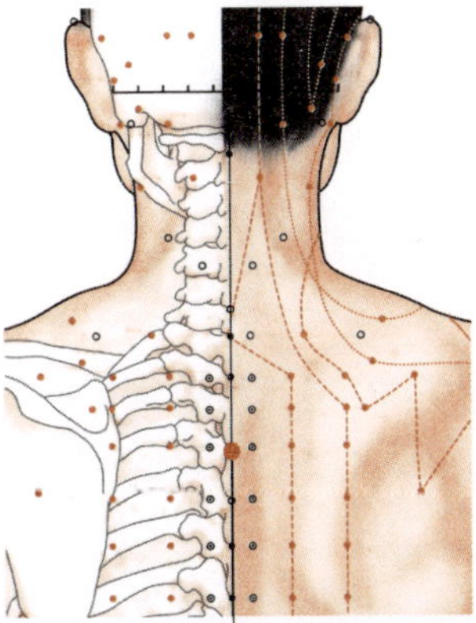

期门
所在位置：背部，脖子向前倾时，可见之凸骨下。也就是第五胸椎的下方。
可治疗：无精打采

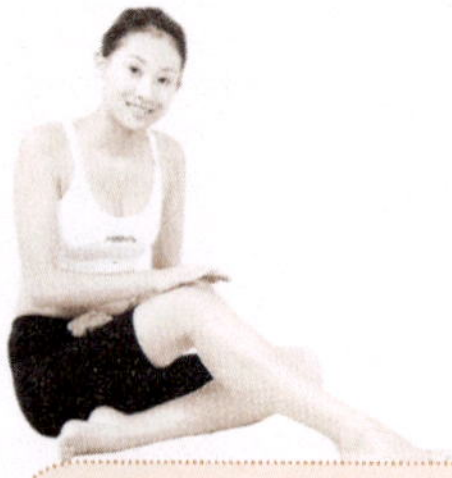

第一章

DIYIZHANG

迅速成为指压按摩专家

指压是一种非常有效的按摩方法，但基本手势只有六种，简单易学，当然在指压时也可以根据不同的部位采用一些不同的按摩手法。本章将对指压按摩手法进行详细介绍，并详细分析身体不同部位最合适的指压方法，图文结合，浅显易懂，让你迅速成为指压按摩专家。

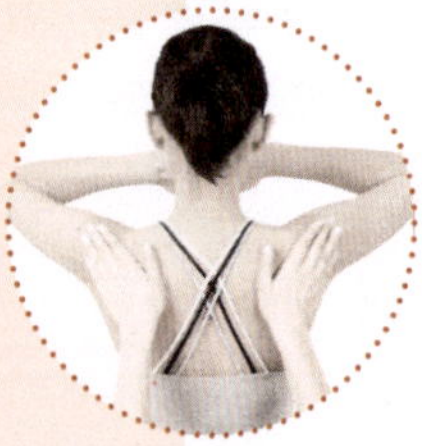

本章看点

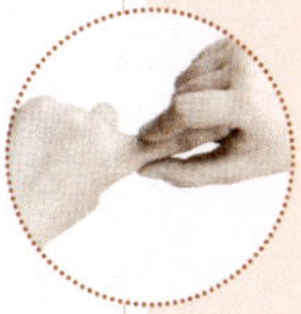

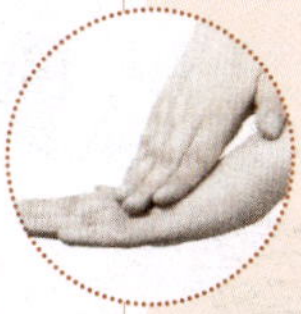

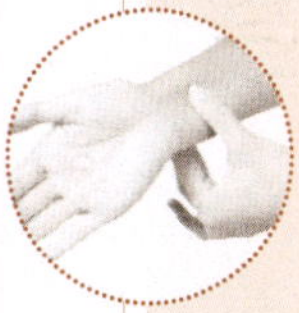

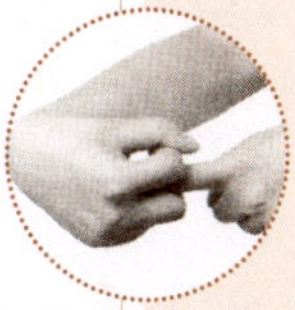

- **为什么选择指压按摩**

  方法易学，效果卓越

- **指压的基本手势**

  手势正确，手指才不会酸痛

- **指压按摩如何操作**

  22 种指压按摩手法全解析

- **不同部位的指压方法**

  根据身体部位选择最适合的手法

001 为什么选择指压按摩

方法易学，效果卓越

● 人体全身共有14条经络

中医将人类需要的“自然生命力（气）”和“营养物质（血）”的结合称之为“气血”，也就是生命的能量，这种能量以内脏为起点，左右对称环绕于全身的筋路，这就是“经络”。其中以五脏（心、肝、脾、肺、肾）、六腑（胆、小肠、大肠、胃、膀胱、三焦），加上心包，共为六脏六腑，以其命名的经络共有 12 条，再加上贯穿身体前后正中的任督二脉，全身总计有 14 条经络。在这些经络上面，共存在着约 361 个经穴，担任供给生命能量出入口的角色。

当因为某种因素导致脏腑不协调，生命能量出现滞留时，经穴就会产生疼痛或绠结。这时，就可以通过经穴疗法（如指压、针灸、热敷、艾灸、拔罐等）来刺激这些经穴，让生命能量的流动恢复畅通，从而缓解甚至消除症状。

● 指压疗法的优点

在各种经穴疗法中，指压可以说是一种最简单最实用的方法了。

首先，指压手法非常简单，直接用各种手势就可以实现，而不必借助什么专业工具。而且指压的各种手势都非常简便易学，一般人都能做到。

其次，指压可以随时随地进行。除了一些需要特意躺下才能刺激到的穴位之外，指压原则上没有特定的时间或场所要求。人们可以利用乘车、看电视、午休等琐碎时间来进行，即使是生活忙碌的人也可以轻松地坚持进行，早日消除身体上的不适感。

再次，指压可以帮助你了解自身的健康状况。指压穴位时，如果没有反应，就说明穴位没有找准。如果有酸胀感觉，则说明按到穴位上面，是正常现象。如果指压的地方有痛感，则说明此处经脉有瘀塞，需要进行调理。

最后，指压疗法省去了昂贵的医疗费用。指压是最绿色、最环保的保健方案，它没有任何副作用，但效果却十分显著。掌握一些指压方法，在身体出现不适时就可用指压轻松解决，不必去医院，不用花费昂贵的医疗费用，可以说是以最小的投入获得了最大的收益。即使身体健康，也可以通过指压来预防疾病。

人体的14条经络

经络名称	经络通过的筋路	经络的功能	经络功能低落所引起的症状
手太阴肺经	从胸部上方外侧的中府穴为起点，通过手臂的前外侧——手掌的外侧——拇指外侧角的少商穴为终点。	调整呼吸器和心脏等的机能。	头部充血、心悸、呼吸急促、口渴、手臂麻痹、掌心灼热等。
手阳明大肠经	从食指的指甲基部、靠拇指侧角的商阳穴为起点，通过手臂——背部——锁骨的凹陷——颈部侧边——鼻翼的迎香穴为终点。	调整鼻、喉咙、牙齿、大肠等的功能。	鼻塞、喉咙痛、口渴、颈酸和肩酸、牙痛等。
足阳明胃经	从眼睛下方的承泣穴为起点，通过口角——下颚——耳前——额的头维穴为终点的经络，以及从喉咙的人迎穴为起点，通过锁骨凹陷——胸——肚脐——鼠蹊部——脚——脚的第二趾指甲基部外侧角的厉兑穴为终点的经络。	调整消化器官以及全身的不适。	便秘、下痢、头痛、鼻塞、脚的麻痹和疼痛。
足太阴脾经	从脚的第一趾指甲基部内侧角的隐白穴为起点，通过脚——鼠蹊部——肚脐旁边——胸——腋下——第七肋间的大包穴为终点。	调整消化器、生殖器、呼吸器、神经机能等。	恶心、下痢、脚部浮肿、脚腰的虚寒等。
手少阴心经	从腋下的极泉穴为起点，通过手臂——手腕——手掌——小指指甲基部内侧角的少冲穴为终点。	调整循环器、呼吸器、消化器等的机能。	脸部灼热、充血、口渴、手臂的麻痹、疼痛等。
手太阳小肠经	从小指指甲基部外侧角的少泽穴为起点，通过手——手臂——肩——颈——颧骨下——耳前的听宫穴为终点。	调整上肢的机能以及耳、眼的机能。	眼睛变黄、重听、喉咙肿大、头痛、手臂麻痹和疼痛等。
足太阳膀胱经	14条经络中最长的经络。从眼角睛明穴为起点，通过后头部——颈部——背部——腰——脚——脚的第五趾指甲基部外侧角的志阴穴为终点。	由于经络较长，所以和所有脏器都有关联。	从脸到后头部疼痛、后颈部、背部、腰、大脑、小鹏的虚寒和疼痛、鼻塞等。
足太阴肾经	从脚底的涌泉穴为起点，通过脚——肚脐旁边——胸的第二肋间的俞府穴为终点。	连接寄宿生命能量的肾，同时调整泌尿、生殖的机能。	浮肿、起立性晕眩、全身倦怠、从腰到脚的麻痹、精力减退、生理异常等。
手厥阴心包经	从胸部的天池穴为起点，通过手臂——手掌——中指指甲基部靠小指侧角的中冲穴为终点。	包围心脏，并保护其机能。	心悸、呼吸急促、胸痛、心脏机能障碍等。
手少阳三焦经	从无名指指甲基部靠小指侧角的关冲穴为起点，通过手臂——肩——颈部——耳后——耳前——眉外侧的丝竹空穴为终点。	调整眼、耳、喉咙等的机能。	眼病、头痛、胸闷、呼吸机能障碍等。
足少阳胆经	从眼尾的瞳子髎穴为起点，通过耳的周围——颈部——肩——上身侧面——脚——脚的第四趾指甲基部靠近第五趾侧角的窍阴(脚)穴为终点。	协助肝功能，并调整泌尿、生殖的机能。	肩酸、脚麻痹、疼痛、脸色不佳、皮肤丧失光泽等。
足厥阴肝经	从脚的第一趾指甲基部靠第二趾侧角的大敦穴为起点，通过腿——腹部——肋骨下部的期门穴为终点。	调整肝脏、胆囊的机能以及生命能量的平衡。	下腹部疼痛、腰痛，脚的浮肿、疼痛，褐斑、雀斑、焦虑。
督脉	从尾骨的长强穴为起点，纵向通过身体背面的中央(正中线)、腰部——背部——后头部——牙龈部的龈交穴为终点。	统括阳的经络机能。	因各内脏的不适所产生的全身性症状。
任脉	从会阴穴为起点，纵向通过身体前面的中央(正中线)、腹部——胸部——下颚的承浆穴为终点。	调整阴的经络流通以及全身的机能。	生殖器、泌尿器、呼吸器、消化器等的机能障碍。

002 指压的基本手势

手势正确，手指才不会酸痛

在进行指压时，应该依据指压部位的不同来改变手指的运用技巧，这样，一场指压做下来，手指才不会酸痛。下面介绍了6种指压手法，经常换着用，即可收到良好效果。

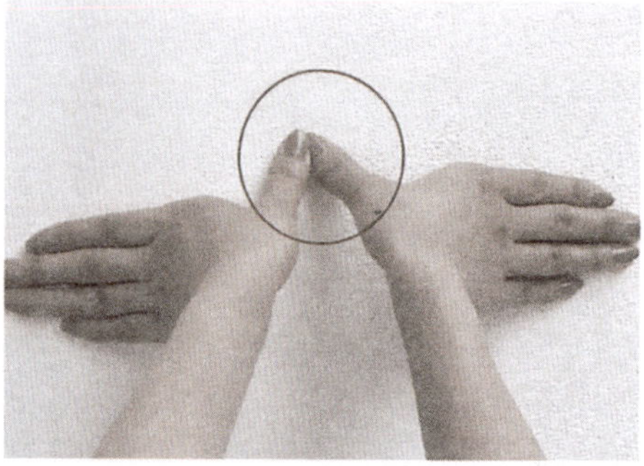

用两手的拇指做指压

动作要点

左右手的拇指并拢，以拇指指腹来指压穴位。此时，要尽量伸直手指关节，这是使手指不致感到疼痛的窍门。其他的四个指头则负有支撑拇指的任务，让拇指指尖不致翘起。

适用部位

腿部，或给他人做指压时

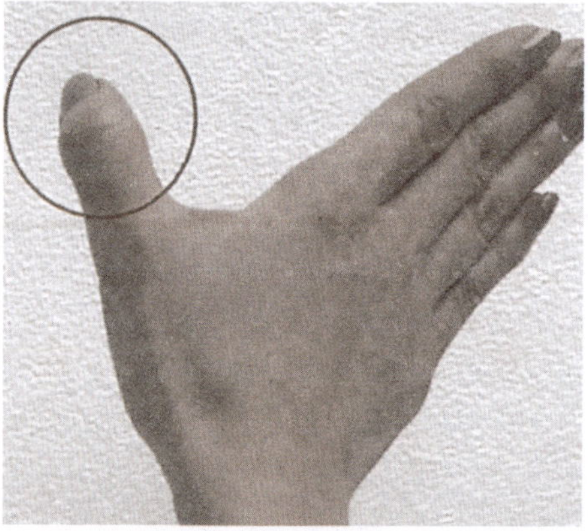

用拇指指尖做指压

动作要点

如果想强烈刺激手指、脚趾及脸部时，弯起拇指关节用指尖指压是最好的方法。此时，其他的四指顶住肌肤，让指尖能平均用力。

适用部位

强烈刺激手指、脚趾及脸部

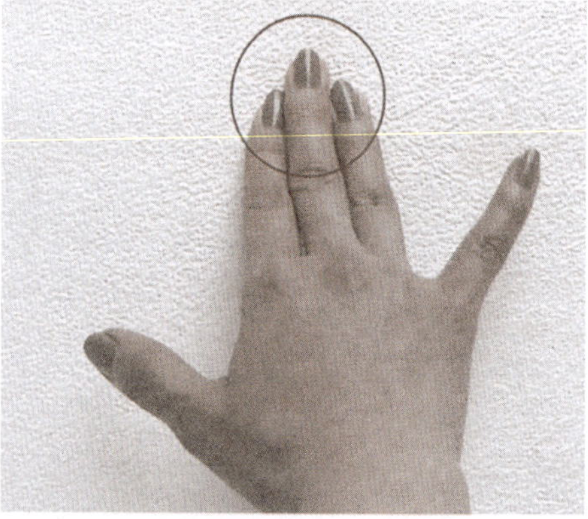

用三个手指做指压

动作要点

将食指、中指、无名指并拢进行指压。但是过度的力道会使手指疼痛，即使伸直关节也要小心，因为，此法虽然不会带来强烈的刺激，但是如此轻微的指压仍会让你感觉舒服。

适用部位

任何部位，力量较轻

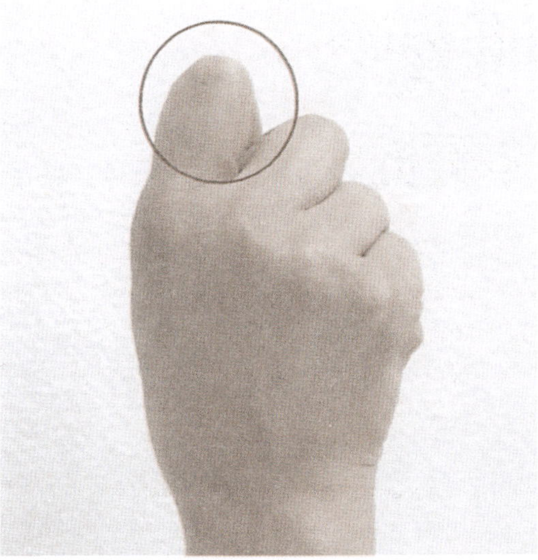

以指关节做指压

动作要点

此方法是握紧拳头以食指的关节做指压。以手指指腹指压酸痛处时，如果手指会疼痛，改用此法能助你轻松享有指压带来的舒适感。而且紧握拳头能使力道平均，可以利用指压颈部、手臂等部位来学习这种方法。

适用部位

颈部、手臂

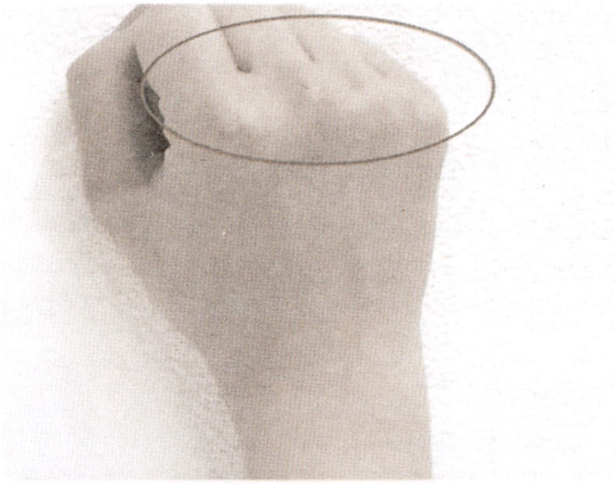

用拳头做指压

动作要点

紧握拳头以凸出的关节做指压。此方法在自己徒手做背部指压时，相当适用。将拳头置于背部下方，以自己身体的重量来施力，如能紧握拳头，则指压的手就不会有疼痛的感觉。同时也可将此法应用于颈部的指压上。

适用部位

背部、颈部

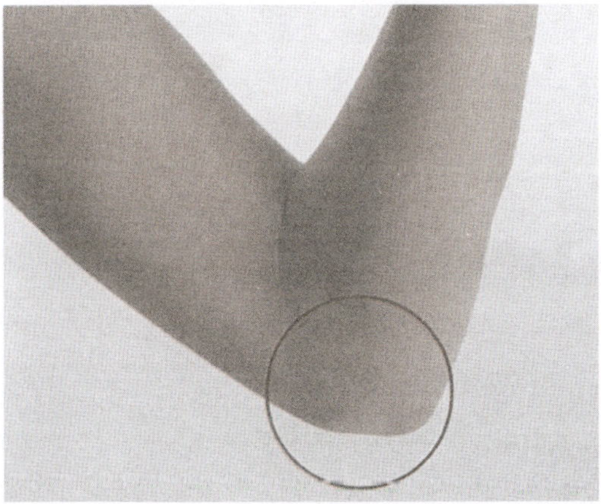

用手肘做指压

动作要点

手臂弯曲，以手肘来施力能产生固定及较强的力道。脊椎两侧等较难指压的地方，手肘是最佳的工具。只是当你用体重来施力时，可能会过度用力，故开始时要慢慢地施力，再依所需逐渐加强力道。

适用部位

脊椎两侧

003 指压按摩如何操作

22种指压按摩手法全解析

除了指压之外，还有很多种按摩手法，其实所谓的手法，并不仅仅只限于手上的动作而已，只要自己舒服，任何部位都可以用。按摩手法变化繁多，大致可以分为：按、摩、揉、推、拿、捻、抹、擦、捏、点、摇、梳、拍、捋、拨、击、搓、掐、振、滚、扳等，这些手法根据其力度、着力点、作用时间的差别，各自都有最适合的部位和穴位，可以针对不同的病痛。

根据其作用，我们可以将这些手法归纳为五大类：解痉手法、开窍手法、顺气手法、发散手法和整复手法。具体可见下表。

类别	手法	适应症状
解痉手法	推、揉、滚、捻、捋	缓解痉挛、舒筋活血，用于放松肌肉、消除紧张和疼痛感时使用。
开窍手法	掐、拍、抹、梳	提神醒脑、兴奋神经、消除昏厥等。
顺气手法	按、摩、揉、推、擦、搓、捏、摇、梳、捋、击、振、拨	疏通经络、运气活血，这类手法运用较广，对于各类适合穴位按摩的病症都有一定的效果。
发散手法	按、拿、点	可以清热泻火，用于风寒、心躁、精神不振、经络不通等症状。
整复手法	摇、刮、扳	这类手法可以止痛消瘀，适用于关节损伤、脱臼、错位、软组织病症的恢复和消肿止痛。

按　法

— 功效简介

按法具有安心宁神、镇静止痛、开闭通塞、放松肌肉、矫正畸形等作用。

— 适用范围

指按法适用于全身各部腧穴，掌按法常用于背腰、下肢，肘按法常用于背腰、臀部、大腿等肌肉丰厚部位。按法常与揉法结合，组成了按揉复合手法。

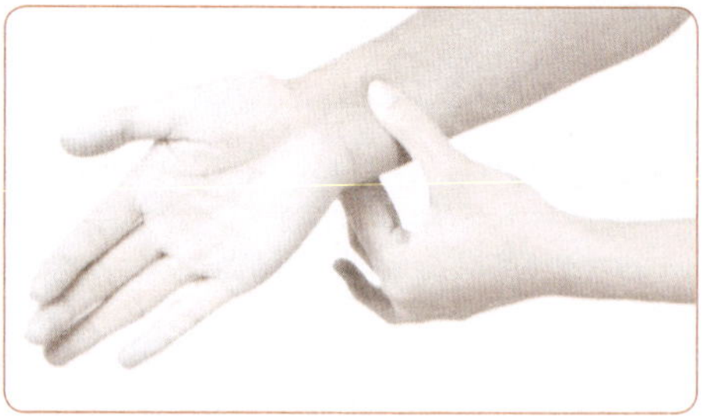

❶ 指按法

用拇指、食指、中指的指端或螺纹面垂直向特定部位按压。

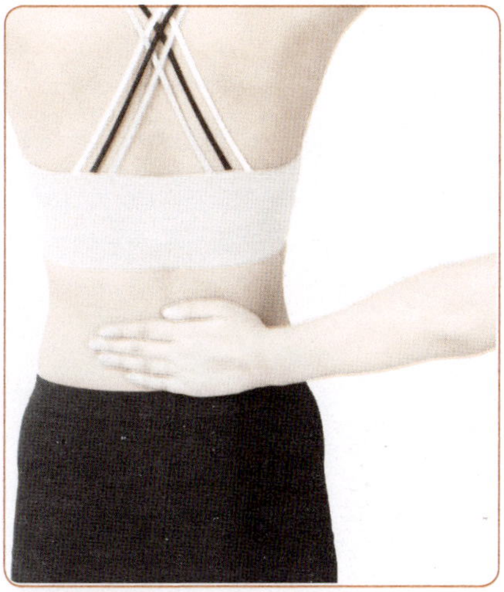

❷ 掌按法

用手掌根部着力向下按压，可用单掌按或双掌按，亦可双手重叠按压。

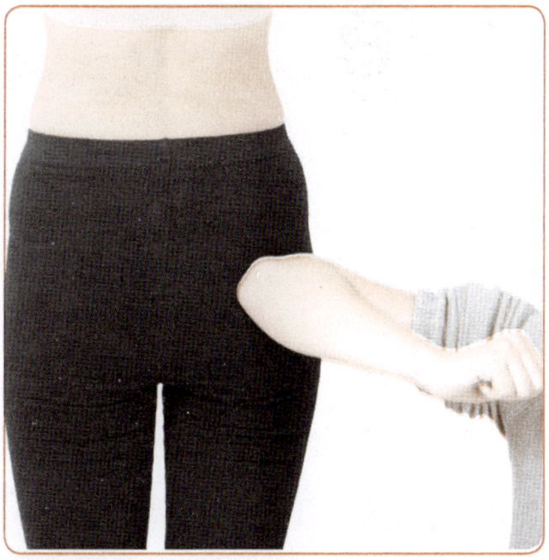

❸肘按法

将肘关节弯曲，用突出的尺骨鹰嘴着力按压特定部位。

摩 法

— 功效简介

理气和中、行气和血、消积导滞、去瘀消肿、健脾和胃、清腑排浊。

— 适用范围

用摩法轻柔缓和，常用于胸腹、胁肋部操作。

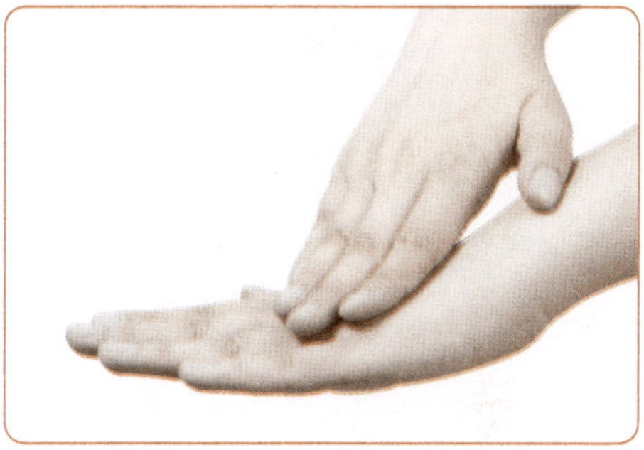

❶ 指摩法

食、中、无名指相并，指面附着于特定部位按顺时针或逆时针环转运动。

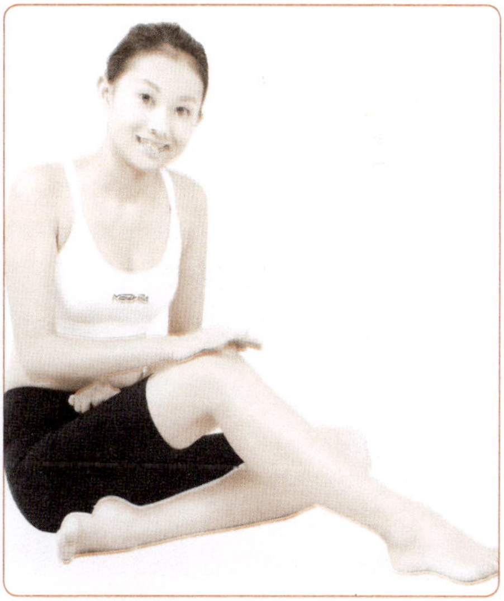

❷ 掌摩法

用手掌掌面附着于施术部位，做有节律的环形摩动。

揉 法

— 功效简介

宽胸理气、消积导滞、活血化瘀、消肿止痛、去风散寒、舒筋活络、缓解痉挛。

— 适用范围

揉法轻柔缓和，刺激量小，适用于全身各部位。

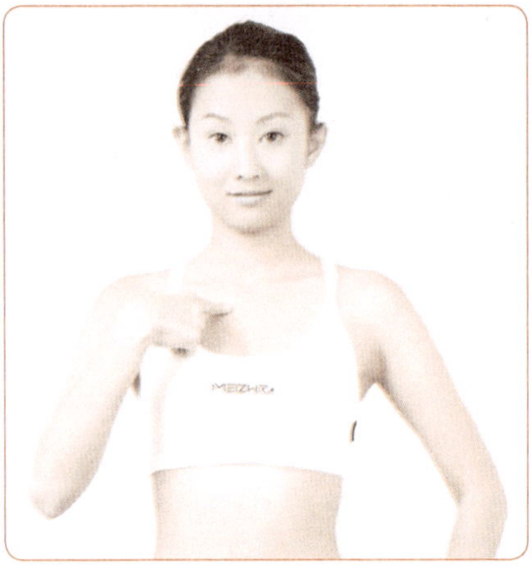

❶指揉法

用拇指、食指、中指的指端或螺纹面垂直向特定部位按压。

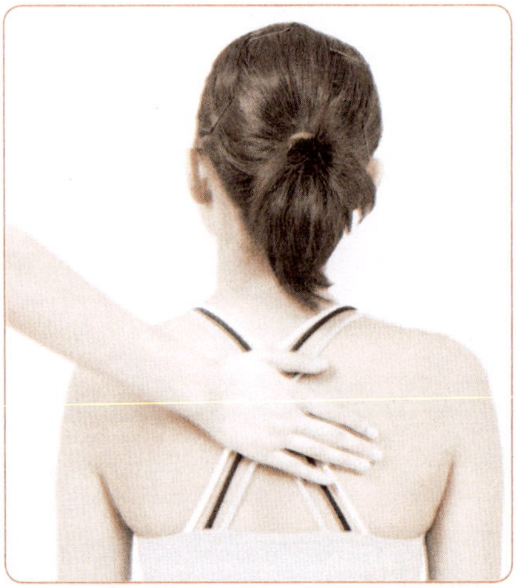

❷掌揉法

用手掌大鱼际或掌根着定于施术部位做轻柔缓和的揉动。

推 法

— 功效简介

行气活血、疏通经络、舒筋理肌、消积导滞、解痉镇痛、调和营卫。

— 适用范围

可在人体各部位使用。

— 注意事项

推法操作时，着力部位要紧贴皮肤，用力要稳，速度要缓慢均匀。

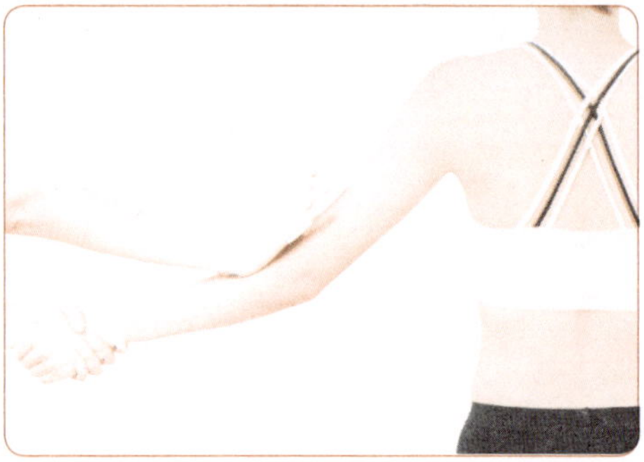

拿 法

— 功效简介

具有祛风散寒、通经、活络、行气开窍、解痉止痛、去瘀生新。

— 适用范围

拿法刺激较强，多作用于较厚的肌肉筋腱。

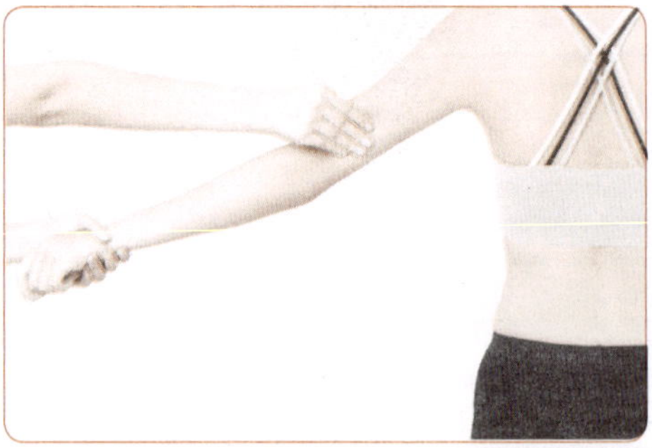

包括三指拿、四指拿、五指拿三种，是指用拇指和食、中两指或其他三、四指对称地用力，提拿一定部位或穴位的手法。

捻 法

— 功效简介

具有消肿止痛、缓解痉挛、润滑关节。

— 适用范围

捻法要求操作轻快灵活，主要适用于四肢指关节。

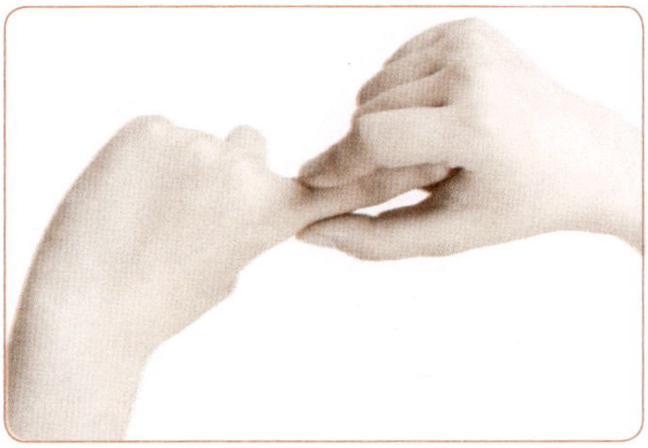

用拇、食指指腹捏住施术部位，两指做对称有力的环转捻动的手法。

抹 法

—功效简介

具有开窍宁神、清醒头目、行气、活血、温经散寒等作用。

—适用范围

拇指抹法常用于头部和颈项部，掌抹法常用于胸腹背腰部。

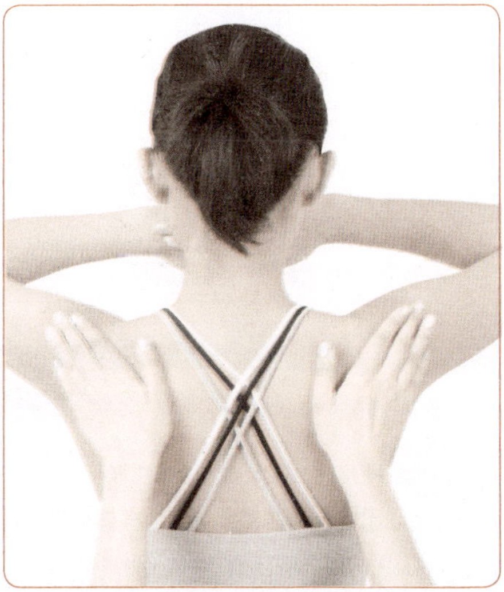

擦 法

— 功效简介

具有行气活血、疏通经络、消肿止痛、健脾和胃、温阳散寒等作用。

— 适用范围

掌擦法温度较低，多用于胸腹胁部；小鱼际擦法温度较高，多用于腰背臀腿；大鱼际擦法温度中等，可用于全身各部。

— 注意事项

擦法可用于身体各部，擦法操作时可涂抹润滑油，在本法操作后，不宜在该处再施其他手法，以免皮肤损伤。

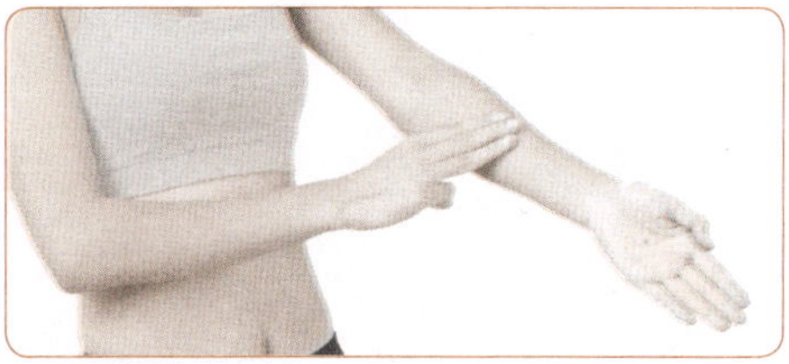

❶ 指擦法

将食、中二指或食、中、无名三指并拢，用螺纹面进行摩擦。

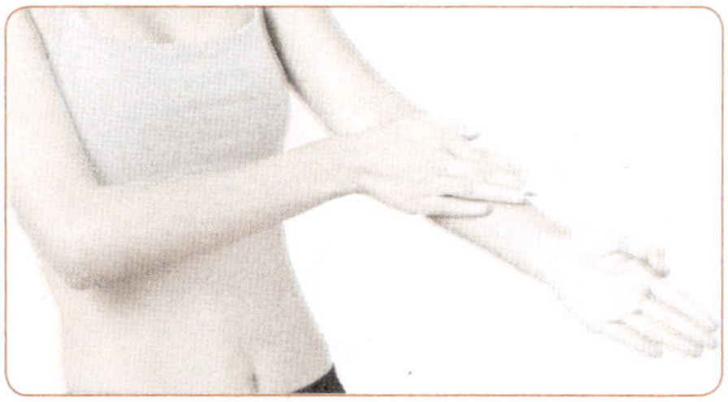

❷ 掌擦法

用手掌面紧贴皮肤进行摩擦。

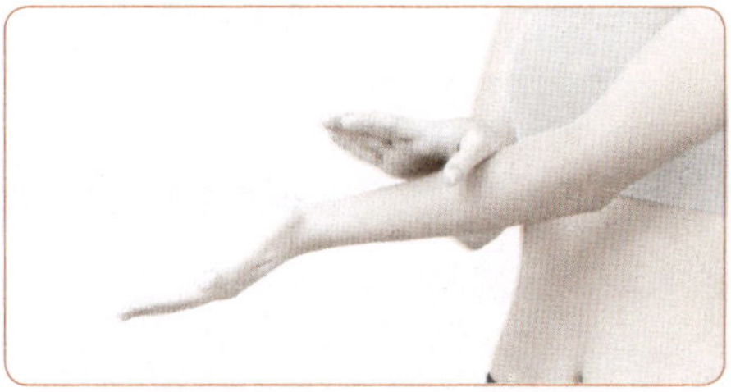

❸ 鱼际擦法

用大鱼际或小鱼际紧贴施术部位往复摩擦。

捏　法

— 功效简介

具有舒筋通络、行气活血、消积化瘀、调理脾胃等作用。

— 适用范围

捏法常用于头颈、项背、腰背及四肢。

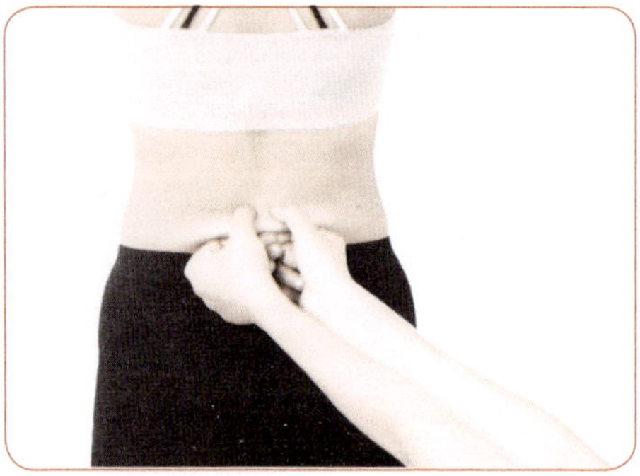

❶ 两指捏法

用拇指指腹和食指中节桡侧面相对用力，将肌肉提起做一捏一放动作。

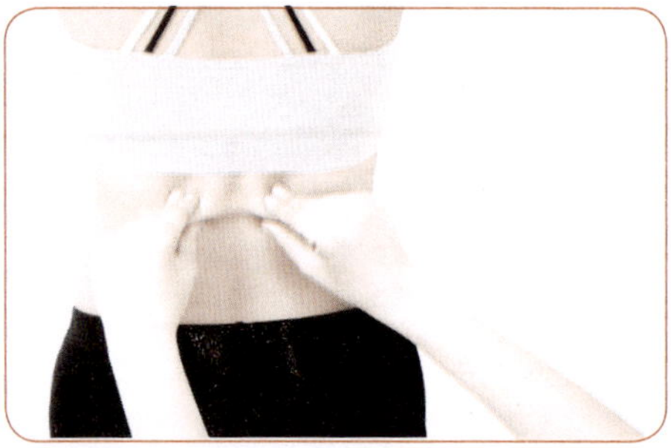

❷ 三指捏法

用拇指指面顶住皮肤，食指和中指在前按压，三指同时用力提拿肌肤，双手交替向前移动。

点　法

— 功效简介

疏通经络、活血止痛、开通闭塞、调理脏腑等作用。

— 适用范围

点法作用面积小，刺激大，用于全身穴位。

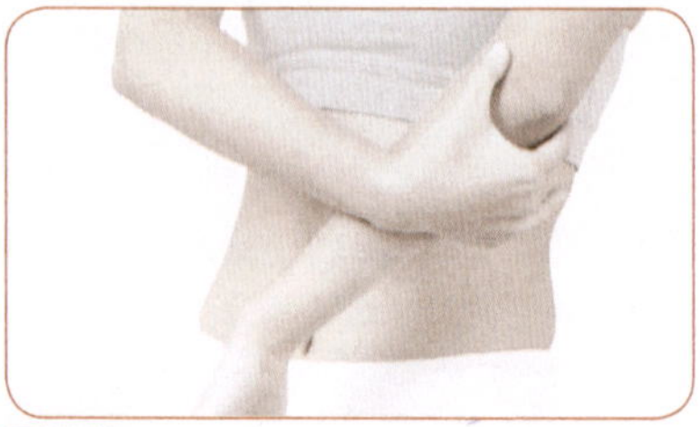

❶ 拇指点

用拇指端按压体表。

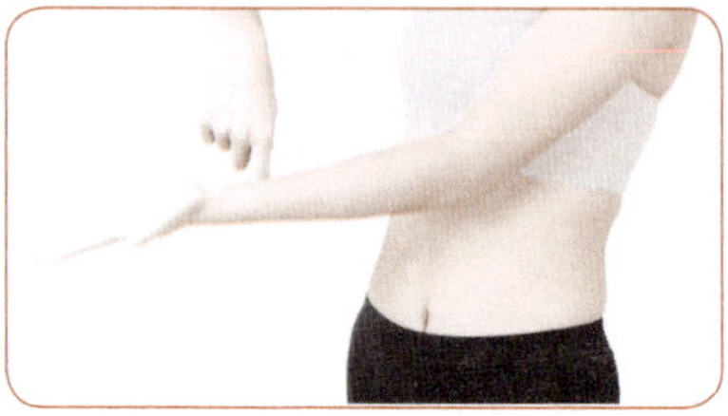

❷ 屈指点

包括屈拇指点和屈食指点法。即弯曲手指时，用拇指指间关节桡侧或食指近侧指间关节点压施术部位。

摇　法

— 功效简介

具有润滑关节、松解黏连、解除痉挛、整复错位等作用。

— 适用范围

适用于颈、项、肩、腰及四肢关节

— 注意事项

摇法必须在各关节生理功能许可的范围内进行，不可用力过猛。

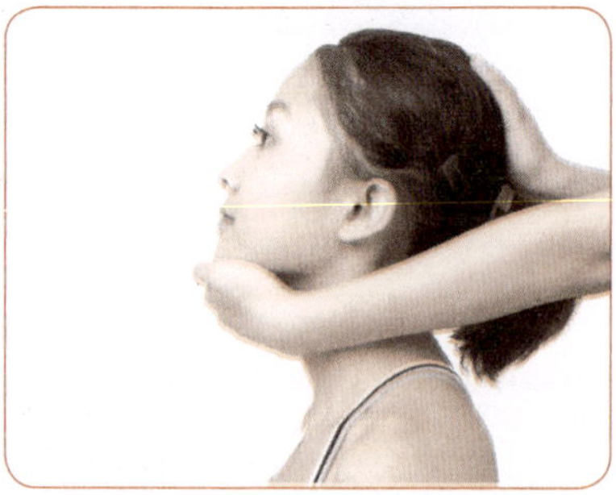

❶ 摇颈法

用一手扶住患者头顶，另一手托住其下颏，左右适度环转摇动。

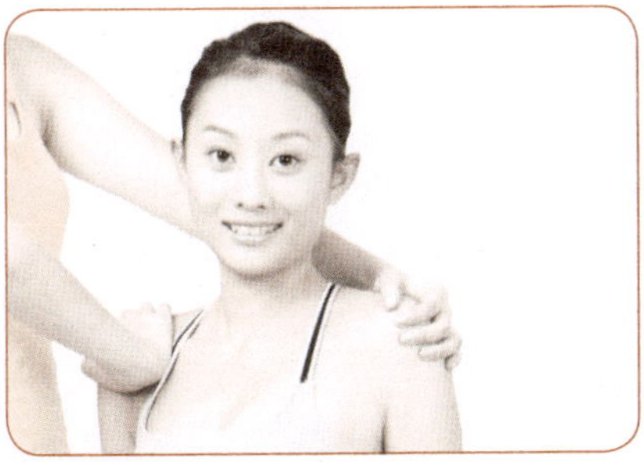

❷ **摇腰法**

患者取坐位，按摩者用双腿挟住患者的一条腿，双手分别扶住其两肩，用力向左右旋转摇动。

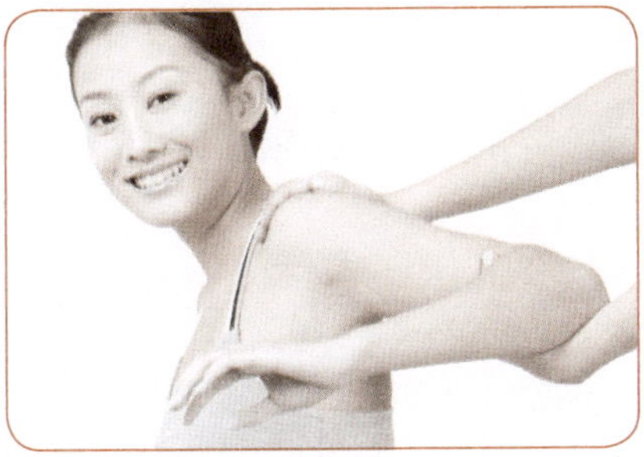

❸ **摇肩法**

用一手扶住患者肩部，另一手握住其手腕部或托住其肘部，做环转活动。

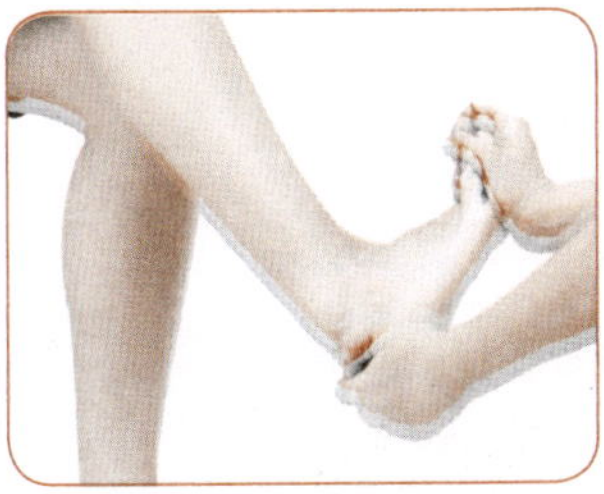

❹ **摇踝法**

按摩者一手托住患者的足跟，另一手握住其足趾部，做环转摇动。

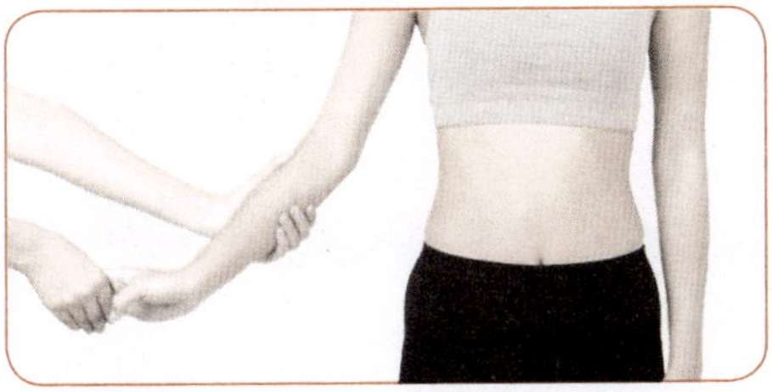

❺ **摇腕法**

按摩者一手握住患者前臂桡侧，另一手握住其手掌，做环转摇动。

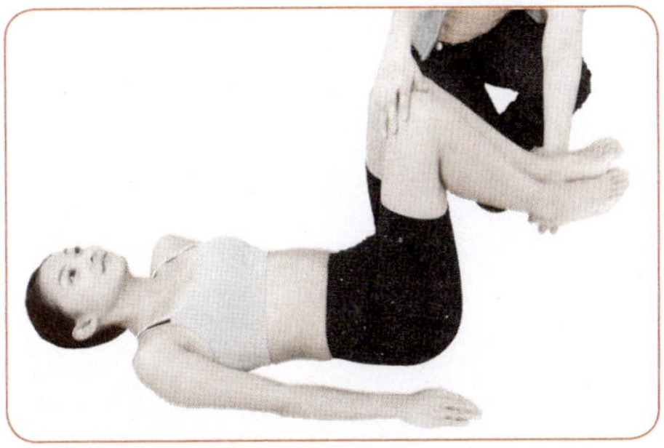

❻ **摇髋法**

患者仰卧，按摩者一手托住患者足跟，另一手扶住膝部使膝关节屈曲，然后将髋关节做环转摇动。

梳　法

一 功效简介

具有疏通经络、活血化瘀、清利头目、醒脑提神等作用。

一 适用范围

多用于头、胸等部位。

一 注意事项

摇法必须在各关节生理功能许可的范围内进行，不可用力过猛。

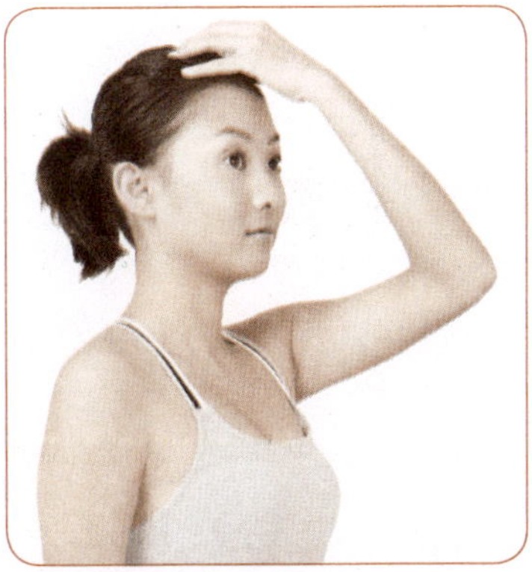

指五指微屈，自然展开，用手指末端接触体表，做单方向滑动梳理的手法。

拍　法

一 功效简介

具有舒筋活络、行气活血、解除痉挛等作用。

一 适用范围

拍法主要作用于肩背、腰臀及下肢部。

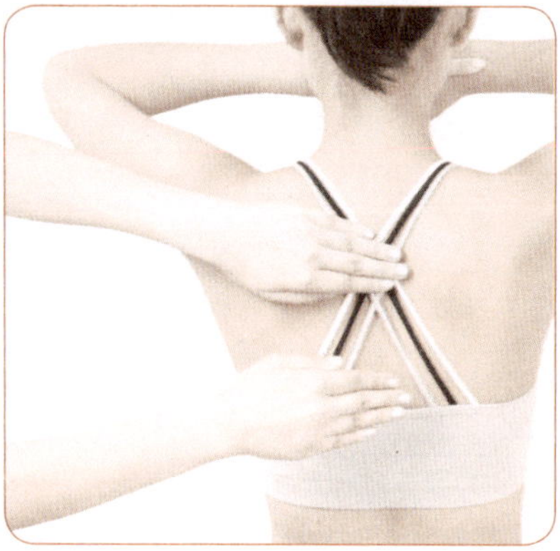

捋　法

一 功效简介

具有疏筋活络、润滑关节、行气活血等作用。

一 适用范围

捋法用于手指和脚趾。

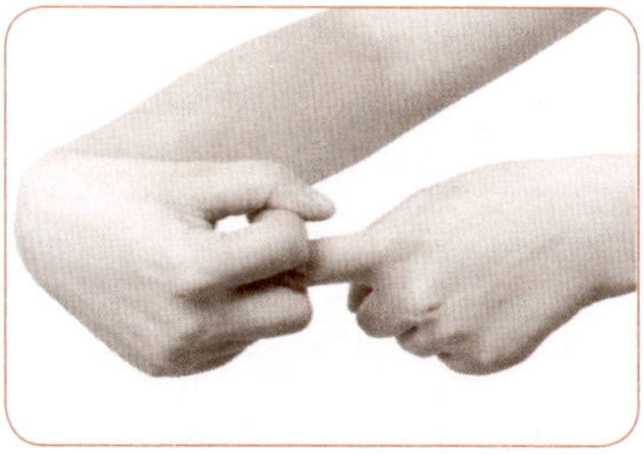

拨　法

一 功效简介

具有松解黏连、解痉止痛、行气活血、疏通狭窄等作用。

一 适用范围

拨法属于强刺激手法，术后常配用顺着肌腱和肌纤维走向的推抹梳理。

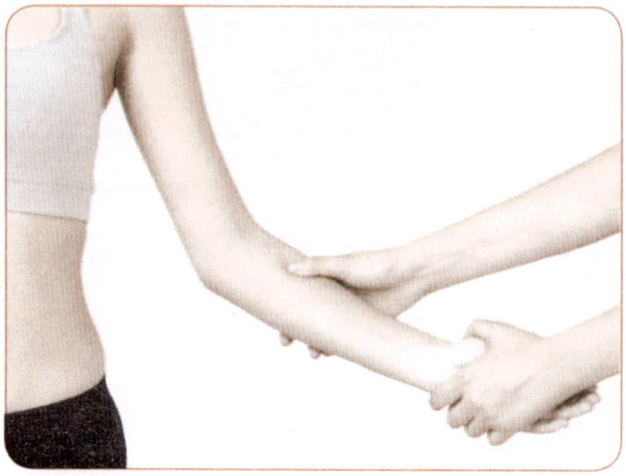

用拇指端或肘尖着力于施术部位的肌肉、筋腱上，做垂直方向的左右来回拨动的手法。

击　法

一 功效简介

具有舒筋通络、调和气血、提神解疲等作用。

一 适用范围

指击法多用于头部，拳击法多用于腰背部，小鱼际击法多用于肩背、下肢，掌击法多用于腰臀下肢。

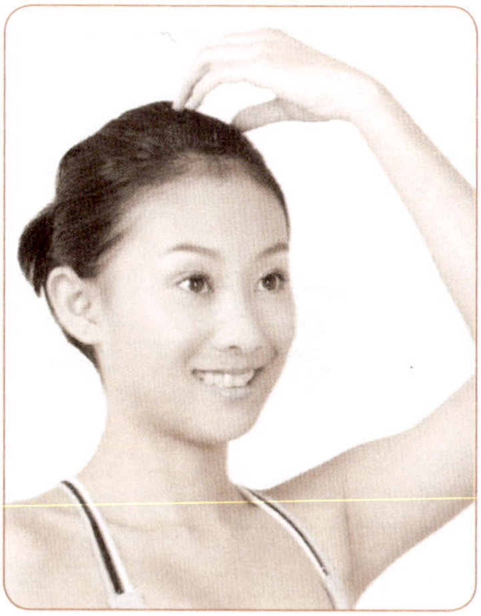

❶ 指击法

用手指末端着力击打。

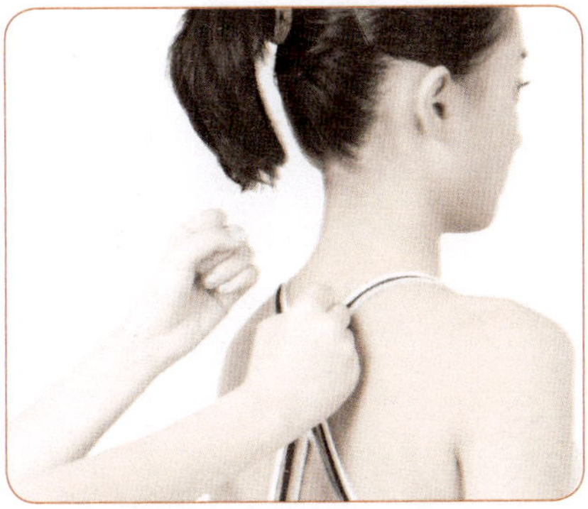

❷ 拳击法

手握空拳，用拳背或小鱼际侧击打，称为拳击法，又称捶打。

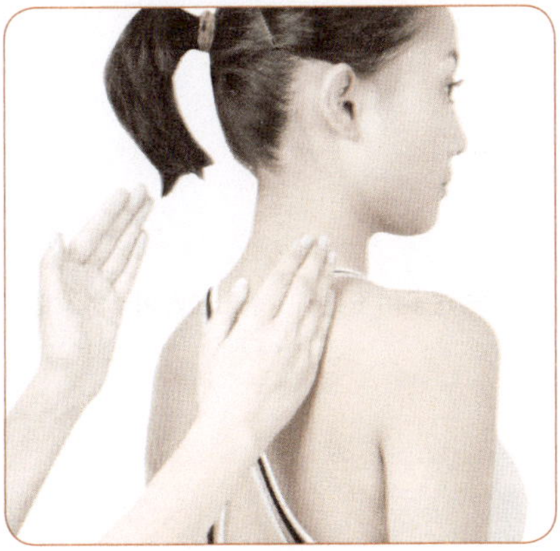

❸ 小鱼际击法

手掌伸直，用单手或双手小鱼际着力击打。

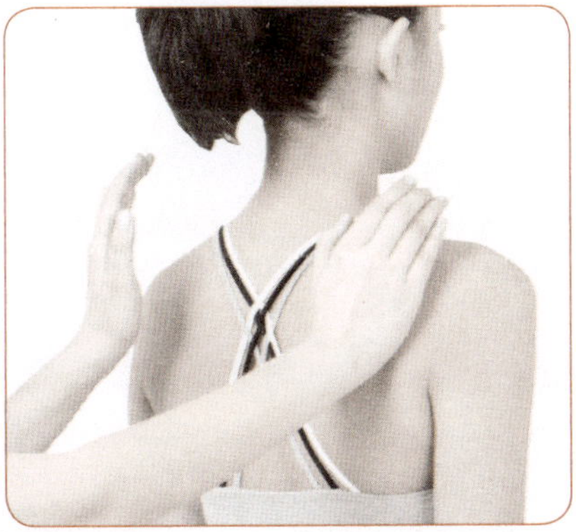

❹ 掌击法

手指自然松开，用掌根部击打，称为掌击法。

搓　法

— 功效简介

具有疏通经络、活血化瘀、清利头目、醒脑提神等作用。

— 适用范围

多用于头、胸等部位。

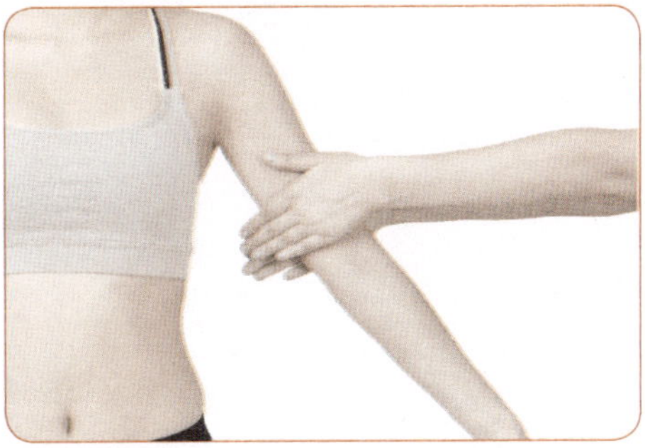

手指五指微屈，自然展开，用手指末端接触体表，做单方向滑动梳理。

一指禅推法

— 功效简介

具有舒筋活血、调和营卫、祛瘀消积、健脾和胃、温通经络等作用。

— 适用范围

适用于全身各部穴位。

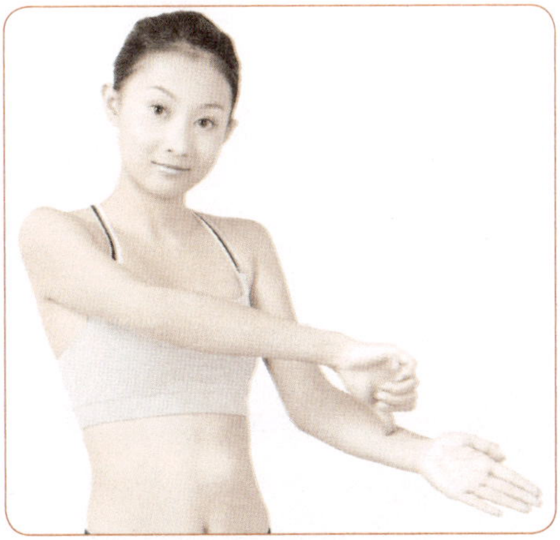

用大拇指指端、螺纹面或偏锋着力于施术部位，沉肩、垂肘、悬腕，透过腕关节的摆动和拇指关节的屈伸活动来回推动。

掐　法

— **功效简介**

具有开窍醒脑、回阳救逆、调和阴阳、疏通经络、运行气血等作用。

— **适用范围**

常用于人中或十宣等肢端感觉较敏锐的穴位。

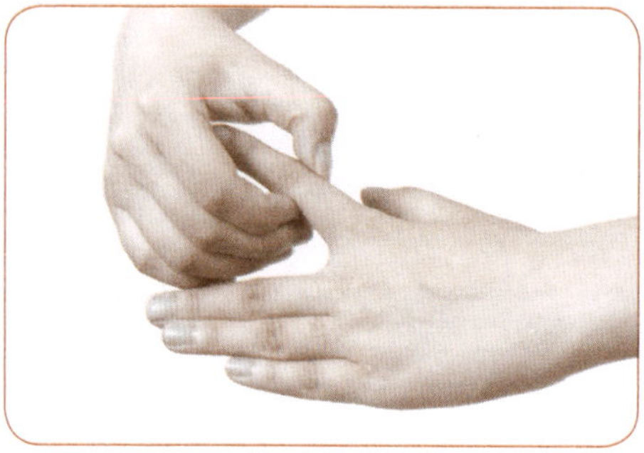

用手指指甲端用力压穴位。

扳　法

— **功效简介**

具有纠正错位、解除黏连、通利关节、舒筋活络等作用。

— **适用范围**

常与其他手法配合应用于颈、腰等全身关节。

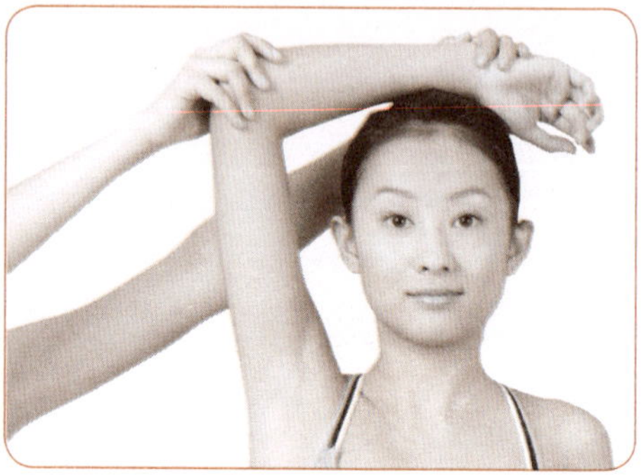

用双手做反向或同一方向用力扳动肢体，使受术的关节在正常活动范围内被动达到最大限度活动。

滚　法

— **功效简介**

具有疏通经络、去风散寒、活血止痛、放松肌肉、解除痉挛、润滑关节等作用。

— **适用范围**

压力较大，接触面较广，适用于肩背、腰臀、四肢等肌肉丰满处。

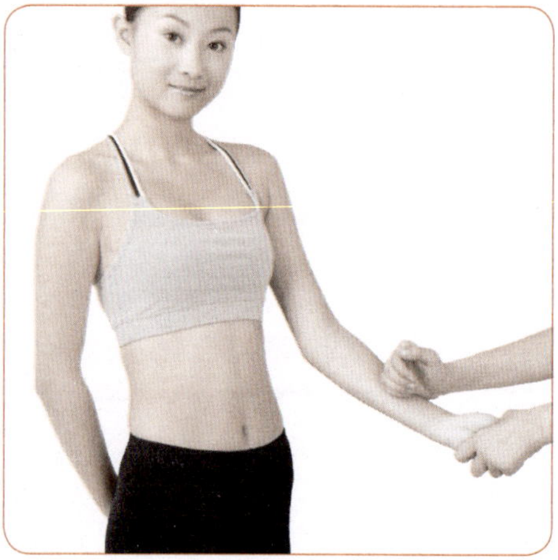

振　法

— **功效简介**

具有理气和中、祛痰消积、调节肠胃、活血止痛等作用。

— **适用范围**

振法常用于全身各部穴位。

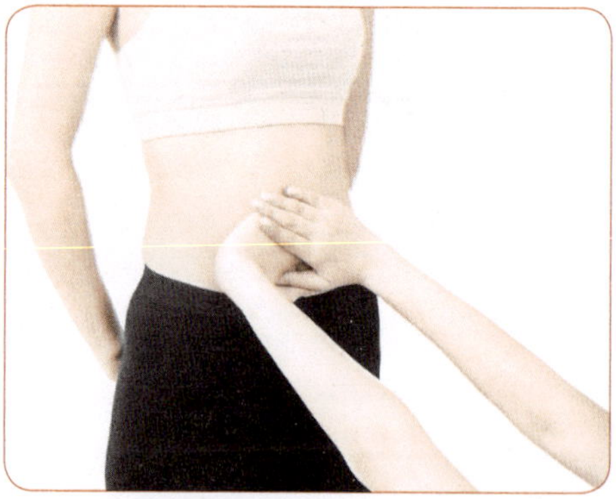

指手掌或手指着力于体表施术部位，用前臂和手部肌肉静止性收缩发力，产生振动。

不同部位的指压方法 004

根据身体部位选择最适合的手法

指压的部位不同，指压的方法也不一样。譬如脸部就最好用轻柔的按摩，而不是力度很大的指压；对于肩背、大腿等部位，力度则需要大一些。而且身体各个部分的软硬程度、形状都各不一样，指压按摩时的手法也必须各不相同。为此，这里介绍了各个部位的指压要诀，一旦学会，将给你带来莫大助益。

臂：仔细地推揉消除前臂的酸痛

办公室所引发的工作症候群，莫过于压力的累积、感冒时引发的喉咙疼痛及手臂的不适感。当你有这些症状时，触摸前臂会有明显的硬块，此时必须用大拇指仔细推揉，使硬块趋软为止。指压时以采取坐姿为最佳，但是如果手臂太过僵硬而难以按摩时，也可采取仰卧的姿势，以抓住指压者手臂的方式来指压。这个方法的好处在于按摩时，能使力道平均运作，不容易分散。当你将硬块推揉掉后，手臂的麻痹感就会消失，此时你会发现喉咙痛、燥热及烦躁的思绪都不见了。

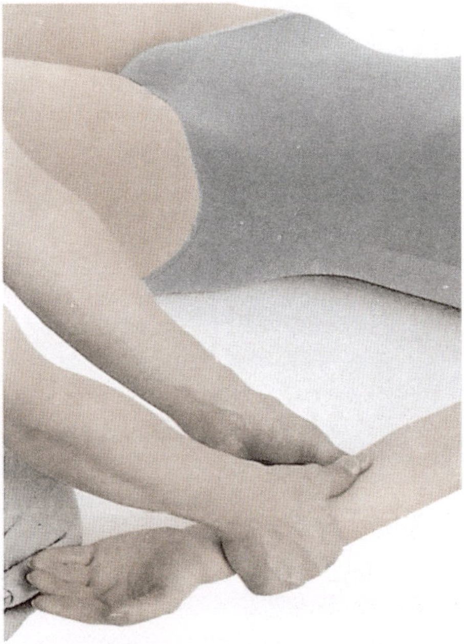

❶ 卧姿指压手臂

采取卧姿时，两手抓住被指压者的前臂，以左右大拇指重叠的手姿来指压。此种方法最能给予强烈的刺激，可有效减轻酸痛。

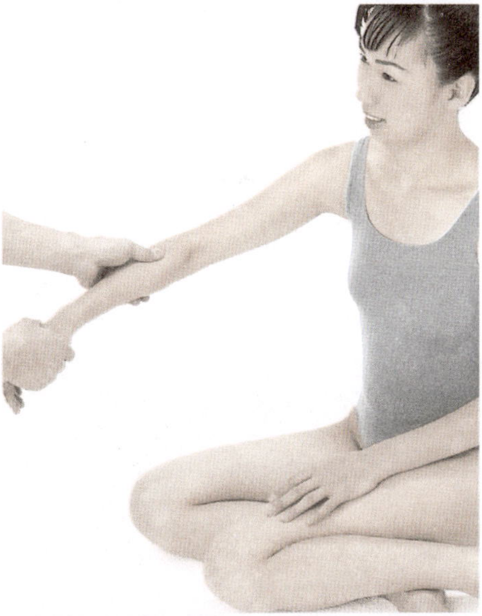

❷ 坐姿指压手臂

采取坐姿时，用一只手抓住并支撑住被指压者的手臂，以较常用的那只手来进行指压。大拇指压住穴位，然后以抓住前臂的手姿来推揉。此时，利用大拇指一边寻找疼痛感，一边将硬块推展开来。

颈部：以抓捏的方法进行指压按摩

支撑头部的颈项最容易有疲累感，特别是伏案工作的办公人员，更是深受其扰。要消除颈部的疲惫感就要在颈筋及两侧肌肉上做指压，但是因为脖子两侧有静、动脉及压力感受器流经，所以指压时手指要左右移动着轻轻施力。

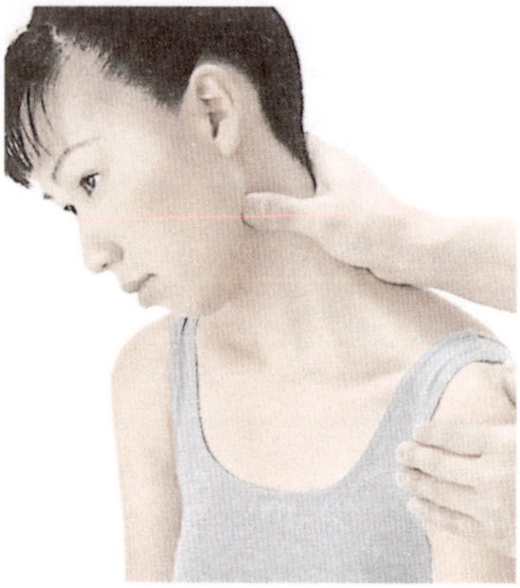

❶ 耳后凹窝处的指压

用大拇指指压在耳后的凹窝处，指尖以斜面向上按摩推开，按摩到上颚深处则会发出响声。进行指压时，为不使头部轻易转动而影响指压的位置及施力，请以另一手支撑住。

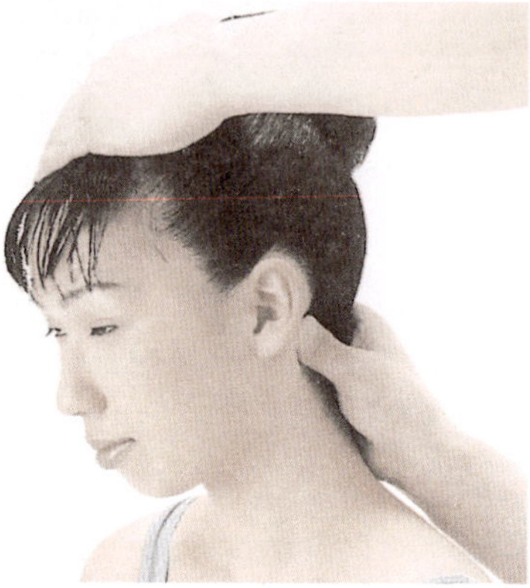

❷ 指压颈部侧面的肌肉

以抓住颈部的力道使其固定不转动，从上往下以大拇指指压。此处也要分成四点来按摩较好，其技巧在于施力轻微，慢慢地按压。

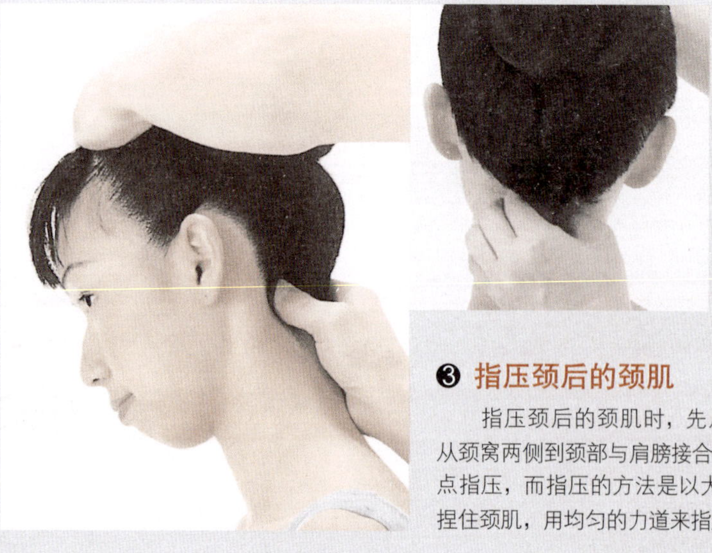

❸ 指压颈后的颈肌

指压颈后的颈肌时，先从颈窝开始，从颈窝两侧到颈部与肩膀接合处分成 4 ~ 5 点指压，而指压的方法是以大拇指与食指捏住颈肌，用均匀的力道来指压。

胸部：用大拇指按压

由于针对腹部及胸部做指压的情形很少，因此切忌刺激太过，应以轻轻施力为妥。

指压手臂与肩膀的接合处对肩膀酸痛及感冒有绝佳的效果，而指压胸骨上方则能缓解咳嗽及胸口郁闷。

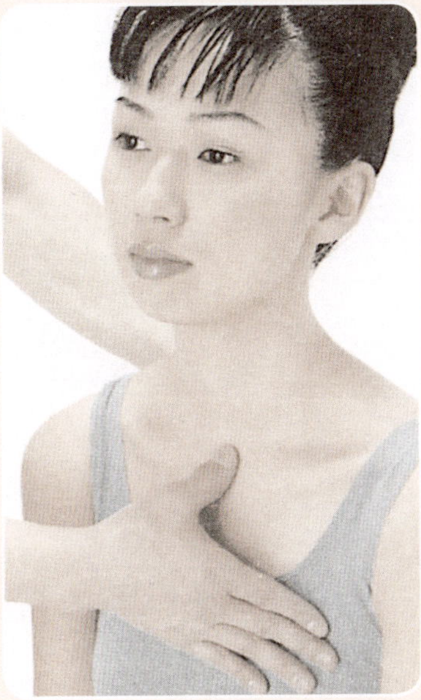

胸部的指压

由上而下指压胸部中央的胸骨及左右的肋骨。

由于此处较为狭窄，须以大拇指半立起的状态来指压，并且深入肋骨空隙处来刺激，曾经有人因此而治愈五十肩（肩周炎）。

腹部：用手掌画圆轻轻按压

腹部则最好是用手掌，以轻柔按压的方式来温暖腹部，这样能增强肠胃蠕动，并有消除便秘的疗效。

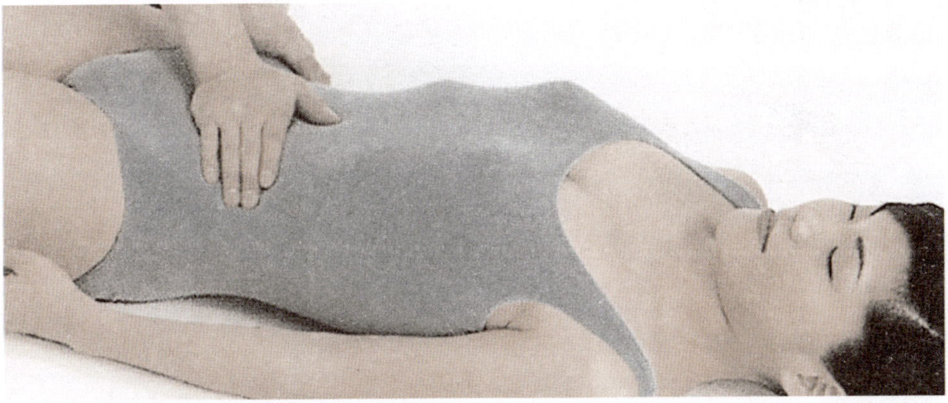

腹部的指压

手心置于腹部轻轻按住，以画圆圈的方式滑动，画圆圈的方式是采取与食物通过肠道的方向相同，也就是以顺时针的方向进行按摩。

肩：肩胛骨的酸痛用大拇指指压

肩膀是骨头较多的地方，所以力道较易分散，很难集中力道指压于真正酸痛的地方。在进行肩部指压时，请注意不要弯腰驼背。而指压左右肩胛骨时，请屈膝抱腿而坐，这样力量较不易分散。待姿势调整好后，大拇指再轻轻地施力于左右两肩。请注意要用指尖来指压，手指才不至于酸痛。

如果酸痛十分严重，建议你请人用手肘来指压酸痛处。这样的话，即使指压者手无缚鸡之力，也能轻易地帮助你解除肩膀酸痛的不适感。

另外，肩膀酸痛的人通常是肩胛骨两侧疼痛，如果你是坐在办公室的内勤人员，若能常常指压此处，双肩会如羽毛般轻盈，各位不妨亲身一试。

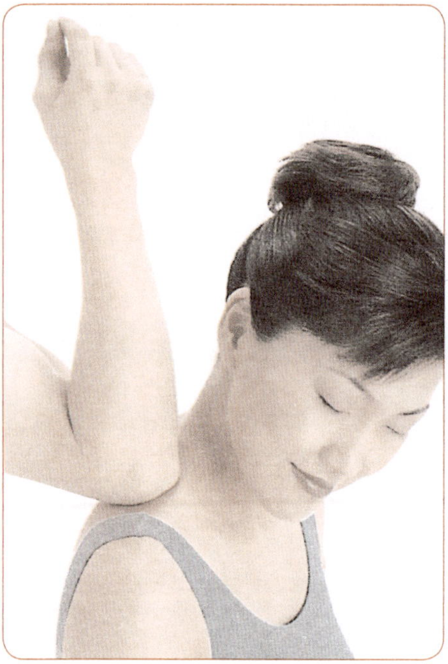

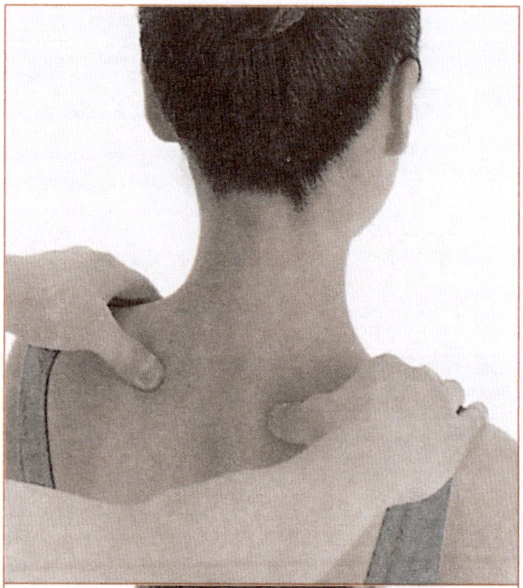

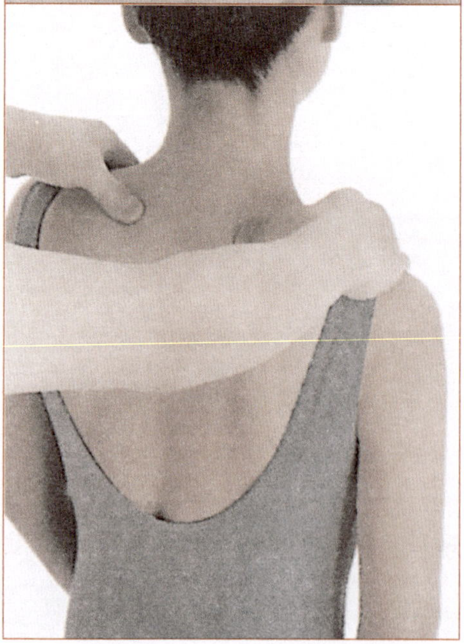

❶ 用手肘按摩指压

挺直背脊坐正，手肘置于肩膀顶端，并将身体的力量垂直施加于肘部，确定肘部不会滑动后，再慢慢地增加力量，直到有舒畅感时才停止施力。

❷ 普通肩部指压

四指抓住肩膀顶端后，大拇指有如抓住肩膀般地扣住肩后肌肉，左右手同时用力，但并不是施力在手指上。而是以身体的重量在手指上着力来做指压。

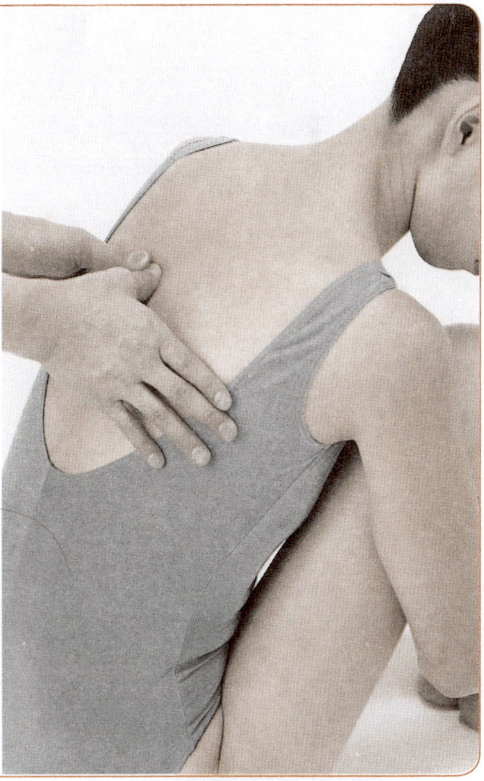

❸ 酸痛较重处的指压

酸痛重的地方，可将惯用手的大拇指放在下方，另一只手的大拇指重叠其上。这样的话，力道较为平稳并能施展较强的力量。而指压者需伸直手臂，将全部力量集中在手臂上，则更能达到指压的效果。

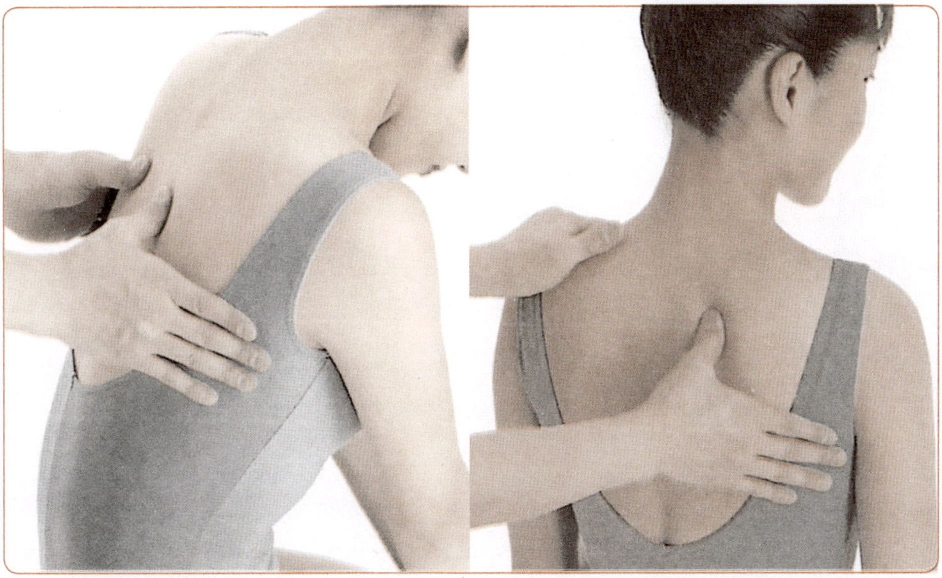

❹ 肩胛骨及背脊的指压

仔细按摩肩胛骨及背脊之间，如图所示一般，以大拇指来按摩肩部，当然请不要忘记以四指来支撑，如果能够用两手的大拇指一起按摩，则指压效果更为显著。

脊椎：用左右拇指同时按压

脊椎两侧有支撑脊椎的长条肌，长条肌发达的人都有所谓的背肌，但通常坐办公室的白领阶层及站着工作的人，此肌肉容易变得如骨头般僵硬。因此脊椎骨看起来会有凹陷的感觉，以致于让人乍看之下很难区分是脊椎骨还是肋骨。

这里介绍的穴位指压法会使背部整个轻松起来，内脏也会开始涌出活力，达到增加食欲及增强体力的效果。同时也能消除你烦闷的思绪，使思考变得澄澈起来。

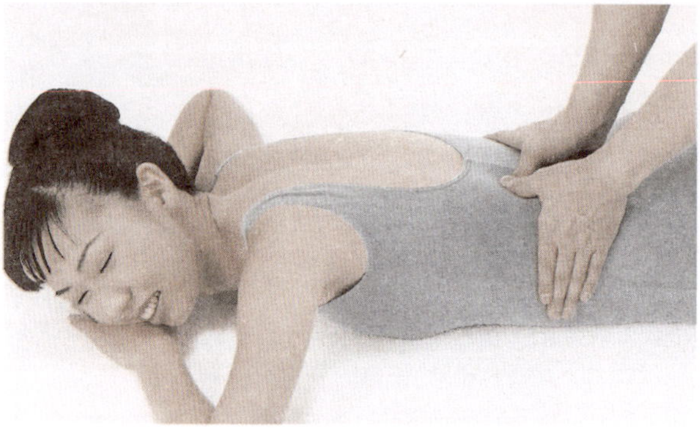

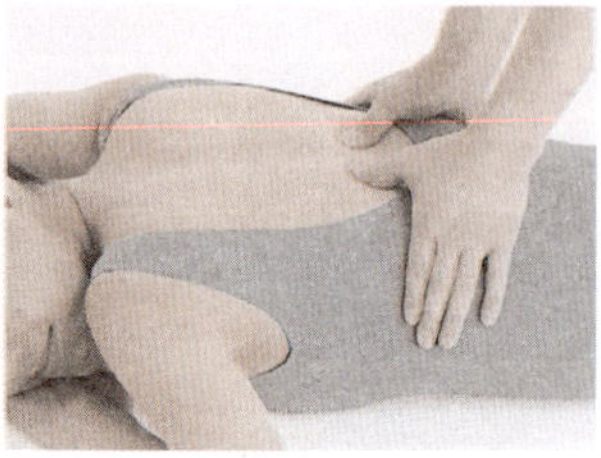

脊椎的指压

脊椎骨两侧外移三厘米处是长条肌高起部分，自肩膀开始沿此处指压到腰部。

如果想彻底治疗恼人的酸痛，可集中力道用两手的大拇指指压同一侧（如上左图），但如果酸痛不是很严重，可左右两手同时指压两侧（如上右图）。

腰部：以手肘徐徐推展

腰部是最容易出现酸痛感觉的部位之一，应时常按摩。但腰部比较柔软，如果单纯用手指指压，会很容易累，这时可以换成手肘来进行按摩。

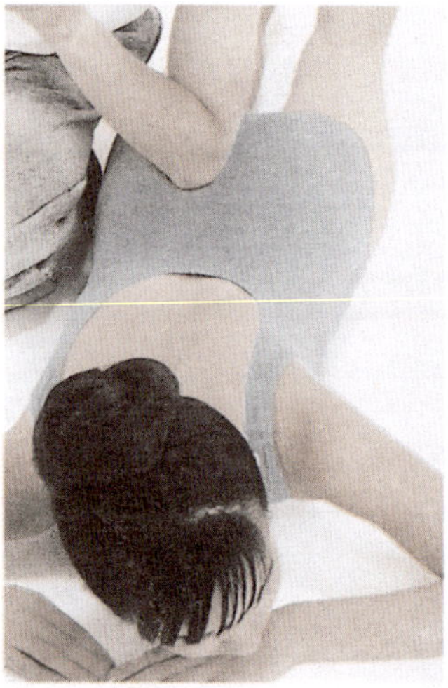

腰部的指压

指压腰际下方，如用手指指压会让你疼痛难耐，可以换用手肘来指压。指压的部位应避开中央处，约在背正中线左右三厘米处垂直施力，并慢慢增加力道。

脸部：纤细、易敏感，应轻柔指压

脸部是人体较敏感的部位，所以脸部指压的技巧在于力道要轻柔。原则上虽然只是用大拇指或三指做指压，但因为脸部皮肤较细嫩，用按摩的方式也能达到充分的效果，特别是眼睛四周更是要轻柔小心。建议你一开始先以四指轻轻按摩，接着以大拇指指压，此时记得用四指来支撑住拇指。

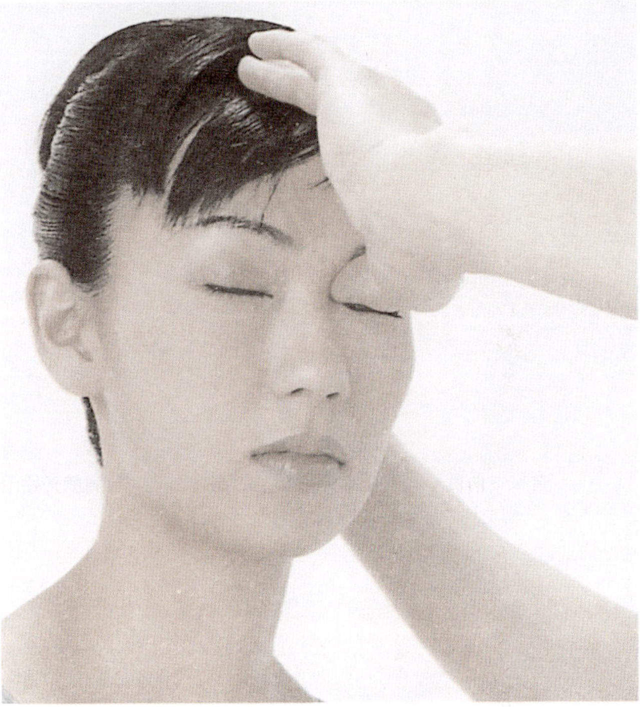

❶ 指压眼睛周围

大拇指轻放于目内眦，并沿斜角来按摩眼骨。为了使大拇指在指压时不打滑，要用另外四个手指支撑住，这样不但能稳住大拇指使力的力道，更能调节力道的强弱。此法能改善眼睛疲劳及眼部因花粉症所引发的不适感。

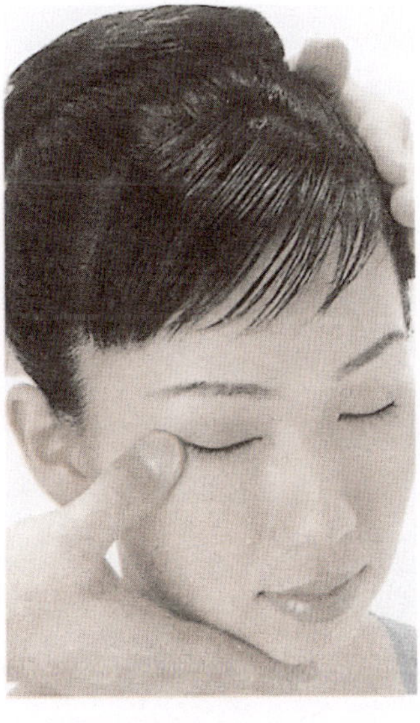

❷ 消除疲劳

大拇指置于眼下自眼头向目外眦做指压，其他四指托住下巴，而以倾斜的力量来指压则更安全。当你发现一天的疲倦出现在脸上时，可使用此法轻轻按摩，来消除疲劳。

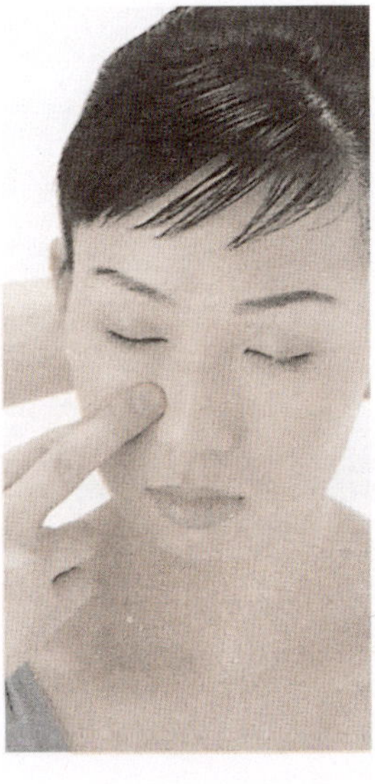

❸ 指压鼻子周围

如果要指压鼻子周围时，以中指压住食指按摩鼻翼是最佳的方式。光用食指按摩不如运用这种能够稳定力量的指压方式更好。从目内眦到鼻翼，分为四点来指压，对于治疗鼻塞相当有帮助。

腿部：两手的大拇指来消除疼痛

足部要从腿部与臀部的接合处往脚尖做指压，大腿到膝盖的部分是分成 5 ~ 6 点做指压，指压时需以较轻的力道开始指压。压至大腿前侧时，膝盖会承受一些压力，若在膝盖处铺上毛巾即可消除这些压力。腰痛时，大腿后侧会有紧绷感，所以要按摩到酸痛解除为止，这样便有助于消除腰部的酸痛。

进行到膝盖周围时，请注意不要让膝盖承受太大的压力，必须小心仔细地进行。

脚底容易发冷及有生理痛的人，如果能使小腿及脚尖的气血通顺，那些令人困扰已久的病痛就会得到改善。

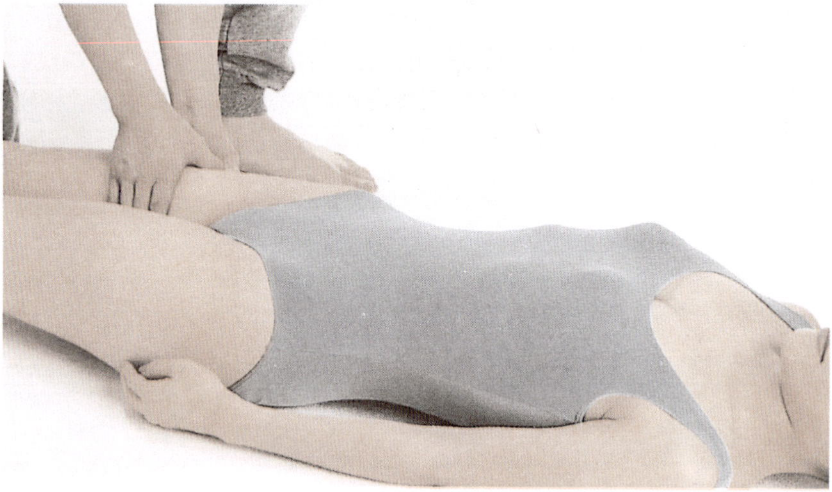

❶ 指压大腿前侧

扣紧大腿，以两手的大拇指来做指压。指压者须伸直手臂慢慢地施加体重的力道来指压。

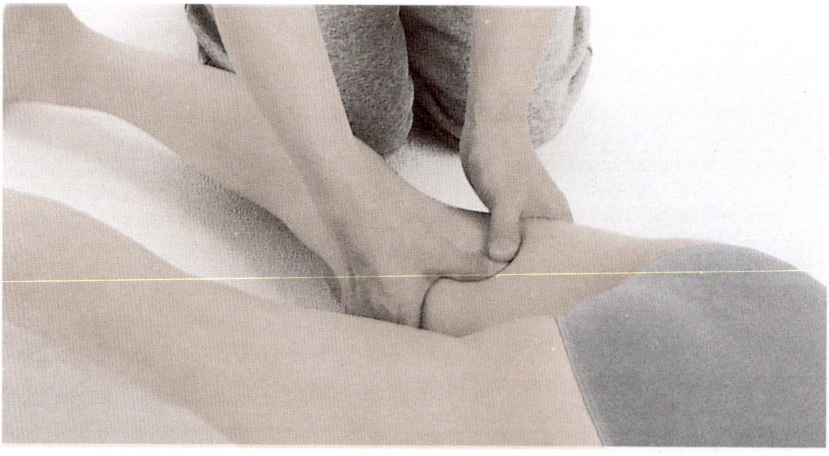

❷ 指压大腿后侧

指压大腿后侧与大腿前侧的要领相同。边按压边以手指揉开僵硬的地方，只要将僵硬处揉开，你会发现恼人的腰痛因此而消失了。

❸ 膝盖处的指压

膝盖的疼痛可参照右图按摩大腿内侧的穴位，即能达到相当好的效果。此处如果强力指压时会有疼痛的感觉，所以，不要使用太大的力道来进行指压。而髌骨周围，则以下图的方式来指压即可。

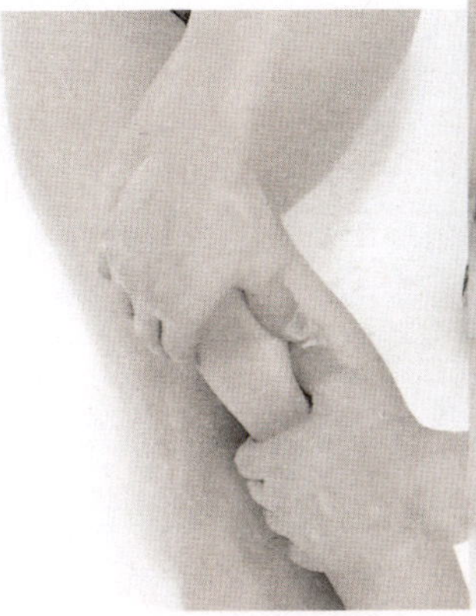

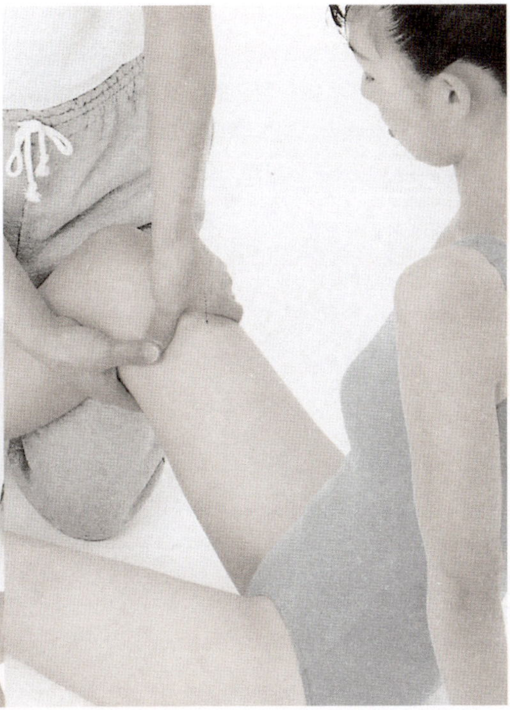

脚部：双手大拇指交叠按压脚底中央

工作站了一天或是高跟鞋穿了一整天，脚的僵硬疼痛是不是让你觉得举步维艰？此时能迅速消除疲惫感的方法便是脚底指压。

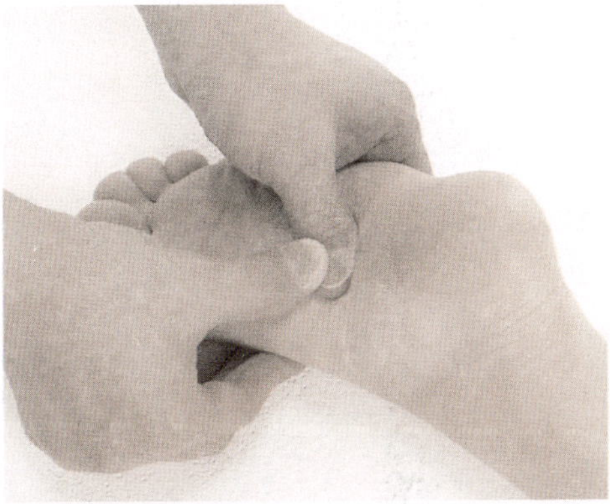

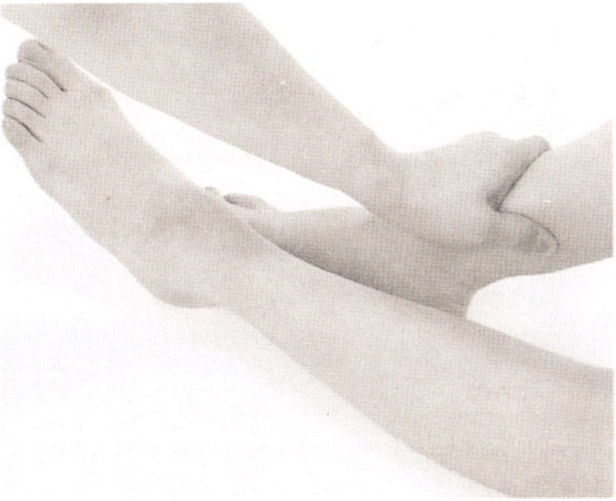

❶ 脚底的指压

用双手的大拇指交叠仔细按摩脚底中央，随着指压的进行脚底会逐渐暖和，而心情也会随之好起来。

❷ 小腿的指压

胫骨及腓肠肌以单手抓捏方式来指压，但特别要注意的是内侧为敏感地带，勿以太强的力道来按摩。常因脚底冰冷而许久无法入睡的人，在睡前可仔细地指压此处，并转动脚踝，脚底冰冷的症状将会改善许多。

手部：以大拇指交互按压

这个方法值得推荐给长期使用电脑的人。在消除手掌的疲劳感后，就算是再复杂烦琐的手部工作，也能得心应手。即使身体并无特别的不适感，尝试做手部指压也能使身心放松不少。由于手骨乃是组织构造较为复杂的地方，所以，必须用指腹仔细地按摩各个细微的地方。如果能经常做手部指压，双手会如羽毛般轻盈。

1

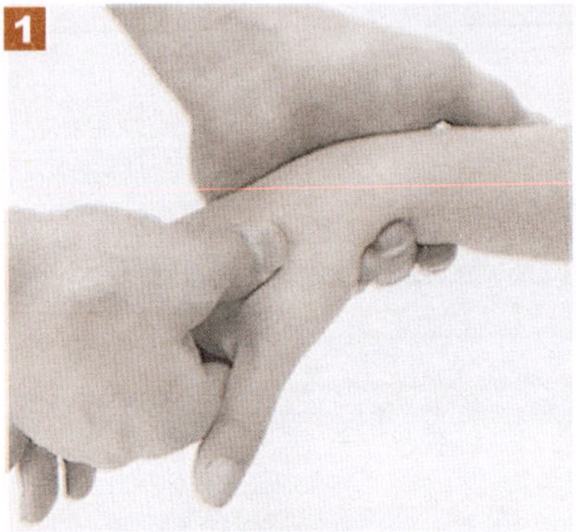

2

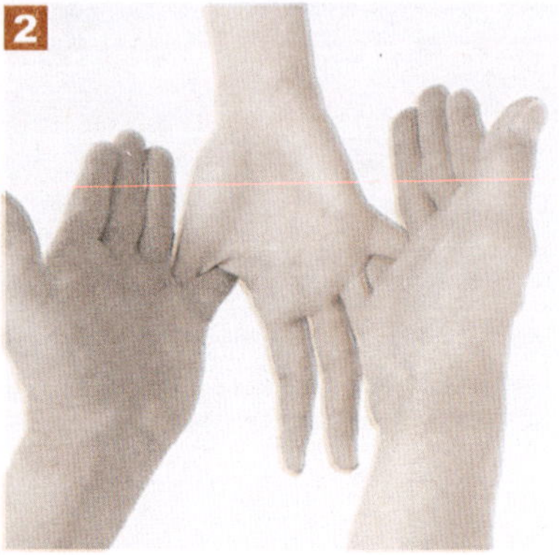

3

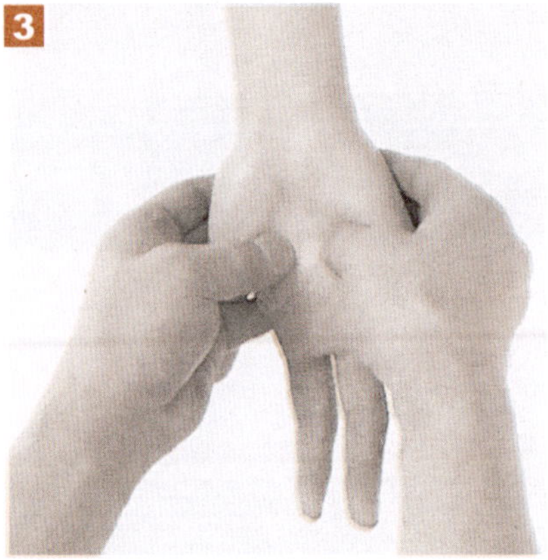

手指的按摩

如果要按摩大拇指及食指间的凹处，即照图 1 所示方法。如果要按摩掌心，即如图 2、3，以左右小指支撑住的姿势，而用大拇指来按摩，重点是有节奏地交替推揉。最后按摩食指及中指间，无名指及小指间时，即如图 4，以手指指腹来做指压的动作。

4

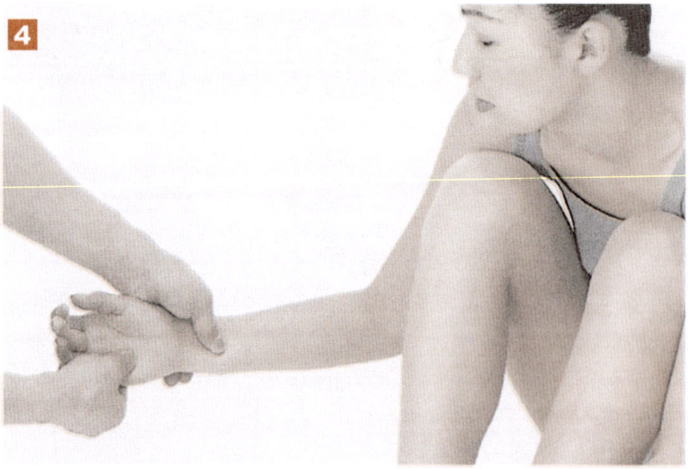

小运动成就大健康

如何指压更舒服

手指使用方法（正确）

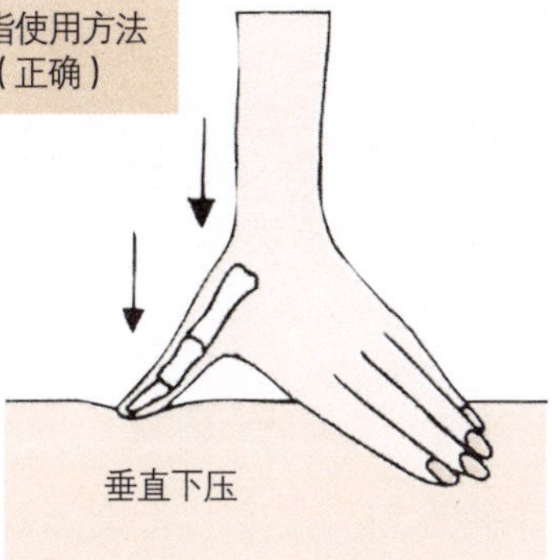

（错误）

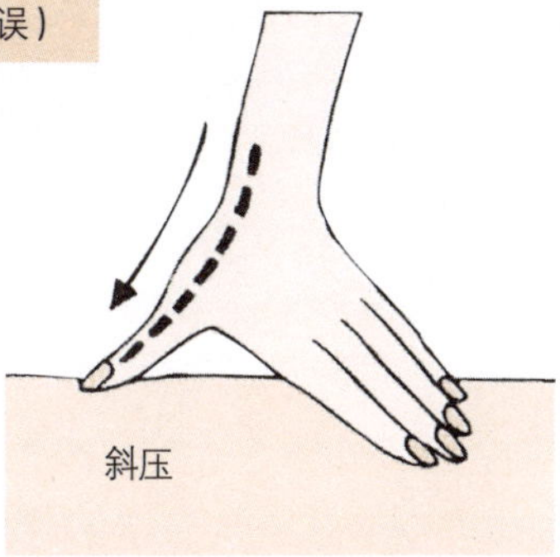

手指不致酸痛的指压法

随便用指尖乱按的话，极易造成手指受伤或酸痛。大拇指指腹放置在穴位上，张开手掌，其他四指并拢于皮肤上，用这四指来支撑大拇指做指压，是最不易让大拇指受伤的方法。施力时，要如上图般大拇指与骨头采取垂直方向施力，这样的话，才不会让大拇指关节产生负担。

与被指压者互动

如果在指尖用力的话，不但容易伤到手指，被指压者也会感到不舒服。

找到使对方感到舒服的那一点后，再边伸直手肘，以垂直方向慢慢地增加体重的力道。如果突然地出力，被指压者会觉得十分疼痛，但如果观察对方的呼吸节奏来配合指压动作，就可以令被指压者倍感舒适。

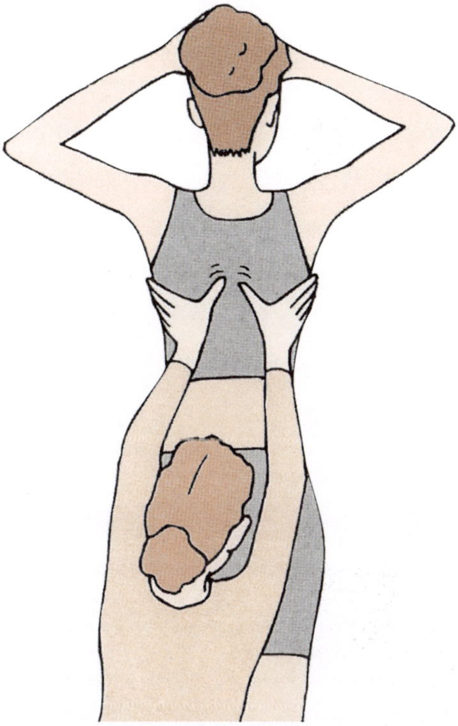

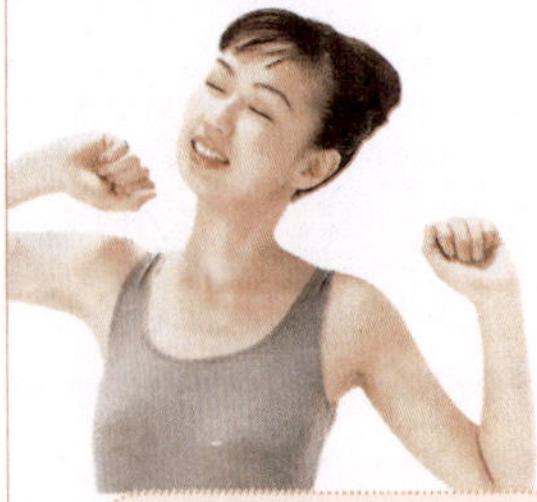

第二章

DIERZHANG

指压祛除头部、面部病痛

头痛、眼睛疲劳、鼻塞、耳鸣、皮肤干燥等因压力而造成的种种症状，虽不至于要吃药、去医院，却往往令人烦恼不已。每天花一点时间，上班途中、午休时间或外出前尝试着按照本书所说的指压试试看，你会发觉，你的烦恼很快就会消失。接下来，你就可以以迷人的笑容来迎接新的一天了。

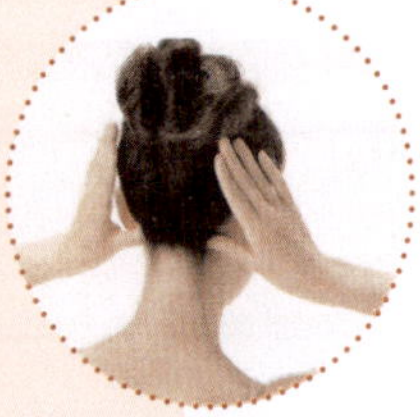

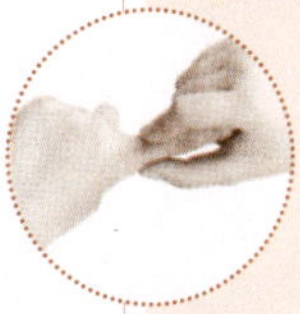
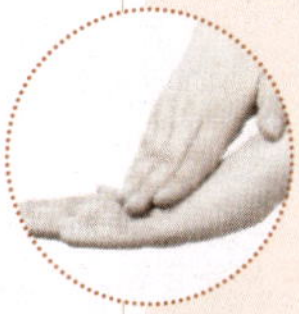

本章看点

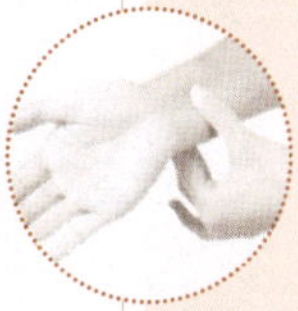
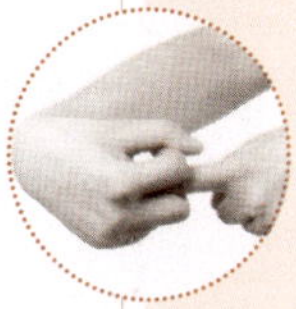

- **头痛**

  指压天柱、天窗，胜过口服止痛药

- **头晕目眩**

  指压头窍阴，让你神清目爽

- **消除睡意**

  指压风池、合谷，赶走瞌睡虫

- **感冒**

  指压后溪、风门，头疼脑热不用愁

- **流鼻涕、鼻塞**

  指压迎香、大椎，让鼻子畅快呼吸

- **打喷嚏、咳嗽**

  指压天突、尺泽，抑制咳嗽，避免尴尬

- **耳鸣**

  指压翳风、完骨，舒颈椎，消耳鸣

- **牙疼**

  指压下关、颊车、列缺，还你好牙口

005 头痛

指压天柱、天窗 胜过口服止痛药

对症穴位：天柱、天窗

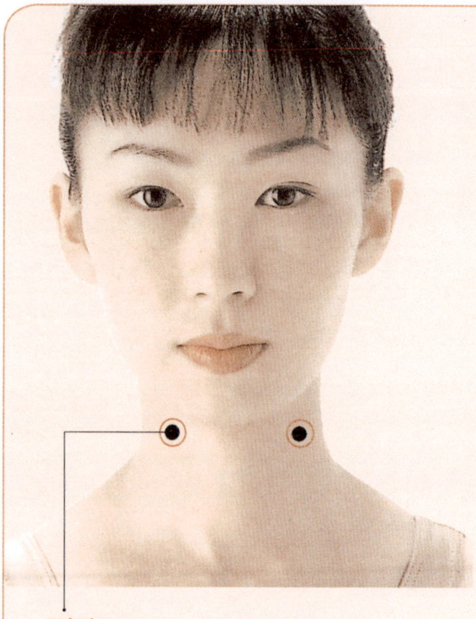

天窗穴

天窗穴位于与喉结同高的颈筋后缘，也就是在你头侧偏时所出现的粗筋（胸锁乳突起肌）之旁，按压此处，对于头侧偏时产生的偏头痛特别有效。

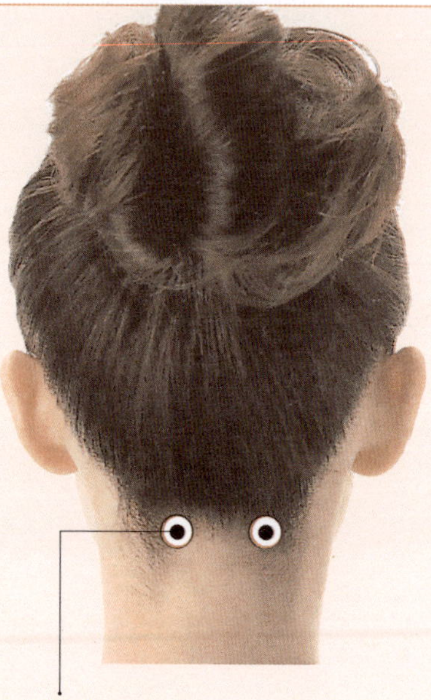

天柱穴

天柱穴位于头部后面发根近颈部处，位于颈部两块大肌肉的外侧凹陷处。

将止痛药丢在一边

▶**头痛怎么办**：当你觉得头好重或头痛时，在吃头痛药止痛之前，试试穴位指压治疗法吧。即使是从未接触过指压的人也能轻易学会。如图确认穴位后，再依图中的指压要领循序渐进地揉散僵硬的肌肉。

▶**见证奇迹疗效**：头痛时，将颈部肌肉推展开来，马上就能舒筋活血，使脑内思绪变得清晰。症状严重的人可依书中所示的力道、强度、节奏及时间进行指压一次后，再重复一次，这样就能很快消除头痛。

手把手教你做指压

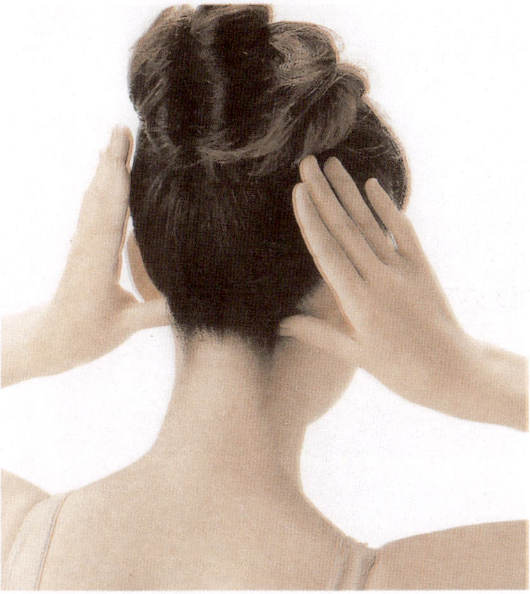

方法一

用大拇指轻压天柱穴仔细按摩

力度	节奏	时间
强	长	5

指压手法

两手的大拇指压住左右的天柱穴，以其他四指来固定头部，像是要抬高下巴似的，用大拇指以仿佛要深入头内的方式按摩，效果最为显著。

方法二

双手四指同时按压左右的天窗穴

力度	节奏	时间
弱	中	3

指压手法

用四指以画圆般的手法来按摩天窗穴，若只按压单侧，可施以较重的力道，但如果左右同时进行，则需用较轻的力道。

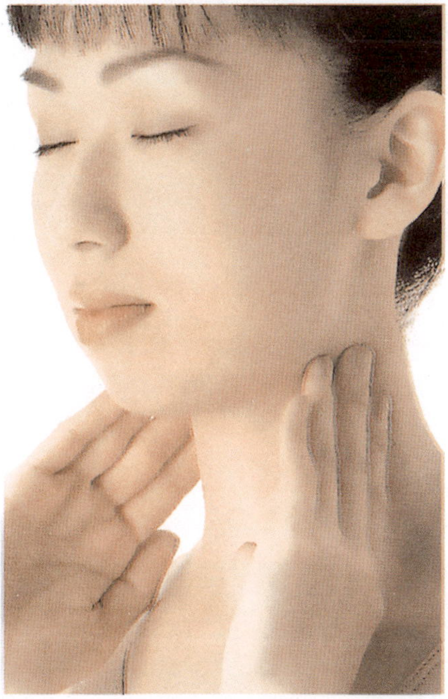

爱心小提示

追加刺激头顶

颈部的僵硬肌肉如能按摩开来的话，血液自然可流通顺畅。但是如果突然按摩颈部的话，效果可能会适得其反，此时你可试着先用拳头轻轻地敲打头顶的穴道，如此将会使停滞的气血畅通，使头脑清醒不少。

寻根究源记穴位　天柱穴

小议天柱穴

天有两个意思，一是指穴位内的物质为天部阳气；二是指穴位内的气血作用于人的头颈；柱，支柱的意思，支撑重物的坚实之物，比喻穴位内气血饱满坚实。“天柱”的意思是指膀胱经的气血在此穴位呈坚实饱满之状。本穴位内的气血是汇聚膀胱经背部各腧穴上行的阳气所致，其气强劲，充盈头颈交接之处，颈项受其气乃可承受头部重量，如同头上的支柱一样，所以名“天柱”。

标准取穴的技巧

功效 疏经祛风、泻热利窍、宁神止痛。

配伍治病

眩晕：配昆仑。

颈项疼痛：配风池。

神经疾病：配少商、隐白、水沟。

天柱

在项部大筋（斜方肌）外缘之后发际凹陷中，约后发际正中旁开1.3寸处即是。

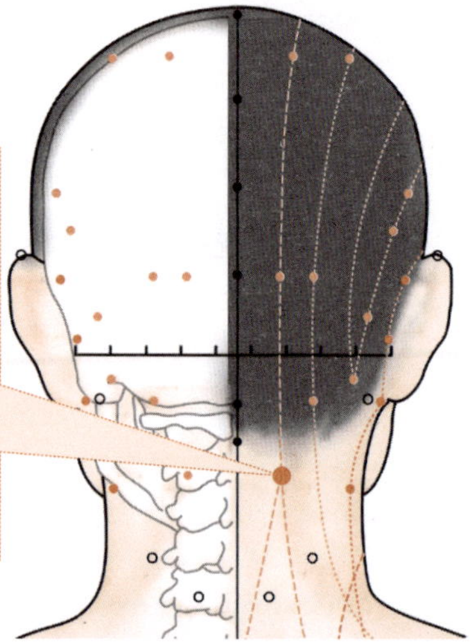

小穴位，大功效

天柱穴

- 此穴位对后头痛、颈项僵硬、肩背疼痛、血压亢进、脑溢血、鼻塞、嗅觉功能减退等具有较好疗效。
- 按摩这个穴位，能改善视力衰弱、视神经萎缩、眼底出血等症状，并且有很好的保健调理作用。
- 经常按摩这个穴位，还可以使头脑反应敏锐，增强记忆力，并且可以调整改善内脏机能。

寻根究源记穴位　天窗穴

小议天窗穴

天，是天部；窗，是房屋用来通风透气的孔。天窗穴是颈部向体表散发热量的地方。本穴散发的物质来自两个方面：一是肩中俞穴的上行热气由本穴上行头面天部；二是循颈项上行的炎热之气由里部外传本穴的表部，此穴的散热作用如同打开了天窗一般，所以叫做“天窗穴”。此穴又叫窗笼、窗簧、天笼。笼、簧都是开阖的机关，是对本穴孔隙开闭的特征的形象描述。

标准取穴的技巧

功效 疏经止痛、祛风利窍、聪耳宁神。

配伍治病

甲状腺肿大：配臑会。

口腔炎：配颊车。

口不能言：配支沟。

天窗

在颈外侧部，由喉结平行向外，旁开3.5寸，胸锁乳突肌的后缘即是。

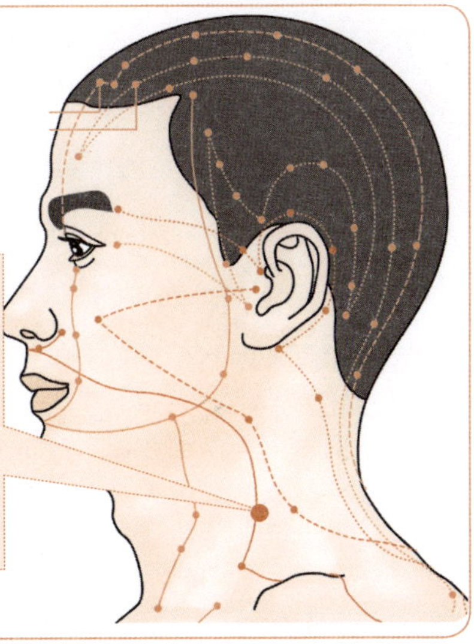

小穴位，大功效

天窗穴 ▶

- 按摩这个穴位，可治疗头痛、眩晕、惊悸、健忘等症状。
- 按摩这个穴位可调节血压，对高血压、低血压都有很好的调节作用。
- 此穴还可治疗尸厥、中风不语、癫狂、痫证、癔病。
- 此穴还可治疗耳鸣、失眠、鼻塞、脱肛、痔疾、阴挺、泄泻等。

006 头晕目眩

指压头窍阴 让你神清目爽

对症穴位：头窍阴

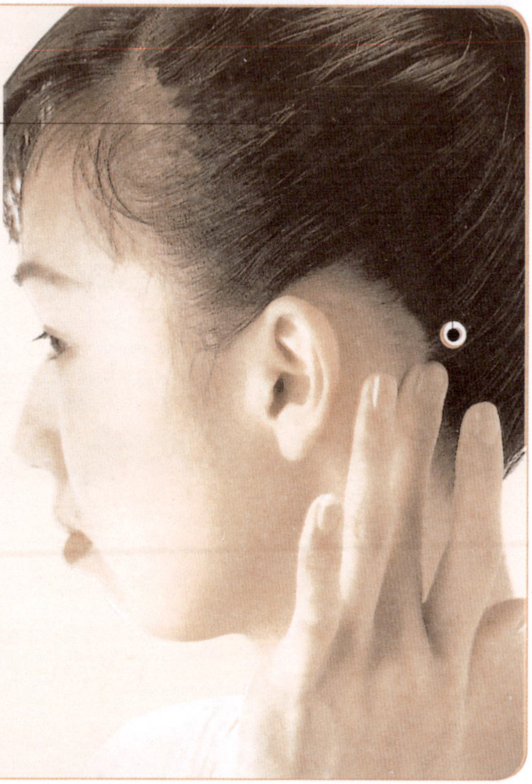

头窍阴

头窍阴位于耳朵后，在耳朵硬骨的部分与耳垂根部之间的凹陷处。

方法

以中指压住头窍阴穴左右摇动

力度	节奏	时间
中	中	5

指压手法

以中指压住穴位，再以左右揉的方式按摩。当耳朵及喉咙深处感觉到刺激时，才算真正得到效果。

压力引起的头晕目眩可指压颈部的穴位

头晕目眩怎么办：你是否常有突然站起来晕眩或是坐着却觉得头晕的时刻？如果不是起因于生理病痛，则大多数是因为家庭、工作或人际关系的不顺遂导致压力不断积累，才会产生这种症状的。

见证奇迹疗效：这个时候，普遍都会有颈部僵硬的情形，所以，仔细地按摩颈部前后、两侧，然后再以手指推拿耳后的头窍阴穴、翳风穴，或者以牙签刺激均可。尽可能每天持之以恒，这样的话，晕眩就会在不经意中消失，而压力也会得到舒解。

寻根究源记穴位　头窍阴

小议头窍阴穴

头，指该穴位在头部；窍，是空窍的意思；阴，指该穴内物质为阴性水液。胆经气血在此化为天之下部的滞重水湿云气。本穴内的物质为浮白穴下传的水湿云气，在下行至本穴的过程中，水湿云气不断散热吸湿，至本穴后则化为天之下部的滞重水湿云气，天之上部如同空窍一般，所以叫做"头窍阴穴"。又，耳前为阳，耳后为阴，此穴位于耳后，能治疗五官七窍之病，所以称此穴为"头窍阴"，与足窍阴相对。

标准取穴的技巧

功效 降浊祛寒。

配伍治病

头痛：配强间穴（肝胆火盛引起的偏头痛）。

头顶痛：配支沟穴、太冲穴、风池穴。

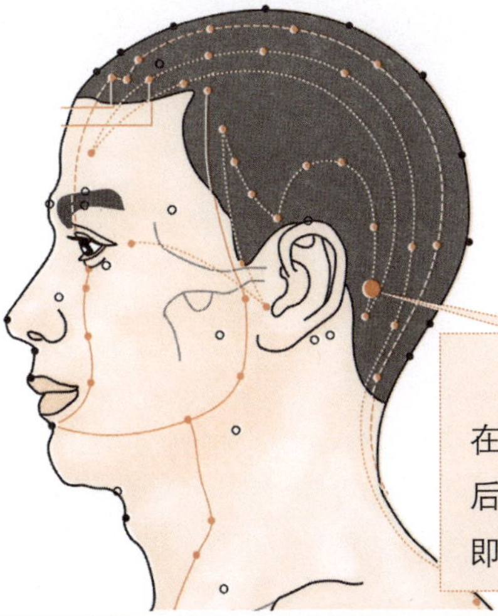

头窍阴

在人体头部，当耳后乳突的后上方即是。

小穴位，大功效

头窍阴穴

治疗头痛上火、耳痛、耳鸣、耳聋、目赤目痛、鼻塞、肋痛、手足烦热。

配强间穴可治疗头痛；配支沟穴、太冲穴、风池穴可治疗肝胆火盛引起的偏头痛或头顶痛。

007 消除睡意

指压风池、合谷 赶走瞌睡虫

对症穴位：风池、合谷

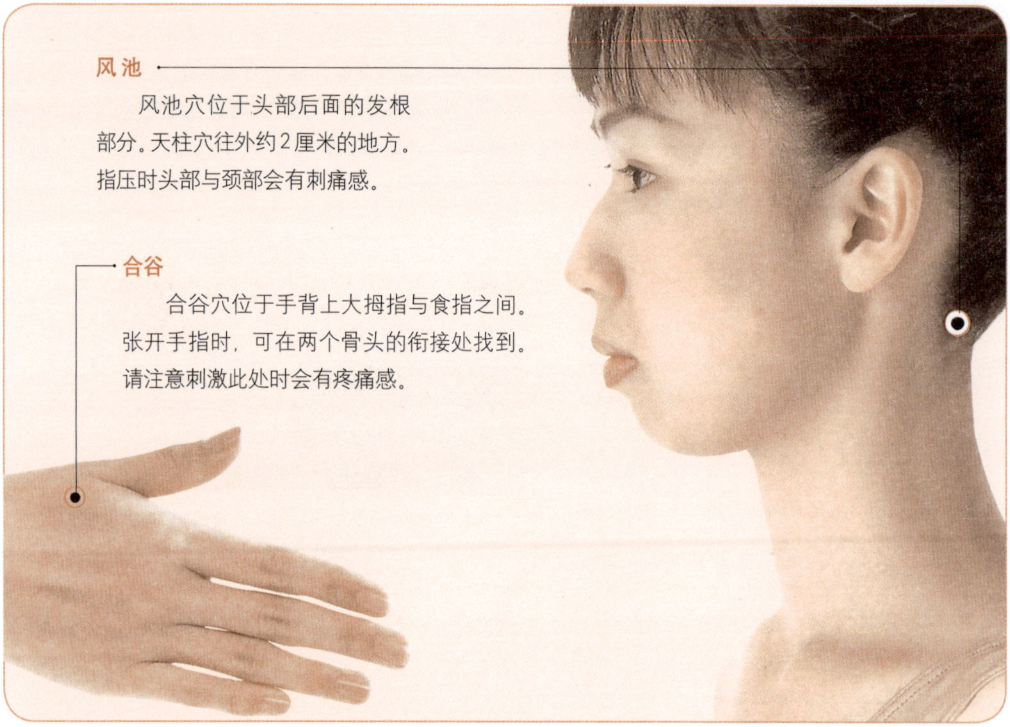

指压手背的合谷穴能一扫睡意

老打瞌睡怎么办：越是觉得不应该睡着，睡意却不停地侵袭，头脑充斥着意识与睡意的交互战斗……这是谁都有过的经历，此刻最好是能站起来活动一下筋骨，高举双臂伸展背部筋骨，使血液流通，但是如果你身处办公室，不方便让你的身体自由活动时该怎么办?

见证奇迹疗效：此时，只要记住这个合谷穴，就能在别人不知道的情况下，暂缓与周公相遇的困扰。方法是用手指或随手拿起会议桌上或上课时使用的原子笔等物品来刺激穴位，只要进行一会儿就会让人眼睛一亮，神清气爽。如果可能的话，再刺激颈后的风池穴，更能使头部的血液畅通，意识恢复。你可依状况的不同自由选择这两种穴位指压法。

手把手教你做指压

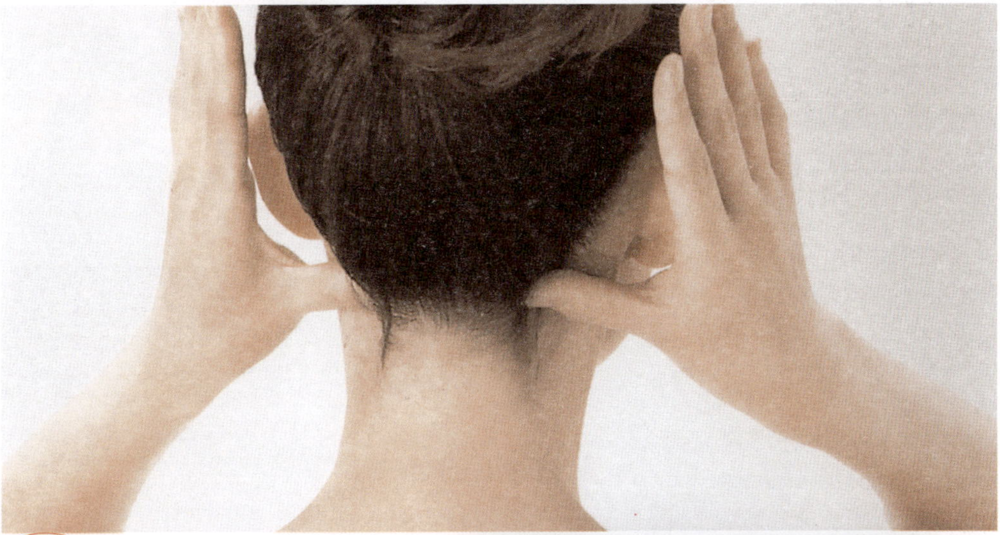

方法一

风池穴位要以大拇指斜向推拿

力度	节奏	时间
强	中	5

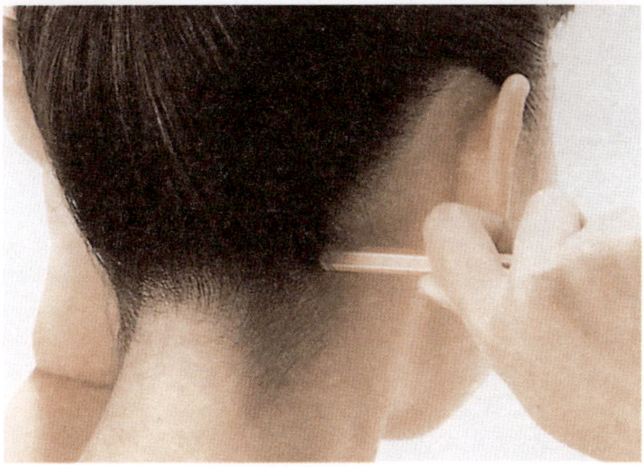

指压手法

左右大拇指压住风池穴指压，其技巧是斜向按摩，而且为了使力道集中在大拇指，其他四指要支撑住头部。

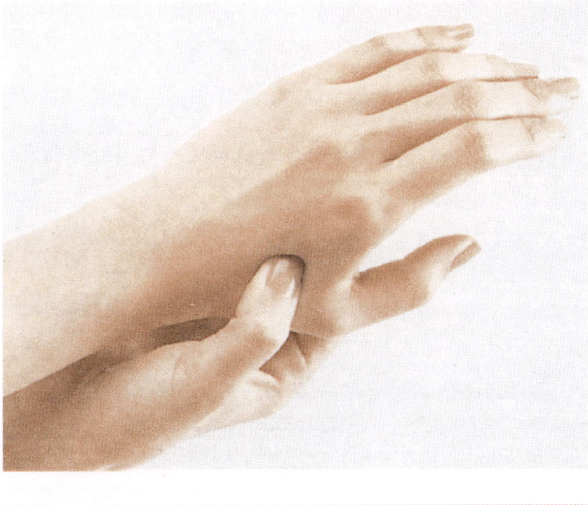

方法二

先按摩大拇指，再用食指和大拇指的指尖夹住穴位来指压。

力度	节奏	时间
强	长	5

指压手法

找到正确穴位时，先按摩大拇指及食指根部，然后以大拇指及食指夹住穴位的方式刺激最具效果。

寻根究源记穴位　风池穴

小议风池穴

风，指穴内物质为天部的风气；池，屯居水液之器，这里指穴内物质富含水湿。“风池”的意思是指胆经气血在此穴位化为阳热风气。本穴物质为脑空穴传来的水湿之气，至本穴后，受外部之热，水湿之气胀散并化为阳热风气，然后输散于头颈各部，所以名“风池”，也称“热府穴”。

标准取穴的技巧

功效 壮阳益气。

配伍治病

偏正头痛：配合谷和丝竹空。

目痛不能视：配脑户。

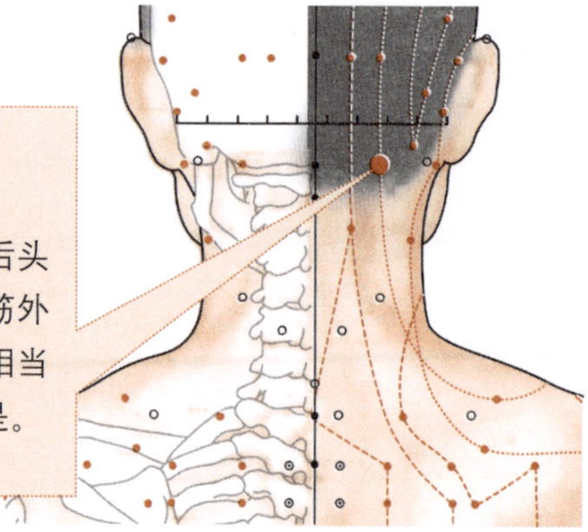

风池

位于后颈部，后头骨下，两条大筋外缘陷窝中处，相当于耳垂齐平即是。

小穴位，大功效

风池穴

- 按摩这个穴位，具有醒脑明目、快速止痛、保健调理的功效。
- 长期按摩这个穴位，对感冒、头痛、头晕、中风、热病、颈项强痛、眼病、鼻炎、耳鸣、耳聋、咽喉疾患、腰痛等疾患，具有很好的调理保健效能。
- 每天坚持按摩这个穴位，对高血压、脑震荡、面肌痉挛和荨麻疹也具有很好的治疗效果。

寻根究源记穴位　合谷穴

小议合谷穴

这个穴位名出自《灵枢·本输》，也称虎口，属于手阳明大肠经，原穴。它是古代全身遍诊法三部九候部位之一，即中地部，以候胸中之气。因为它位于大拇指与食指之间的陷凹处，犹如两山之间的低下部分。拇指与食指的指尖相合时，在两指骨间有一处低陷如山谷的部位，所以称“合谷”。虎口是指手张开之后它的形状就像大大的虎口一样。

标准取穴的技巧

功效 镇静止痛、通经活络、清热解表。

配伍治病

头痛：配太阳。

目赤肿痛：配太冲。

合谷

在手背第一、二掌骨间，第二掌骨桡侧的中点处即是。

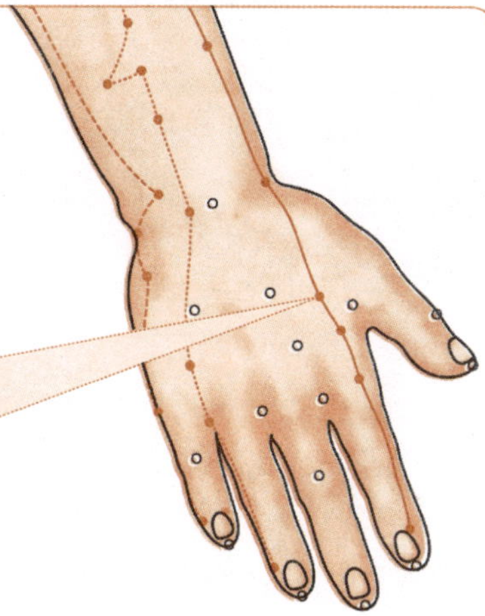

小穴位，大功效

合谷穴 ▶

- 合谷穴为全身反应的最大刺激点，可以降低血压、镇静神经、调整机能、开关节而利痹疏风，行气血而通经清瘀。
- 能治头面的各种症状，不但对牙齿、眼、喉都有良好的功效，还能止喘、疗疮等。
- 长期按压此穴，对反射性头痛、耳鸣、耳聋、鼻炎、蓄脓症、扁桃体炎、视力模糊、呼吸困难、肩胛神经痛、痰阻塞、窒息、虚脱、失眠、神经衰弱等症都有很好的调理保健功效。
- 还能治疗一些妇科系统的疾病，如痛经、闭经等，还可催产。

008 感冒

指压后溪、风门 头疼脑热不用愁

对症穴位：后溪、风门

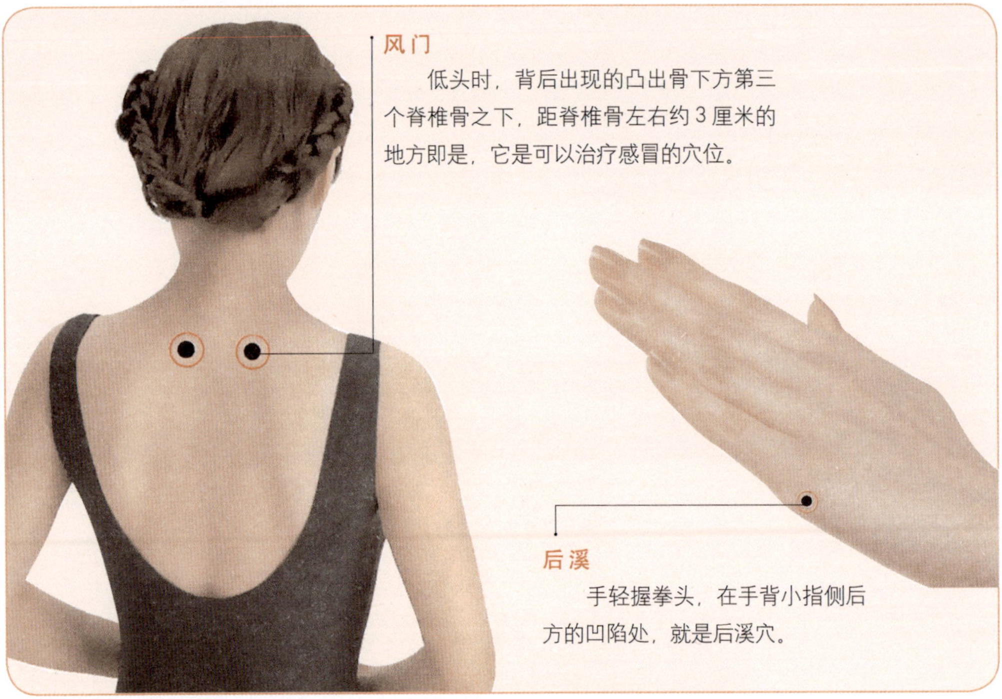

感觉感冒时，立刻刺激背部的风门穴可预防感冒

▶**感冒了怎么办**：当你觉得背部发冷，有感冒的征兆时，马上指压上述穴位，即可适时扼止感冒入侵。在此介绍的是位于背后的风门穴，从字面上来看，中医认为风邪是由此穴进入人体，因此当你觉得着凉时，立刻在此穴位上进行穴位指压，即可有效防范邪气或风邪的侵入。

▶**见证奇迹疗效**：通常指压此穴位就足以预防感冒，如果你不放心，可再以吹风机的热风刺激此穴位，则更能达到理想的效果。以热风温热一下子后，寒气便会消失，待背部暖和起来时，则原本缩成一团的肌肉，自然而然可得到舒展，然后趁着余温进行指压穴位的动作。此外，指压手背小指侧的后溪穴位，也可将感冒所引起的燥热感消弭于无形。

手把手教你做指压

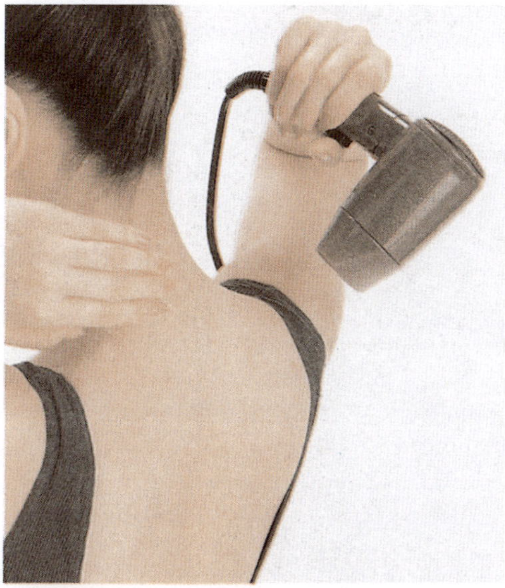

方法一

用吹风机的热风温热风门穴就能治愈感冒

力度	节奏	时间
中	中	3

指压手法

左右晃动吹风机，以热风吹热风门穴，此举能使背部积留的寒气消失，而以热风来刺激背部肌肉，一旦肌肉因温热而伸展时，即可有助于治愈感冒。

方法二

用指尖刺激后溪穴

力度	节奏	时间
弱	中	5

指压手法

由只要你握紧拳头应该不难找到后溪穴。以立起拇指指尖的方法刺激这个穴位是最具疗效的。

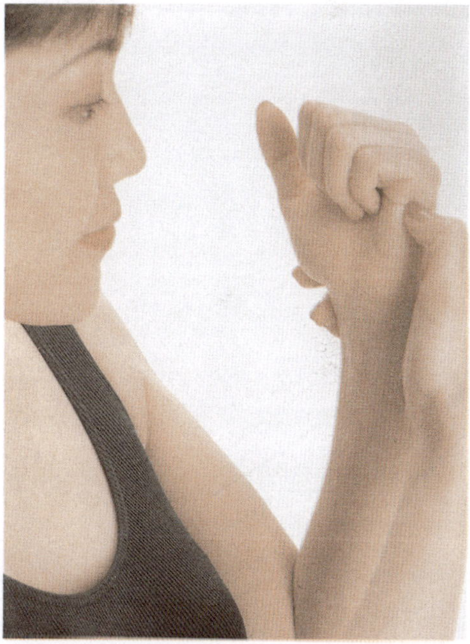

爱心小提示

教你防感冒

◎ 尽量不去人群聚集的地方，如果非去不可，一定要戴口罩。
◎ 乘坐公共交通工具的时候，要尽量戴口罩。
◎ 感冒发烧不要自己乱吃药，要先到医院查明原因，然后对症下药。

寻根究源记穴位 后溪穴

小议后溪穴

“后”与“前”相对，指穴内气血运行的人体部位为后背督脉之部；溪，穴内气血运行的道路。“后溪”的意思是穴内气血外行于腰背的督脉之部。本穴物质为前谷穴传来的地部湿热之气，至本穴后，其外散的清阳之气上行督脉，运行的部位为督脉所属之部。因为本穴有清阳之气上行督脉，所以为督脉手太阳之会。在五行中，此处穴位属木。

标准取穴的技巧

功效 通络、活血、止痛。

配伍治病

颈项强直、落枕：配天柱。

耳鸣、耳聋：配翳风、听宫。

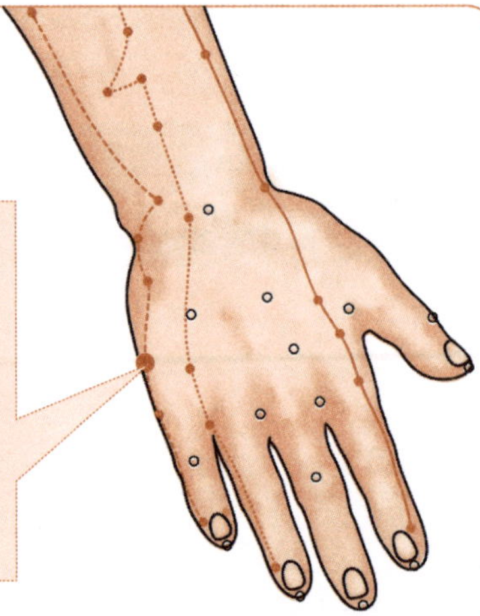

后溪

第五指掌关节后尺侧的远侧掌横纹头赤白肉际处即是。

小穴位，大功效

后溪穴

- 能有效治疗闪腰、腰痛、腰部急性扭伤、慢性劳损等。
- 对头痛、目赤、耳聋、咽喉肿痛、手指及臂肘痉挛也具有疗效。
- 长期按压此穴，并配合针灸，能治疗精神分裂、癔病、肋间神经痛等疾患，对盗汗、落枕也具有缓解作用。
- 配列缺穴、悬钟穴治疗颈痛；配人中穴治疗急性腰扭伤。

寻根究源记穴位　风门穴

小议风门穴

风，指穴位内的气血物质主要为风气；门，指出入的门户；“风门”的意思是指膀胱经气血在此化风上行。此穴位的物质是膀胱经背俞各穴上行的水湿之气，到此穴后吸热胀散，并化风上行，所以名“风门”。“风门穴”也称“热府”“背俞”“热府俞”。“热府”的意思是指膀胱经气血在这里吸热上行。“背俞”的意思是指此处穴位的气血来自背部各穴位。

标准取穴的技巧

功效 宣通肺气、调理气机。

配伍治病

咳嗽、气喘：配肺俞、大椎。

伤风咳嗽：配合谷。

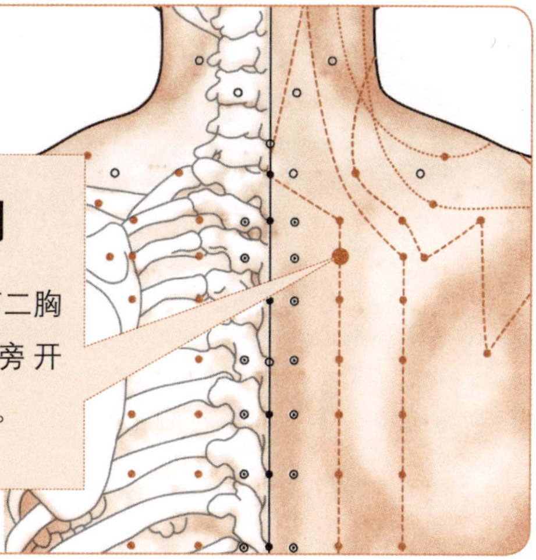

风门

在背部，当第二胸椎棘突下，旁开1.5寸处即是。

小穴位，大功效

风门穴 ▶

- 按摩这个穴位，具有宣通肺气、调理气机的作用。
- 按摩这个穴位，能够有效治疗各种风寒感冒发热、恶寒、咳嗽、支气管炎等疾病。
- 这个穴位对感冒、头颈痛、胸背痛、荨麻疹、呕逆上气等病症，都具有很好的保健和调理作用。
- 用热吹风机“吹”这个穴位，对剧烈的哮喘具有迅速缓解的作用。
- 此穴位还可以有效治疗背部粉刺、痤疮。

009 流鼻涕、鼻塞

指压迎香、大椎 让鼻子畅快呼吸

对症穴位：迎香、大椎

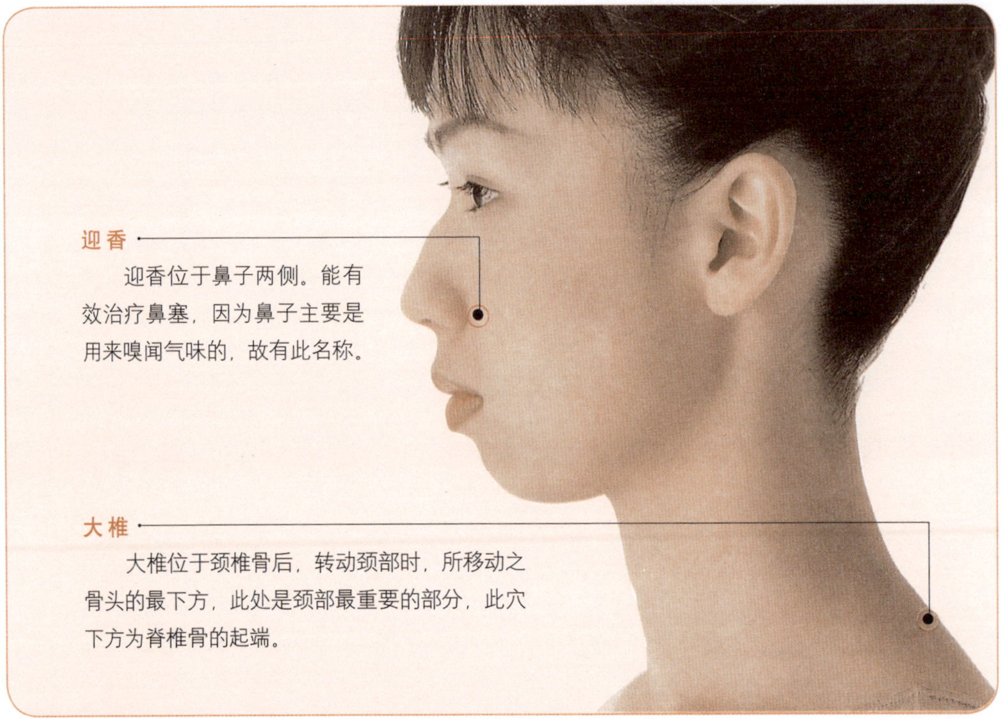

按压鼻子两侧并温热颈根就不再鼻塞了

流鼻涕、鼻塞怎么办：流鼻水、鼻塞会使人心情烦躁、注意力无法集中而影响工作、学习。也许你认为这不是什么大不了的症状而忽视它，若能知道自我治疗的方法，可解除此症状带来的烦恼。

见证奇迹疗效：治疗鼻塞的穴位中，最容易记住的是鼻子两侧的迎香穴。于鼻翼两侧以左右两手的手指头稍稍往上推揉，即可顺利达到指压效果，也可采取针灸治疗的方法来刺激此处，但若自己在家做指压治疗，以手指按压或是以尖锐的东西来刺激也相当有效。刺激迎香穴之后，还必须热敷颈后，用暖暖袋或是吹风机的热风来热敷都是不错的选择，待热度逐渐传入体内，你会发现呼吸顺畅不少。

手把手教你做指压

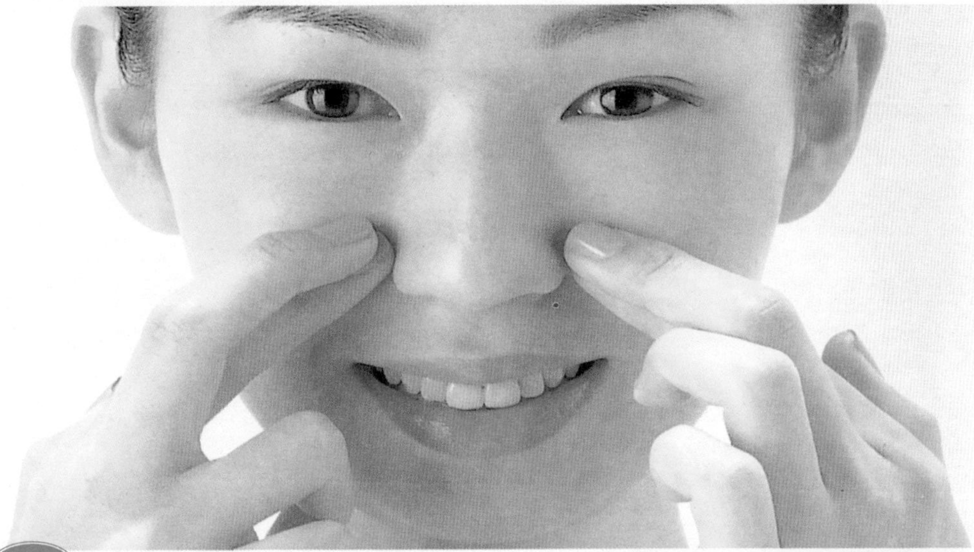

方法一

刺激鼻子两侧的迎香穴可使鼻子通畅

力度	节奏	时间
强	中	3

指压手法

食指上放中指指压鼻子两侧，技巧是向上推揉，此法最能有效改善鼻塞的症状，也可用尖锐的发卡、牙签等来按摩，但是要注意力道的大小，以免留下伤疤。

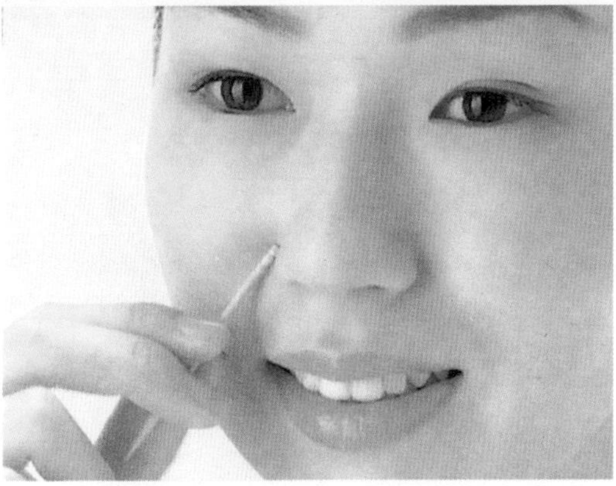

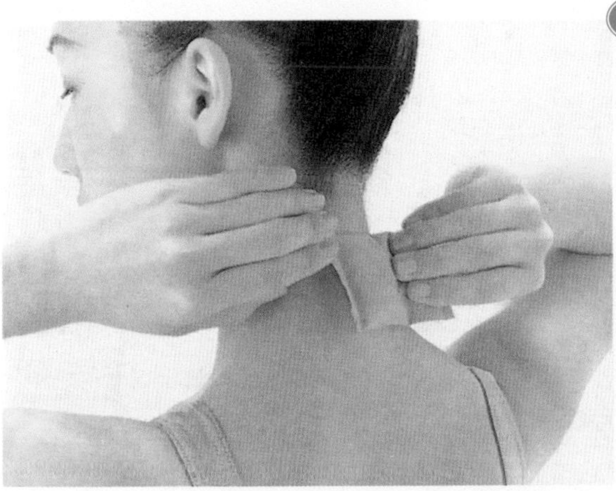

方法二

以现成的暖暖袋温热大椎穴可消除鼻塞

力度	节奏	时间
强	长	5

指压手法

在靠近颈部的大椎穴上热敷，待渐渐暖和后，你就会发现令人烦恼的鼻塞因此得到舒解，鼻子通畅不少。

寻根究源记穴位 迎香穴

小议迎香穴

迎，迎受的意思；香，脾胃五谷之气的意思。此处穴位接受来自胃经的气血，大肠经和胃经都属于阳明经，其气血物质所处的天部层次都相近，迎香与胃经相邻，所以又为低位，于是，胃经的五谷之气就会下传到此处穴位，所以称为迎香穴，它还有一个别名是“冲阳穴”。

标准取穴的技巧

功效 通窍活络、止血驱虫。

配伍治病

急慢性鼻炎：配印堂、合谷。

面部神经麻痹、面肌痉挛：配四白、地仓。

迎香

在人的面部，鼻翼旁开约1厘米的皱纹中即是。

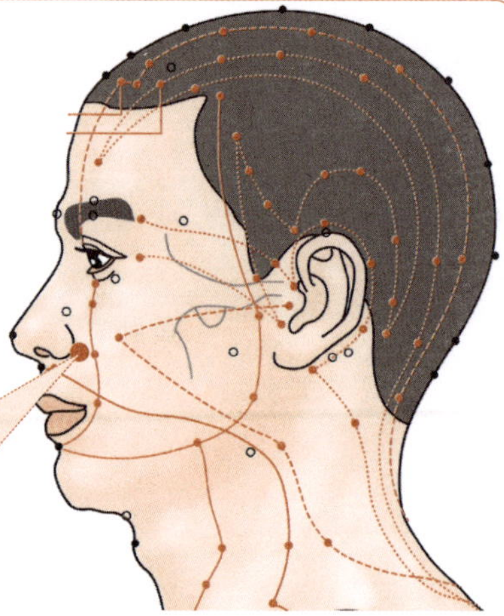

小穴位，大功效

迎香穴

- 按压迎香穴，能够治疗各种鼻症，如鼻腔闭塞、嗅觉减退、鼻疮、鼻内有息肉、鼻炎、鼻塞、鼻出血等。
- 按压迎香穴，对口歪、面痒、胆道蛔虫等也有一定疗效。
- 在中医临床中，还利用此穴位治疗面部神经麻痹或痉挛、面部痒肿、面部组织炎、喘息、唇肿痛等。

寻根究源记穴位 大椎穴

小议大椎穴

大，多的意思；椎，锤击之器，这里指穴内的气血物质实而非虚。“大椎”的意思是指手足三阳的阳热之气由此处汇入本穴，并与督脉的阳气上行头颈。本穴物质一为督脉陶道穴传来的充足阳气，二为手足三阳经外散于背部阳面的阳气，穴内的阳气充足满盛，如椎一样坚实，故名“大椎”，也称“百劳穴”“上杼穴”。“百劳”是指穴内气血为人体各条阳经上行气血汇聚而成。“上杼”是指穴内气血为坚实饱满之状。

标准取穴的技巧

功效 益气壮阳、清热开窍。

配伍治病

虚损、盗汗、劳热：配肺俞。

预防流脑：配曲池。

大椎

在人体的颈部下端，第七颈椎棘突下凹陷处即是。

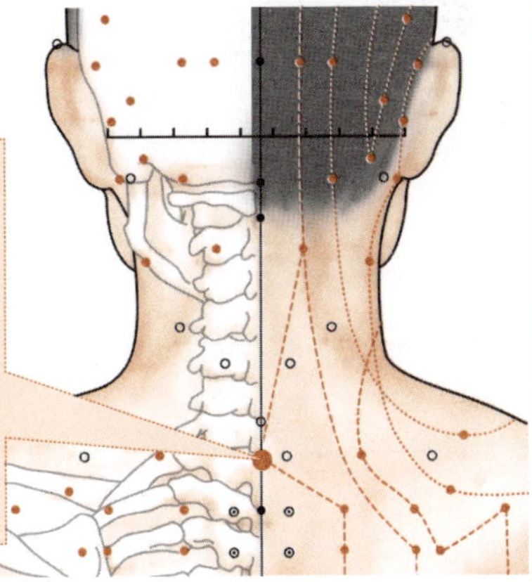

小穴位，大功效

大椎穴

- 按摩这个穴位，有解表通阳、清脑宁神的作用，能够快速退烧。
- 按摩这个穴位，还能够治疗感冒、肩背痛、头痛、咳嗽、气喘、中暑、支气管炎、湿疹、血液病等疾病。
- 坚持长期按摩和针灸这个穴位，还能够有效治疗体内寄生虫、扁桃腺炎、尿毒症等疾病。
- 配腰俞穴，有通督行气、清热截疟的作用，能治疟疾；配合谷穴、中冲穴，有解表泻热的作用，能治伤寒发热、头昏；配长强穴，有通调督脉的作用，能治脊背强痛。

010 打喷嚏、咳嗽

指压天突、尺泽 抑制咳嗽，避免尴尬

对症穴位：天突、尺泽

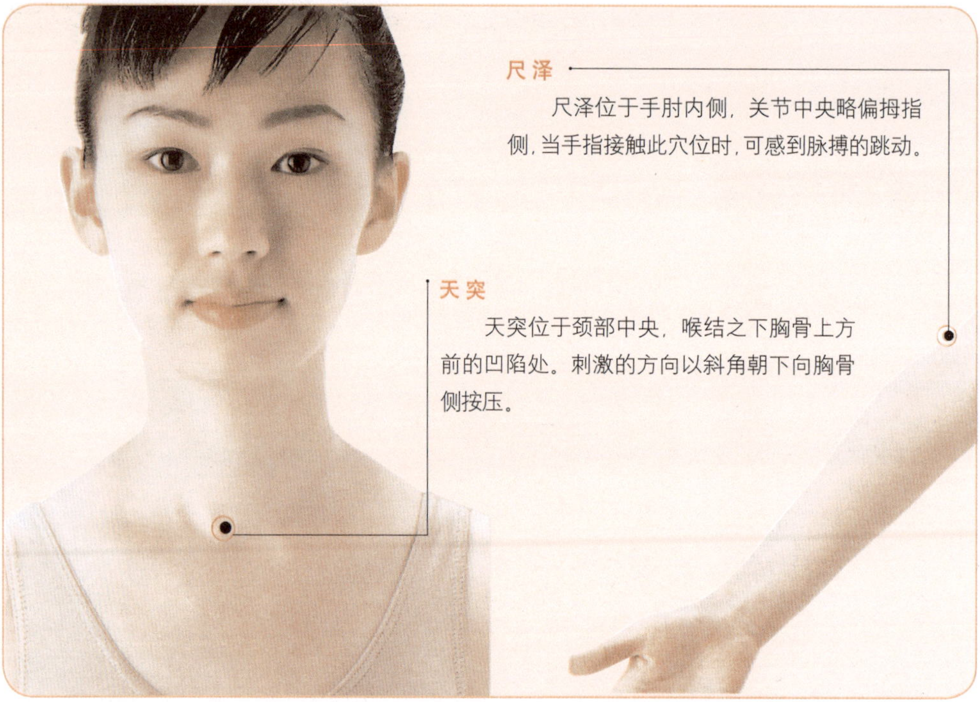

指压喉结下方的穴位，可抑制突如其来的咳嗽

▶打喷嚏、咳嗽怎么办： 在愈重要的时刻愈容易一直不停地打喷嚏、咳嗽。面试时或会议进行中，当你愈想停止咳嗽愈无法扼止，更容易因情绪紧张而越来越严重。为了应付这种窘况，你可以记住以下介绍的穴位疗法，当你打喷嚏或咳嗽时，立即可派上用场。

▶见证奇迹疗效： 如果你觉得快要咳嗽或打喷嚏时，可以指压喉结之下的天突穴。但咳嗽治愈后也要时常推拿手肘部分的尺泽穴来预防。如果发现自己有感冒初期的症状时，就要指压此页所介绍的穴位，必可使症状减低到最轻程度。

而因花粉症及过敏所引起的打喷嚏或咳嗽，进行本页的穴位指压法也能暂时缓解恼人的症状。

手把手教你做指压

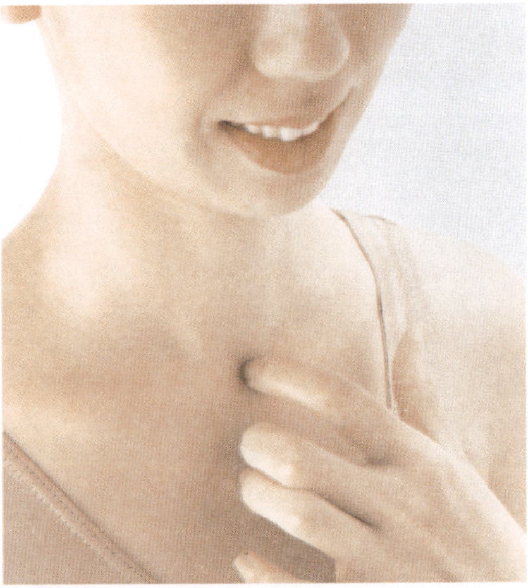

方法一

以中指来指压，技巧是中途改变力道的方向

力度	节奏	时间
中	中	3

指压手法

位于左右锁骨中间的天突穴，若单是以食指施力并不能达到预期的疗效，所以，在指压的中途必须改变施力的方向，不断地向胸骨方向施力，则刺激将可传到胸部。

方法二

弯曲手肘才能充分指压尺泽穴

力度	节奏	时间
中	中	5

指压手法

手肘处的尺泽穴，必须要弯曲手肘才容易找到，找到之后，便可朝手肘方向像要深入骨头似的按摩来达到疗效。

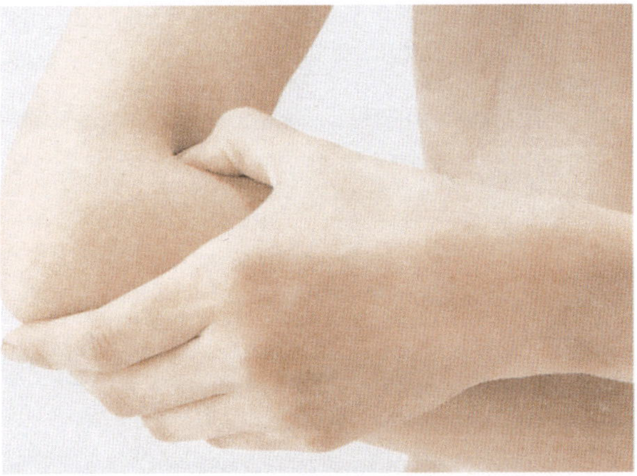

爱心小提示

按摩背部能缓和咳嗽

咳嗽通常会使用到腹肌及背肌等上半身的肌肉。所以，当你咳嗽得很厉害时，摸一下背部肌肉，想必是僵硬如石。此时就要采取趴睡的姿势来指压脊椎骨左右僵硬的部位，消除背部的疼痛进而止咳。特别是恼人的夜咳，如能在睡前指压背部，便可轻松入睡，一夜好眠。

寻根究源记穴位

天突穴

小议天突穴

天，是指头面天部；突，是强行冲撞的意思。天突穴的意思是指任脉气血在此吸热后突然向上冲去。本穴物质为璇玑穴传来的弱小水气，至本穴后，因吸收体内外传之热而向上部的头面天部突行，所以叫做“天突穴”。

标准取穴的技巧

功效 祛热生气。

配伍治病

哮喘、咳嗽：配定喘、鱼际。

呃逆：配内关、中脘。

咽喉肿痛：配少商、天容。

天突

位于颈部，当前正中线上胸骨上窝中央即是。

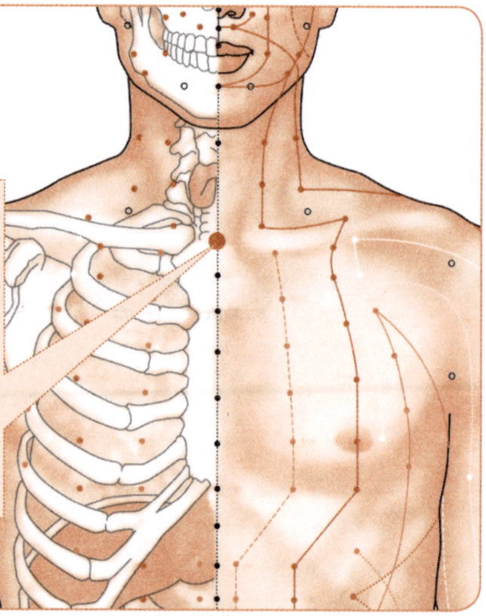

小穴位，大功效

天突穴

此穴可用来治疗打嗝、咳嗽、呕吐、神经性呕吐、咽喉炎、扁桃体炎、喉咙的疾病。

现代常用于治疗支气管哮喘、支气管炎、咽喉炎、甲状腺肿大、食道炎、癔病等。配定喘、膻中、丰隆主治哮喘。

寻根究源记穴位　尺泽穴

小议尺泽穴

尺，长度的单位，小的意思；泽，指水之聚处；“尺泽”的意思是指侠白穴浊降之雨在地部形成的小泽。因为人体的不同经脉分属不同的方位、不同的区域。肺应秋，属西方，为经过长夏之后的时序，土地干燥（脾部肌肉要比其他经脉所属区域的干燥），侠白穴天部的雨降大部分为脾土吸收，所以在地部只能形成小泽。在“考骨度法”中，有从腕至肘定为一尺者，穴当肘窝深处，为肺经合穴，属水，杨上善指出，水井泉流注行此，便于入海，为河水入泽之象，所以名为“尺泽”。

标准取穴的技巧

功效 肃降肺气、清泄肺热、滋阴润肺、通经强筋。

配伍治病

咳嗽、气喘：配列缺、中府。

急性吐泻：配委中。

尺泽

在肘横纹中，肱二头肌腱桡侧凹陷处即是。

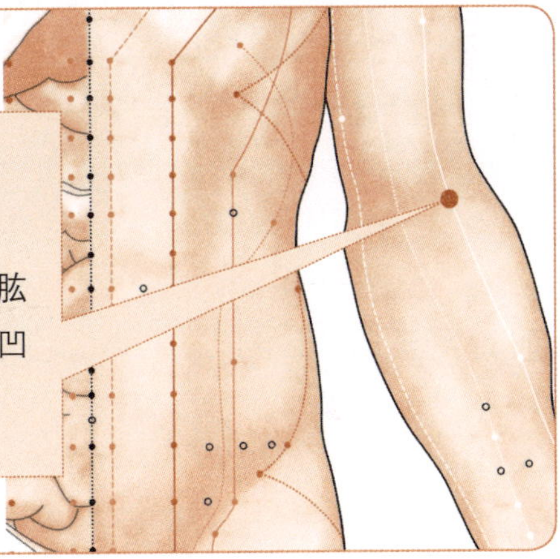

小穴位，大功效

尺泽穴

- 按摩此穴对无名腹痛有特效。
- 对咳嗽、气喘、肺炎、支气管炎、咽喉肿痛有 定疗效。
- 尺泽穴是最好的补肾穴，通过降肺气而补肾，最适合上实下虚的人，高血压患者多是这种体质。肝火旺，肺亦不虚，脾气大但很能克制自己不发火（金能克木）的人常会感到胸中堵闷，喘不上气来。此时可点揉肺经的尺泽穴。
- 对肘臂肿痛、皮肤痒、过敏等病症也有很好的调理保健功效。

011 耳鸣

指压翳风、完骨 舒颈椎，消耳鸣

对症穴位：翳风、完骨

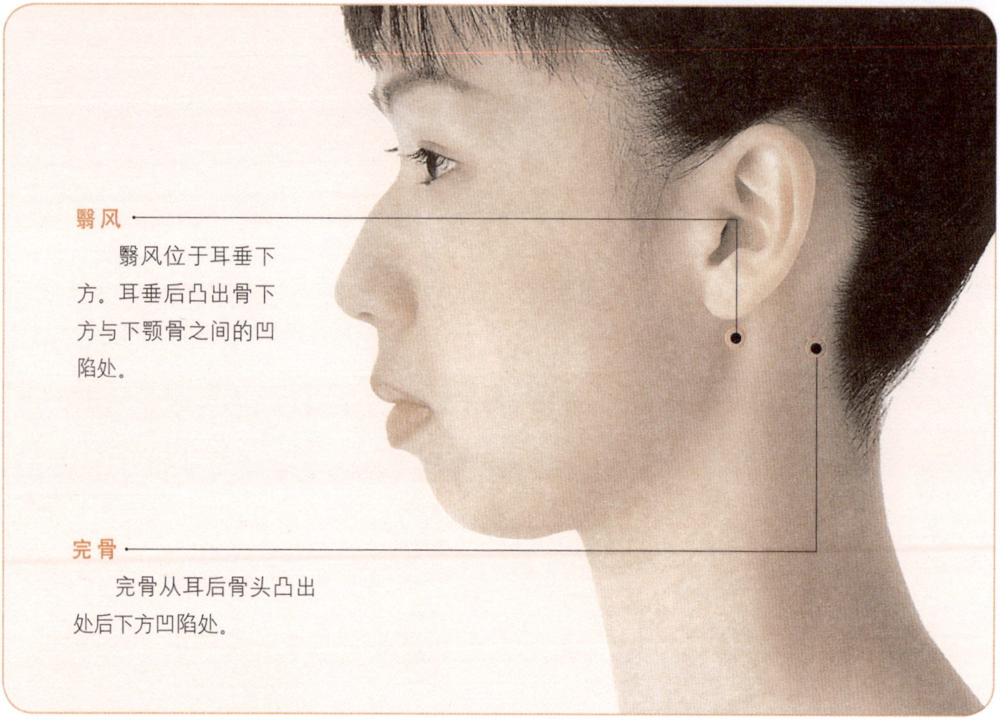

扑灭耳朵里的杂音

耳鸣怎么办： 耳鸣是由颈肩酸痛及身心疲劳引起的，另外，也有起因于中耳及耳管痉挛的。这些原因所发生的耳鸣，施以穴位治疗法是最为有效的。

见证奇迹疗效： 请以指尖找出耳垂后的凹陷处，是不是摸到有一条粗筋，然后以拇指压住筋上的穴位推拿，如果手指无法做到预期的指压效果，可试着用原子笔笔端仔细慢慢地按摩。另外，将拳头置于完骨穴上，再施加重力于拳头上，即可毫不费力地达到指压效果。不论是左右哪只耳朵产生耳鸣，最好两边耳后的穴位都要作指压。

充分地指压穴位后，效果会传至耳朵深处，并使颈椎得到舒展，当然，烦人的耳鸣也会随之散去。

手把手教你做指压

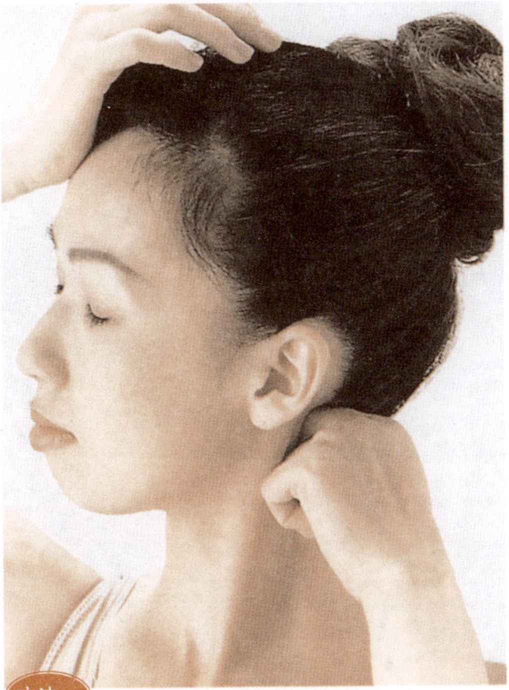

方法一

施力困难的完骨穴位用拳头来指压

力度	节奏	时间
弱	中	3

指压手法

握拳并将中指关节放在完骨穴位处，以头部重量来指压。稍微抬高下巴，另一只手以像要压住头部般施力，如此刺激便能传递到深处。

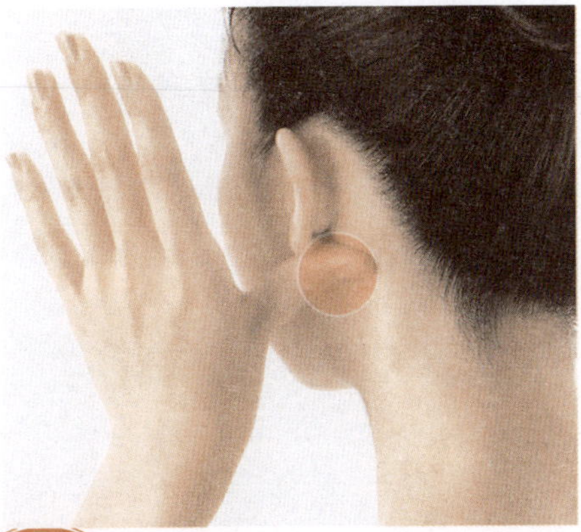

方法二

用大拇指向上推压翳风穴

力度	节奏	时间
中	中	3

指压手法

大拇指置于穴位上，由凸出骨下方往上推拿，如此刺激会传到中耳。如耳鸣仍未得到改善，可以用笔尖等前端较细的东西推压此穴位，就能达到你想要的效果。

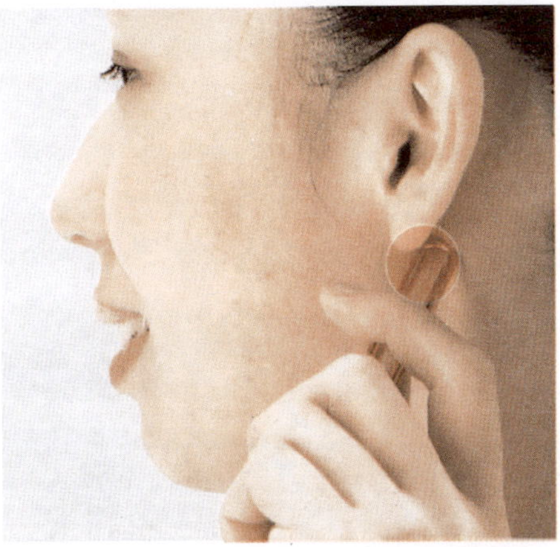

爱心小提示

保护好你的听力

◎ 不要用脏手掏耳朵，防止耳朵被细菌感染。

◎ 不要在噪音很大的地方活动。

◎ 带耳机听音乐时，要把声音调小点，保护好自己的听力。

寻根究源记穴位

翳风穴

小议翳风穴

翳，是用羽毛做的华盖，为遮蔽风雨阳光之物，此处是指穴内物质为天部的卫外阳气。风，指风邪，意指穴内之气像风行一样。该穴名意指三焦经经气在此化为天部的阳气。本穴物质为天牖穴传来的热胀风气，至本穴后，热胀风气势弱缓行而化为天部的卫外阳气，卫外阳气由本穴以风气的形式输向头之各部，又因此穴主治风疾，所以叫做“翳风穴”。

此穴是手少阳三焦经、足少阳胆经交会的穴位，三焦经气在此化为天部的阳气，并由本穴输向头之各部，所以，通过按摩此穴，可起到益气补阳的效果。

标准取穴的技巧

功效 疏经祛风、止痛利窍、活络益智。

配伍治病

口不能言：配下关、颊车。

口斜眼歪：配合谷、地仓。

翳风

在头部耳廓的后下方，乳突前下方，与耳垂平行处的下缘凹陷中即是。

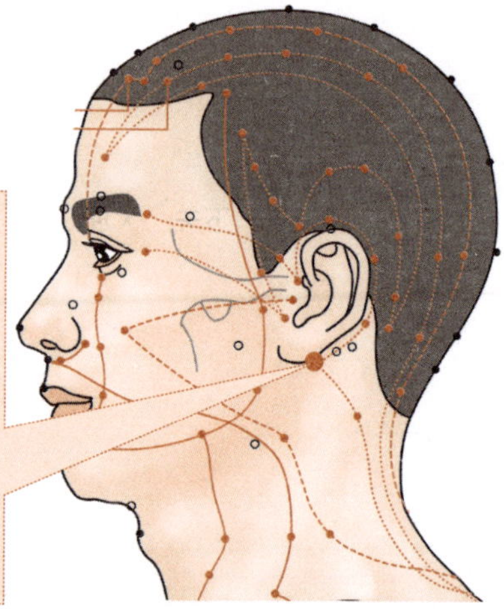

小穴位，大功效

翳风穴

- 指压翳风穴对去除慵懒感、释放活力非常有效。
- 按摩此穴，可治疗头面五官科疾病，如耳聋耳鸣、头痛牙痛、腮腺炎、下颌关节炎、口眼歪斜、笑肌麻痹、甲状腺肿、面神经麻痹等。
- 还可治疗神经系统疾病，如痉病、狂疾、膈肌痉挛等。

寻根究源记穴位　完骨穴

小议完骨穴

完，完全、全部的意思；骨，为肾所主之物。完骨穴的意思是足少阳胆经气血在此完全冷降为地部水液。本穴冷降的物质为头窍阴穴传来的寒湿水气，寒湿水气至本穴后全部冷降为地部的水液，并由此向颈项下部散流，所以叫做“完骨穴”。又因为该穴所在的颞骨乳突部为完骨，此穴正好居其后下方，所以称此穴为“完骨”。

标准取穴的技巧

功效 疏经祛风、泻热明目、宁神定惊。

配伍治病

偏头痛：配太阳。

腮腺炎：配颊车、下关、大迎。

目赤肿痛：配瞳子髎。

完骨

在头后部，耳后乳突后下方凹陷处即是。

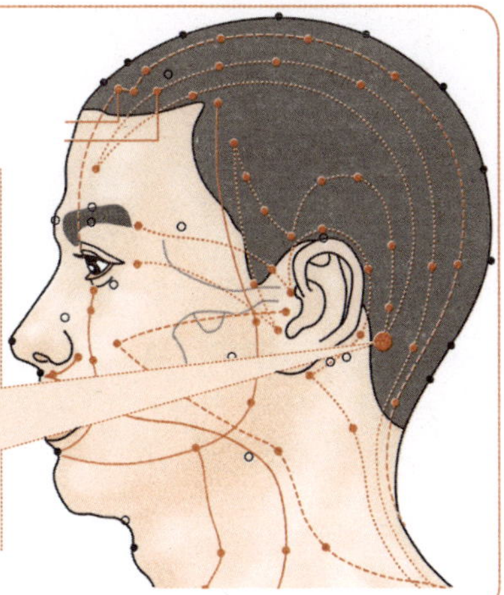

小穴位，大功效

完骨穴

- 本穴是足少阳胆经上的重要穴位，可通过按摩此穴治疗神经系统疾病，如头痛、失眠、癫痫、面神经麻痹、失语。
- 此穴还可治疗五官科系统疾病，如腮腺炎、齿龈炎、中耳炎、扁桃体炎、口唇肌肉萎缩、牙痛。
- 现代人们还常用此穴来治疗面瘫、流行性腮腺炎、脑发育不全、脑瘫、癔病。

012 牙疼

指压下关、颊车、列缺 还你好牙口

对症穴位：下关、颊车、列缺

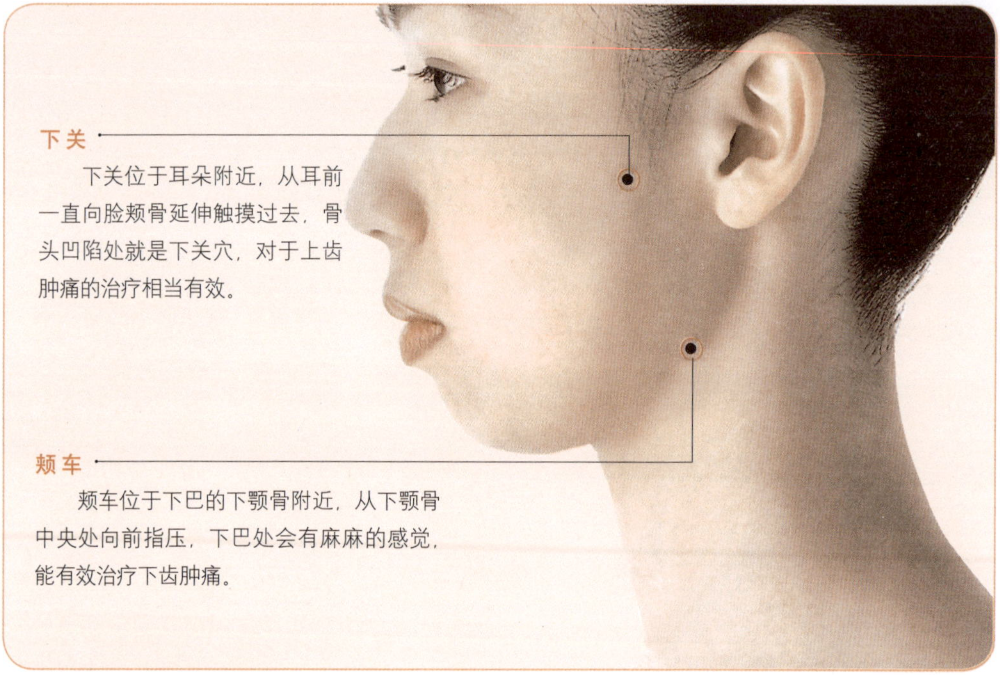

牙口好胃口才好

牙疼怎么办：因蛀牙而引起的疼痛当然一定要接受牙医的治疗。但有时也会有不明原因的牙疼产生。虽然牙齿肿痛并不是什么大病，但其引起的不适感却让人苦不堪言。牙齿肿痛通常是源于身心疲劳所引起的三叉神经的疼痛。此时，穴位指压能带给你意想不到的疗效。所以，请记住可治疗牙齿肿痛的指压要领。

见证奇迹疗效：因上齿及下齿的不同，治疗的重点也会有所不同。上齿的治痛穴位在耳前；下齿的治痛穴位在下颚骨头凸出处。虽然脸部指压的原则是要施力轻柔，但此时要施以稍强的力量来指压，才能达到效果。

在指压进行中血液循环会渐渐通畅，你开始感觉到牙齿肿痛已在逐渐痊愈中。如能与第三章中治疗肩膀酸痛的穴位一起按压，效果会更好。

手把手教你做指压

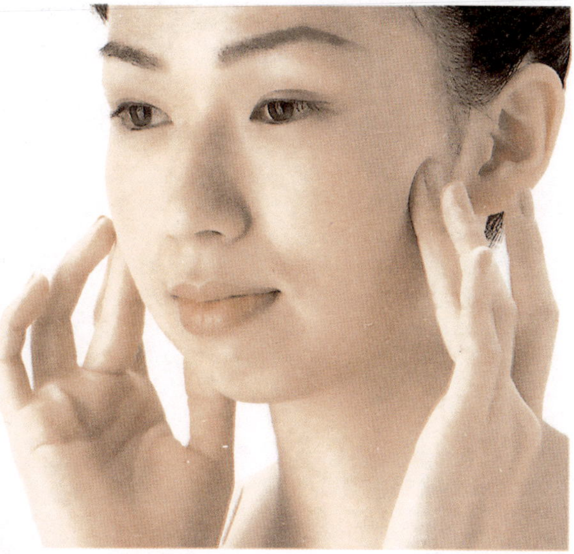

方法一

指压下关穴位可消除上齿的肿痛

力度	节奏	时间
强	中	3

指压手法

中指放在耳前的下关穴上，以中指来指压。指压重点是指头贴紧脸颊按摩，施以略微会感到疼痛的力道来指压此穴。

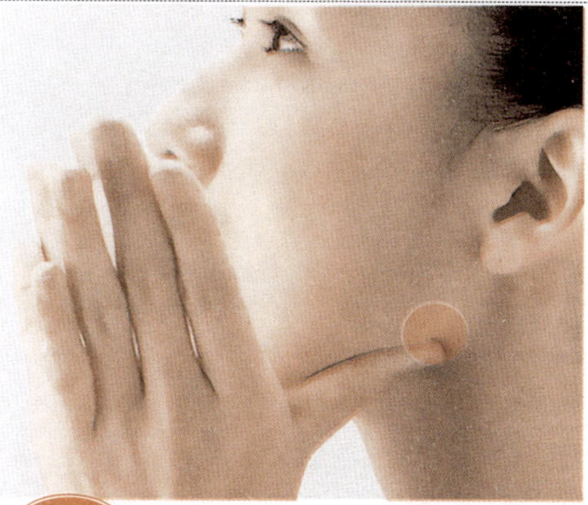

方法二

下齿的肿痛可指压下巴的颊车穴

力度	节奏	时间
中	中	3

指压手法

大拇指置于颊车穴位上，如果单是朝前方推压的话，手指没办法集中力量，所以最好将四指放在脸颊上以便施力。

方法三

刺激手腕的列缺穴位使肿痛完全消除

力度	节奏	时间
中	中	3

指压手法

对于下齿的肿痛，以刺激手腕靠近大拇指侧的列缺穴位最具效果。如图用大拇指按压，即可将刺激传递至下齿，这无疑是一道神奇的妙方！

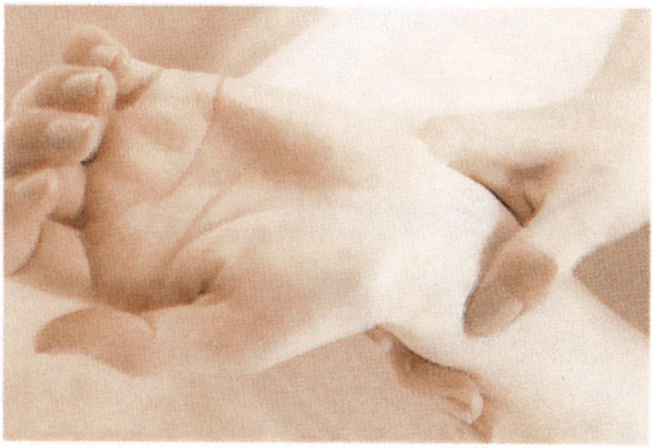

寻根究源记穴位

下关穴、颊车穴

小议下关穴、颊车穴

下关穴：指此处穴位调节的气血物质属阴、属下的浊重水湿；关，关卡的意思。本穴的物质是来自颊车的天部水湿之气，上行至此处穴位后，水湿之气中浊重的部分冷降归地，此处穴位犹如对上输头部的气血具有严格把关的作用，所以名叫“下关穴”。

颊车穴：指该穴位所在的部位是面颊；车，指运载的工具。此处穴位的物质是从大迎穴传来的五谷精微气血，到达此处穴位后，由于受内部心火的外散之热，气血物质就循着胃经输送到头部，就像用车载一样，所以叫“颊车”。

标准取穴的技巧

功效　疏经祛风、利节止痛、通络消肿。

配伍治病

下颌关节痛：配颊车、地仓。

牙齿疼痛：配颊车、合谷、大迎、颧髎。

功效　祛风通络、消肿止痛。

配伍治病

口眼歪斜、齿痛、颊肿：配地仓、合谷。

颞颌关节炎：配下关、合谷。

下关

在面部耳前方，当颧弓与下颌切迹所形成的凹陷中，合口有孔，张口即闭。

颊车

人体的头部侧面下颌骨边角上，向鼻子斜方向约1厘米处的凹陷中即是。

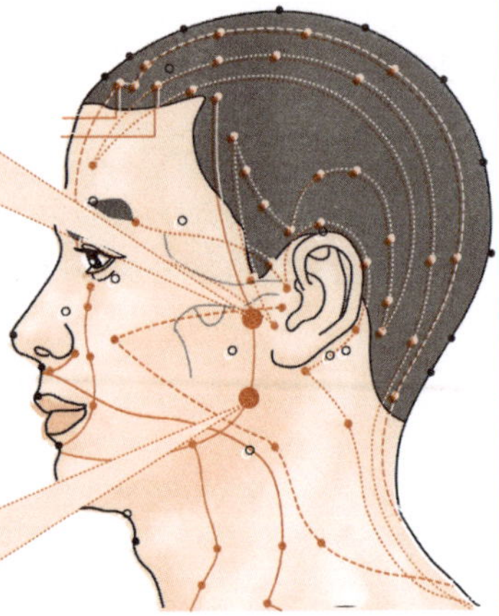

小穴位，大功效

下关穴

- 可有效治疗耳聋、耳鸣、聤耳等疾病；对于齿痛、口歪、面痛、牙关紧闭、面神经麻痹也有良好的疗效。
- 下颌脱臼、颞下颌关节炎、颞下颌关节功能紊乱综合征等，也可利用下关穴进行治疗；还能缓解眩晕、颈肿等症。

颊车穴

- 可治疗口眼歪斜；对于治牙关不开、颜面神经麻痹、声嘶沙哑、颔颊炎、颈部痉挛等毛病都有良好的效果。
- 对腮腺炎、下牙痛等病症，也具有良好的保健和治疗功效。

寻根究源记穴位

列缺穴

小议列缺穴

列，是指“分解”；缺，就是“器破”的意思；列缺，指的是“天闪”，中国古代称闪电，就是天上的裂缝（天门）。肺脏位于胸中，居五脏六腑之上，象征“天”。手太阴肺经从这处穴位分支，而别通手阳明大肠经脉，脉气由此别裂而去，像是天庭的裂缝，所以叫做“列缺”。

标准取穴的技巧

功效 祛风通络、利气止痛、宣肺止咳。

配伍治病

颜面神经炎：配合谷、地仓、颊车。

偏头痛、头痛：配太阳、头维。

牙龈肿胀、疼痛：配下关、颊车。

列缺

在前臂桡骨侧缘，桡骨胫突上方，腕横纹上1.5寸处即是。

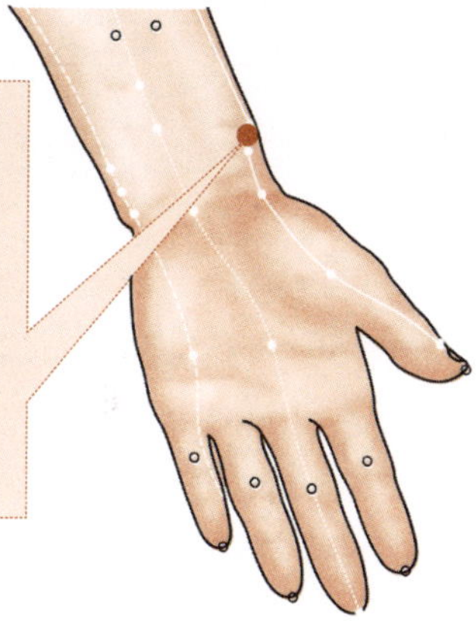

小穴位，大功效

列缺穴

- 此穴主治头部、颈项各种疾病。
- 也可以调理食道痉挛。
- 还可有效调理三叉神经痛、颜面神经麻痹、咳嗽、哮喘、鼻炎、齿痛、贫血、健忘、惊悸、半身不遂等。

013 喉咙肿痛

指压水突、胸锁乳突肌 消除喉部不适

对症穴位：水突、胸锁乳突肌

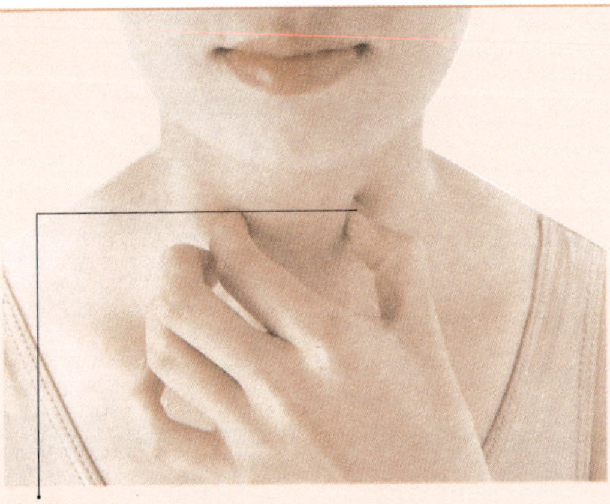

水突位于喉结的斜下方，胸锁乳突肌中央部位往前颈移3厘米左右的地方，约在喉骨的边缘。

方法一 挟住喉结的水突穴作指压

力度	节奏	时间
中	中	3

指压手法 大拇指及食指挟住喉骨作指压，像是要揉入骨头深处似的，如此即可消除喉咙附近肌肉的僵硬感而使喉咙感到舒畅，但要注意控制力道的强弱，以避免不适发生。

方法二 使胸锁乳突肌变得柔软

力度	节奏	时间
中	中	5

指压手法 当喉咙肿痛的时候，大部分是由于往锁骨延伸的胸锁乳突肌产生僵硬之故，但只要用大拇指仔细推拿，自然会舒适不少。

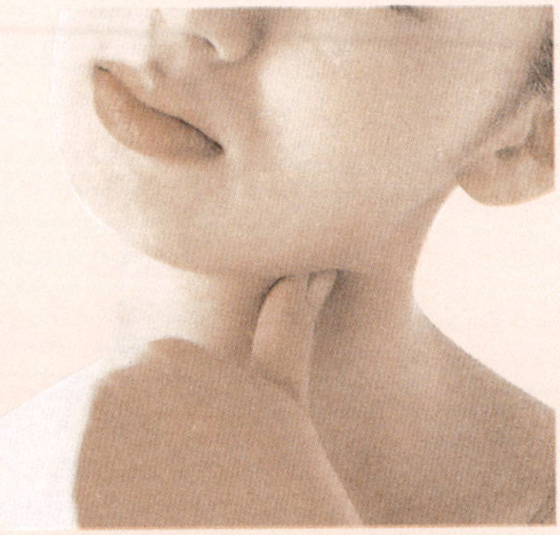

压捏喉结两旁的穴位，以消除喉咙的不适

喉咙肿痛怎么办：感冒刚开始时，通常有喉咙肿痛的症状。此时如能尽早刺激穴位的话，喉咙红肿会减轻不少，而感冒也不会太过严重。喉咙疼痛而导致发炎时，喉咙两侧的肌肉就会紧紧地附着在喉咙骨上，所以，在你用手指推揉喉咙骨，让肌肉得到舒展的同时，疼痛感及肿胀也就治愈了。

水突穴

小议水突穴

水突穴名出《针灸甲乙经》。水，指穴内的物质为地部水液。突，突破的意思。本穴物质为人迎穴传来的地部经水，位处颈部，受心火上炎之热经水大量汽化，如同釜中之水受热时的翻滚上突之状，所以叫做“水突穴”。此穴又叫水门穴、水天穴、天门穴。

标准取穴的技巧

功效 降逆利咽。

配伍治病

咳嗽、气喘：配天突。

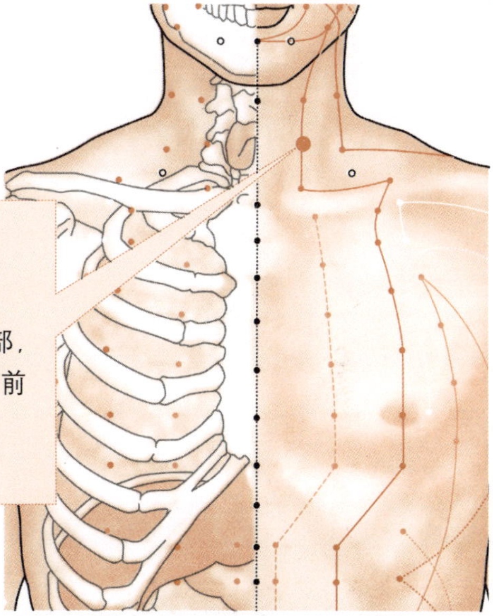

水突

位于人体的颈部，胸锁乳突肌的前缘即是。

水突穴的功能

水突穴

- 此穴可治疗呼吸系统疾病，如支气管炎、哮喘、百日咳、喉头炎、声带疾病、咽炎、扁桃体炎。
- 此穴对治疗甲状腺肿也有很好的疗效。

014 脸部浮肿

指压天窗、胸锁乳突肌 拒绝“圆”大头

对症穴位：天窗、胸锁乳突肌

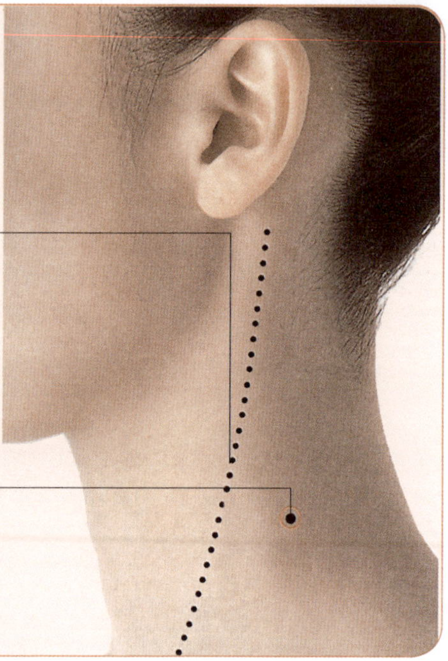

胸锁乳突肌

胸锁乳突肌位于耳后正下方，正对着锁骨生长的粗大肌肉即是。头左右转动时，即可明显地摸出。

天窗

天窗位于耳垂斜下方，约与喉节同高处，在胸锁乳突肌的后方。指压时请朝颈部中央的方向进行指压。

依序指压颈肌便能拥有娇小的脸蛋

▶脸部浮肿怎么办：如果你想改善早晨起床时的脸部浮肿，此乃最佳的解决方法。仔细用大拇指指压颈侧的穴位后，将其余四指放在下巴骨头凸出处来按摩颈部肌肉。

一般而言，脸部积留的疲惫感通常都是源于颈部的疲劳，只要让颈部的血液能畅通，就能改善脸部浮肿。

▶见证奇迹疗效：指压胸锁乳突肌的方向是由上往下，这样颈肌才能充分获得舒解，脸部才能重获光彩，变得更纤细、玲珑。

事实上，此法也能治疗宿醉的不适感。只要学会此法，再也不必因镜中臃肿的脸庞而烦恼不已了。

手把手教你做指压

方法一

按摩胸锁乳突肌可使颈部轻松不少

力度	节奏	时间
中	中	3

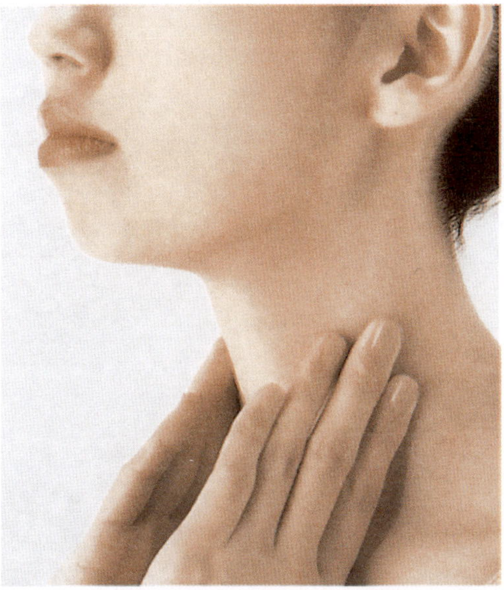

指压手法

一开始以四指揉摸胸锁乳突肌的前端，沿着此肌肉往下指压，如果再施点力道，更可加强效果。

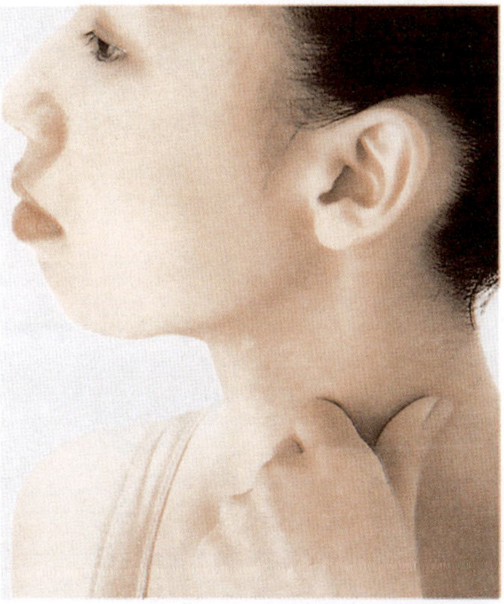

指压手法

天窗穴具有促进颈部血液循环之功效，如果只是靠一般的指压方法无法达到理想的疗效。建议你颈部略微侧偏，以头部的重量加在大拇指之上，效果一定能让你大吃一惊。

方法二

颈部略微侧偏来指压天窗穴位效果不错

力度	节奏	时间
弱	中	3

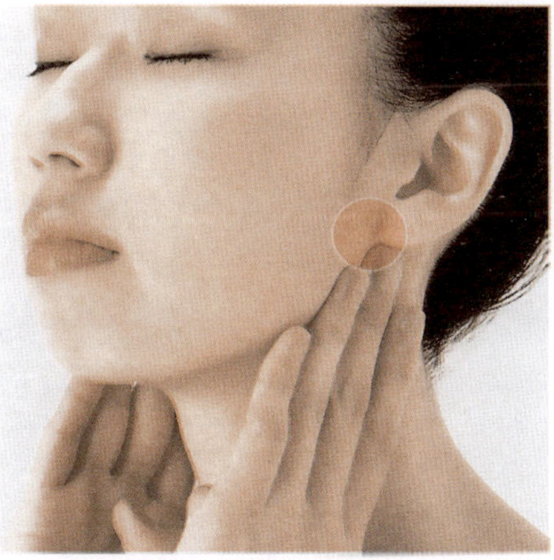

015 肌肤干燥

指压大椎、地仓 让肌肤光彩照人

对症穴位：大椎、地仓

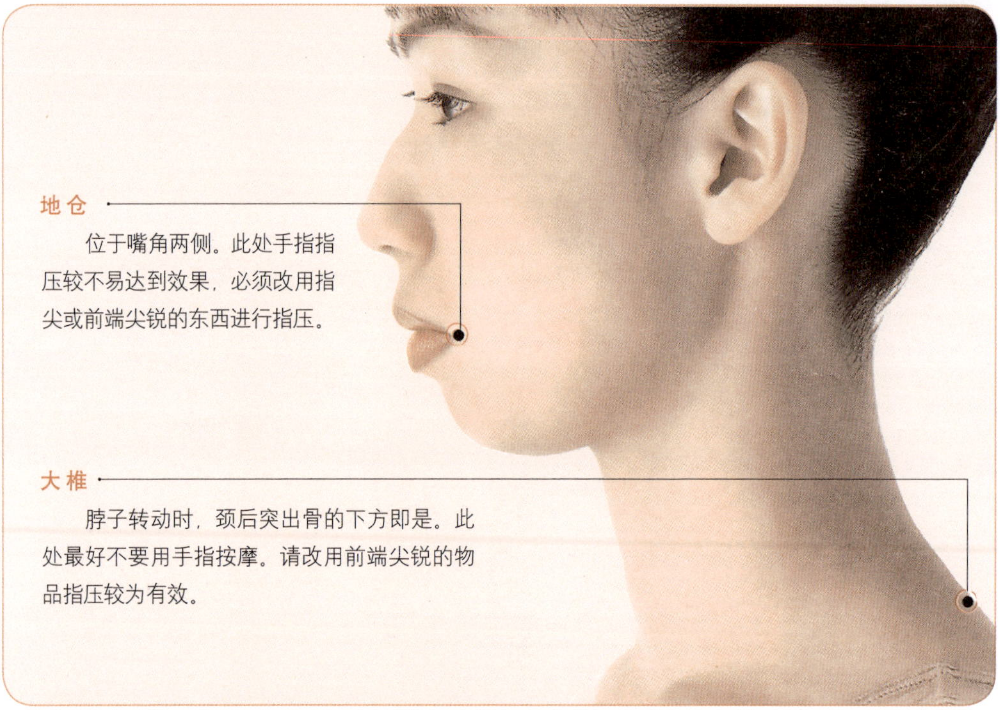

指压颈肌可调节激素，使肌肤光彩动人

▶肌肤干燥怎么办：从此你可以不必再为与生俱来的干燥肤质而烦恼。只要指压颈肌处的大椎穴，即可使停滞在颈肌的激素获得调节，每天只要在镜前做此动作，就再也不必为肌肤干燥及粉刺而烦恼不已。只需一星期，你便能发现上妆的效果已逐渐显现，肌肤变得光滑细致。

▶见证奇迹疗效：按压，唇角的地仓穴，能改善口舌及嘴唇四周的干燥感。在此特别介绍此穴位，是因为此穴位可使你的笑容更具魅力。只要你有节奏地指压唇边的地仓穴，就能使嘴唇更紧实，口红也比较容易附着。

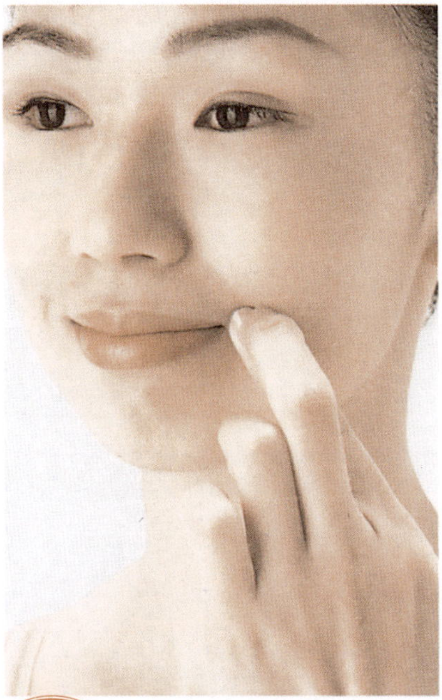

方法一

中指交叠在食指之上更具效果

力度	节奏	时间
中	中	3

指压手法

由于不容易锁定嘴角附近地仓穴的按摩点，你可以如图片般地将手指立起指压，或者改用牙签来指压。

方法二

将牙签绑成一捆刺激颈后颈

力度	节奏	时间
弱	短	3

指压手法

将 20 ~ 30 支牙签绑成一捆，来刺激后颈的大椎穴，此刻你会有一种被小鸟啄食的疼痛感。如果再将脖子微微向前倾，指压起来则会更舒服。

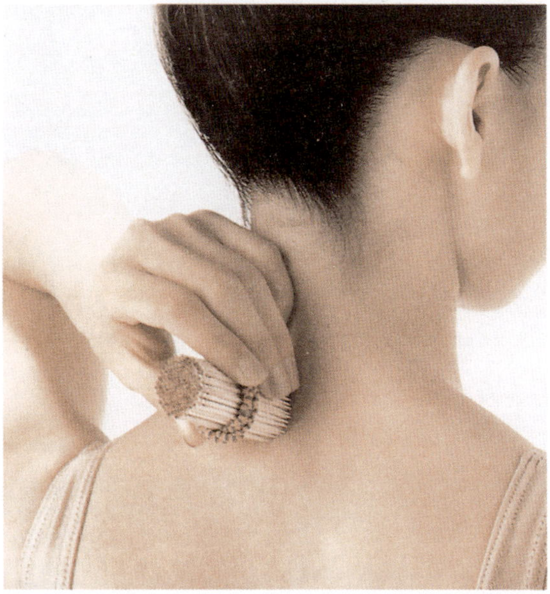

爱心小提示

以牙签代替集合针

体力较差的孩童及老人并不适合刺激太强的针灸治疗，因此中医师们会使用集合针，这是将如牙签般的东西集合起来的一种指压用具。你在家中进行指压时，也可以将牙签绑在一起，作为替代品。

因为脖子是极敏感纤细的地方，如果是不习惯于针灸的人，以轻微的力道来进行刺激便已足够。

寻根究源记穴位

大椎穴

小议大椎穴

大，多的意思；椎，锤击之器，这里指穴内的气血物质实而非虚。“大椎”的意思是指手足三阳的阳热之气由此处汇入本穴，并与督脉的阳气上行头颈。本穴物质一为督脉陶道穴传来的充足阳气，二为手足三阳经外散于背部阳面的阳气，穴内的阳气充足满盛，如椎一样坚实，故名“大椎”，也称“百劳穴”“上杼穴”。“百劳”是指穴内气血为人体各条阳经上行气血汇聚而成。“上杼”是指穴内气血为坚实饱满之状。

标准取穴的技巧

功效 益气壮阳、清热开窍。

配伍治病

虚损、盗汗、劳热：配肺俞。

预防流脑：配曲池。

大椎

位于人体的颈部下端，第七颈椎棘突下凹陷处即是。

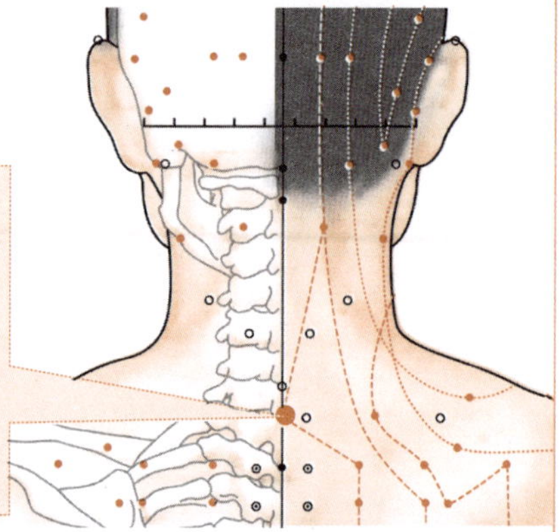

小穴位，大功效

大椎穴

- 按摩这个穴位，有解表通阳、清脑宁神的作用，能够快速退烧。
- 按摩这个穴位，还能够治疗感冒、肩背痛、头痛、咳嗽、气喘、中暑、支气管炎、湿疹、血液病等疾病。
- 坚持长期按摩和针灸这个穴位，还能够有效治疗体内寄生虫、扁桃体炎、尿毒症等。

寻根究源记穴位　地仓穴

小议地仓穴

地，脾胃之土的意思；仓，五谷存储聚散之所；地仓穴的意思就是指胃经地部的经水在此处聚散。此处穴位的物质是胃经上部各穴位的地部经水聚集而成，再由此处穴位分流输配，具有仓储的聚散作用。因为地仓是一身之粮仓，国家之粮库，由君皇管辖，头为君皇之位，所以，这处穴位在头部而不在腹部。地仓穴也被称为会维穴、胃维穴。胃，是胃的经脉气血；维，是维持、维系的意思。这个穴位的气血输配的正常与否，直接维系着人体的各种生理功能是否正常，所以称会维、胃维。

标准取穴的技巧

功效 祛风活血。

配伍治病

口歪、流涎：配颊车、合谷。

地仓

在人体的面部，口角外侧，向上直对瞳孔处即是。

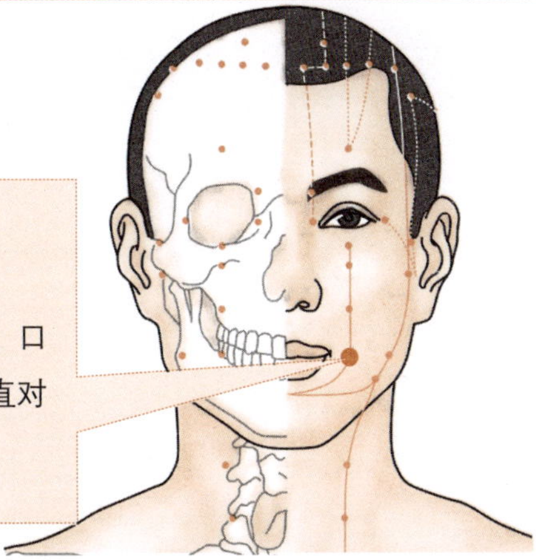

小穴位，大功效

地仓穴

- 此穴位对颜面神经麻痹、颜面神经痉挛、疼痛有一定的疗效。
- 经常按压这个穴位，能缓解口歪、流涎、三叉神经痛、眼睑跳动等症状。
- 长期按压这个穴位，对口渴、失音、目昏等病症具有很好的调理保健功效。

016 眼睛疲劳

指压瞳子髎、睛明 让眼睛深呼吸

对症穴位：瞳子髎、精明

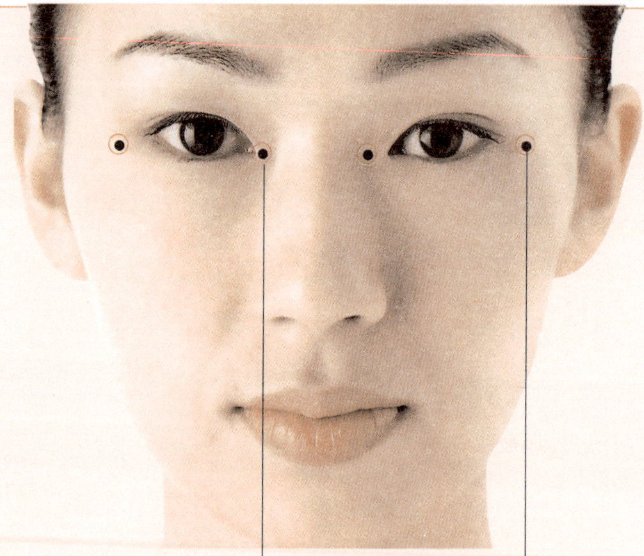

睛明

位于眼角的穴位。睛有瞳孔的意思，因为指压此处可使瞳孔明亮，故有这个名称。若沿着眼睛周围的眼骨来按摩，可达到刺激的效果。

瞳子髎

位于从眼尾外移约一个大拇指宽度的凹陷处。瞳子髎本身有眼角的意思。如能有技巧地按压此处，可有效地刺激眼睛深处。

眼睛明亮才能洞察万物

▶**眼睛疲劳怎么办**：在办公室里因工作需要必须长时间注视计算机屏幕，而回家后也把大多数的时间耗在电视机及计算机上，现代人可说几乎一整天都面对着荧光幕。这可不同于欣赏大自然的动植物，是相当容易使眼睛疲劳的，眼睛疲劳不仅仅只是造成视力减退，更是引发头痛及呕吐的原因。

▶**见证奇迹疗效**：在盯着屏幕 1 ~ 2 小时，眼睛感到有点疲倦时，就该让眼睛稍做休息。眼尾外侧有一处能消除眼睛疲劳的穴位，在此处以画圆的方式来按摩即可。此外，眼角也有治疗眼睛酸痛的穴位，可用普通的力道指压此处。如此一来，能使眼睛的酸涩感一下子消失无踪，让眼睛再度恢复活力。

手把手教你做指压

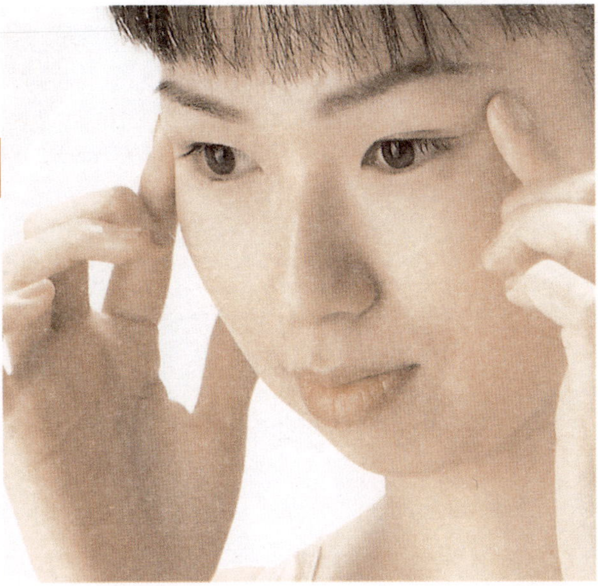

方法一

以食指按压瞳子髎

力度	节奏	时间
中	长	5

指压手法

用左右手的食指压住瞳子髎，可将中指压在食指之上，以固定力道。以画圆般的手法指压最有效。

方法二

按睛明穴位可消除眼睛疲劳

力度	节奏	时间
中	长	5

指压手法

眼角有能恢复眼睛疲劳的穴位睛明，须将食指及中指交叠来指压此处。注意不要压到眼球，并缓慢施力、轻轻指压。

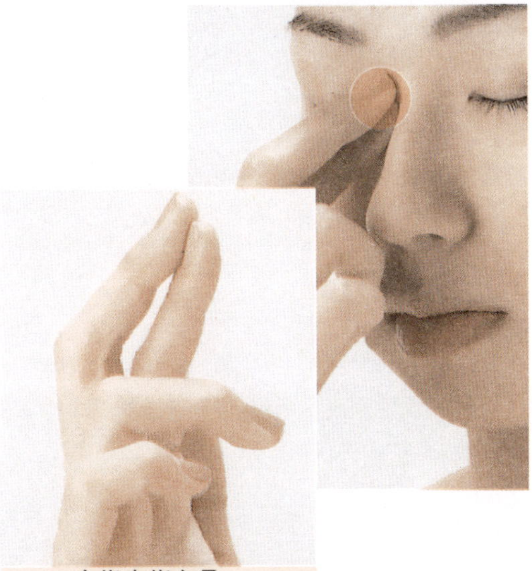

食指中指交叠

爱心小提示

护眼要注意 1

◎ 不要在昏暗或刺眼的光线下看书，明暗对比的柔和灯光对眼睛最好。
◎ 工作和学习的间隙要注意闭眼休息。
◎ 不要在颠簸的车厢内看书。

寻根究源记穴位

瞳子髎穴

小议瞳子髎穴

瞳子，指人体眼珠中的黑色部分，为肾水所主之处，这里指穴内物质为肾水特征的寒湿水气；髎，孔隙的意思。“瞳子髎”指穴外天部的寒湿水气在此穴位汇集后冷降归地。本穴为胆经头面部的第一穴，胆及其所属经脉主半表半里，在上焦主降，在下焦主升，本穴的气血物质是汇集头面部的寒湿水气后，从天部冷降至地部，冷降的水滴细小如同从孔隙中散落一样，所以名“瞳子髎”，也称太阳穴、前关穴、后曲穴。

标准取穴的技巧

功效 降浊祛湿。

配伍治病

目生内障：配合谷、临泣和睛明。

妇人乳肿：配少泽。

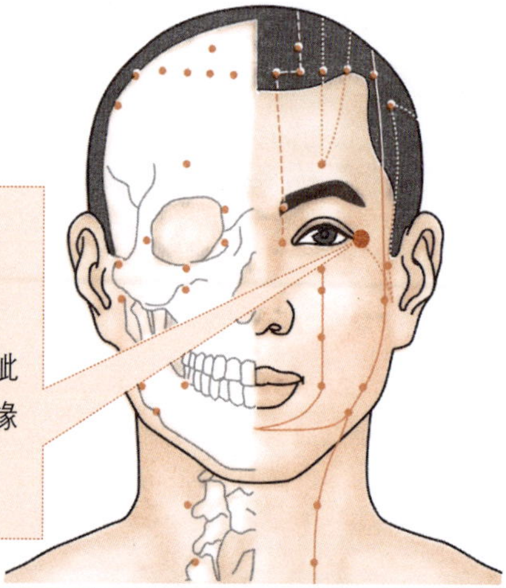

瞳子髎

位于面部，目外眦旁，眼眶外侧边缘处即是。

小穴位，大功效

瞳子髎穴

- 经常按摩这个穴位，几乎能治疗所有的眼部疾病，如目赤肿痛、角膜炎、屈光不正、青光眼等。
- 长期按压这个穴位，对头痛、三叉神经痛、颜面神经痉挛，以及麻痹等病症，都具有很好的调理和保健作用。

寻根究源记穴位　睛明穴

小议睛明穴

睛，指穴位所在的部位及穴内气血的主要作用对象为眼睛；明，光明的意思。“睛明”的意思是指眼睛接受膀胱经的气血而变得光明。此穴是太阳膀胱经上的第一穴位，气血来自体内膀胱经的上行气血，是体内膀胱经吸热上行的气态物所化之液，即血。此穴将膀胱经之血提供给眼睛，眼睛受血而能视，变得明亮清澈，所以名“睛明”。“睛明穴”也被称为“目内眦”“泪孔穴”“泪空穴”“泪腔穴”“目眦外”。

标准取穴的技巧

功效 降浊祛湿。

配伍治病

夜盲症：配行间。

目视不明：配球后、光明。

高度近视：配臂臑、足三里。

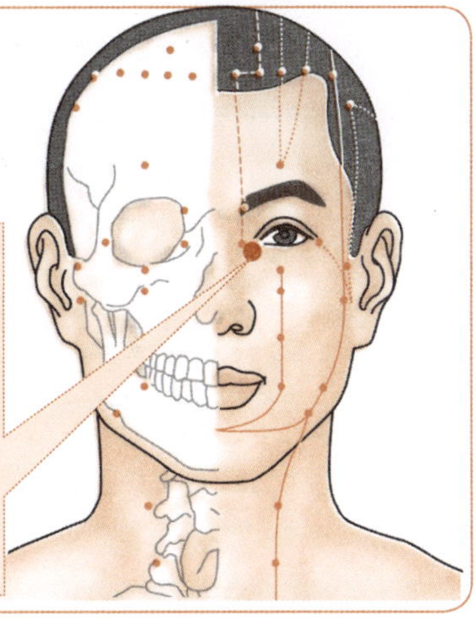

睛明

在面部，目内眦角上方0.1寸处即是。

小穴位，大功效

睛明穴

- 此穴是主治所有眼病的关键穴位，对眼睛具有去眼翳、镇痛、消肿、止泪、止痒的作用，能令眼睛明亮。
- 按摩此处穴位，能使急慢性眼结膜炎、眼睛充血红肿的症状有所缓解。
- 长期按摩这处穴位，对假性近视、轻度近视、散光、老花眼、夜盲症、早期轻度白内障、迎风流泪等眼疾，具有非常明显的调理和改善作用。

017 眼睛痒

指压头临泣、承泣 拒绝花粉过敏

对症穴位：头临泣、承泣

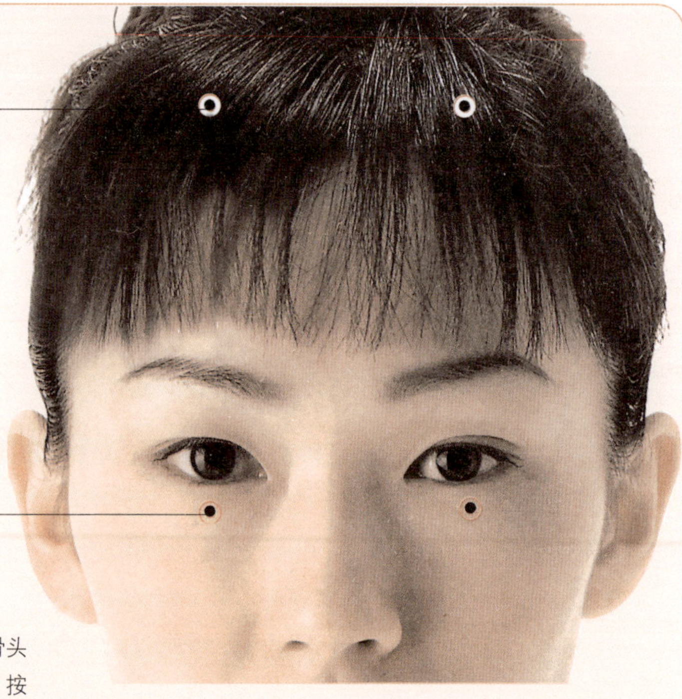

头临泣

临泣在瞳孔正上方，距发际1厘米左右的地方。指压此处时能将刺激传递到眼睛深处。

承泣

承泣位于瞳孔正下方的骨头边缘。如能找到正确的穴位，按下去会有麻麻的感觉。

心灵的窗户怎能糅进沙子

▶**眼睛痒怎么办**：春天是花粉漫天飞舞的季节，只要一外出，眼睛便会瘙痒难耐。但如果揉搓的话，反而会将花粉揉入眼中，最后免不了染上花粉症，那种痛苦是无以言喻的。

▶**见证奇迹疗效**：先用手帕将眼睛周围的花粉拂去，再用手帕压住眼睛下方的穴位作指压。从外面回到家后，就要马上洗手及冲洗眼睛，尽可能在换下衣服后，先将全身花粉拂去，再开始做穴位指压。在指压完瞳孔下方的承泣穴后，再慢慢地移至发际的头临泣穴。如果眼睛瘙痒已经影响到头脑无法做清晰的思考时，要长时间加强指压发际的穴位。

手把手教你做指压

方法一

瞳孔下方的承泣穴，用中指指压可缓和瘙痒感

力度	节奏	时间
中	长	3

指压手法

因为此穴位靠近眼球，为求安全起见，请以最稳定的力道进行，指压时尽量将力量的着力点放在下方，循序渐进地加强力道。

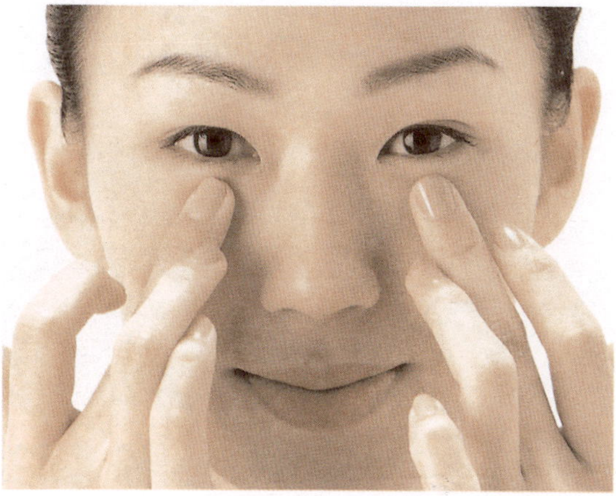

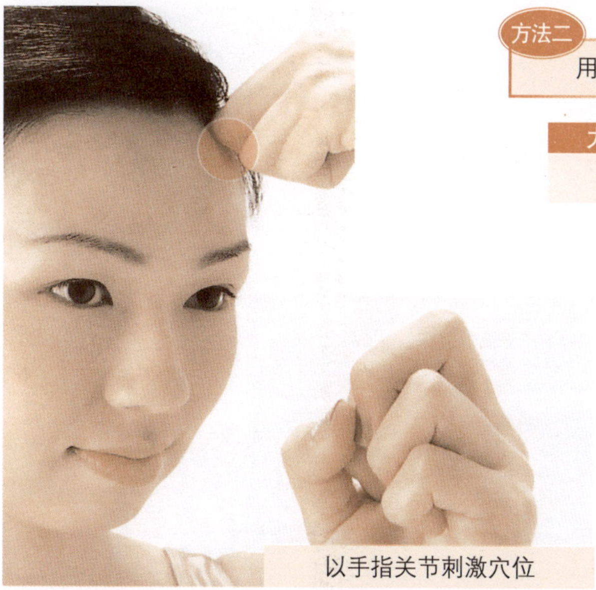

以手指关节刺激穴位

方法二

用拳头按压位于发际的头临泣穴

力度	节奏	时间
强	中	3

指压手法

由于头临泣穴是头骨部分的穴位，用比指头更坚硬的东西来刺激是最有效的，如果是自己进行指压，则以手指关节按摩最为有效，如锥般地按摩，可使眼睛明亮清晰，并能止住瘙痒之感。

爱心小提示

护眼要注意 2

◎ 不要用脏手揉眼睛，小心手上的细菌侵入眼睛。
◎ 每天特意地眨眼 300 下，有助于改善眼睛干涩，并给眼睛小小的按摩。
◎ 连续用眼 30 ～ 40 分钟，要休息眼睛 10 ～ 15 分钟。

寻根究源记穴位　头临泣穴

小议头临泣穴

头，是指本穴所在的位置在头部，和足临泣穴之名相区别。临，居高临下之意，此处指穴内气血的运行变化为由上而下。泣，泪水的意思。该穴位名意指胆经经气在此冷降为寒湿水气并由天部降落地部。本穴物质为阳白穴上传的阳热风气，至本穴后散热吸湿而化为寒湿的降水云气，雨滴由天部降于地部，如泪滴从上落下，所以叫做头临泣穴。

标准取穴的技巧

功效 降浊升清，聪耳明目，安神定志。

配伍治病

白翳：配肝俞。

中风昏迷：配大椎、腰奇、水沟、十宣。

疟疾：配大椎、间使、胆俞、肝俞。

头临泣

在头部，当瞳孔直上入前发际0.5寸，神庭与头维连线的中点处。

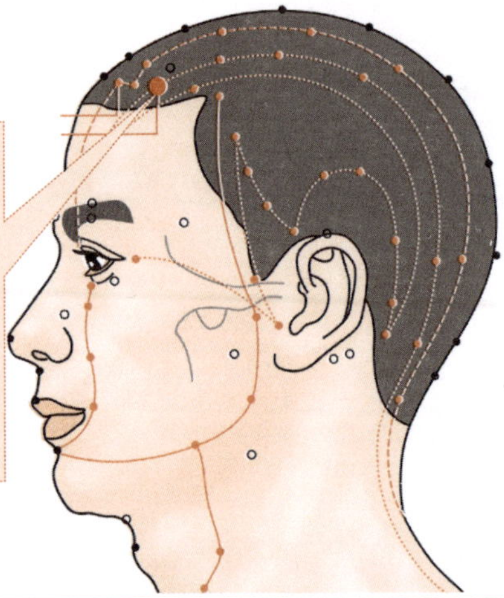

小穴位，大功效

头临泣穴

- 按摩此穴，可治疗多种疾病，如头痛、目眩、目赤痛、流泪、目翳、鼻塞、鼻渊、耳聋、小儿惊痫、热病等。
- 现代也常用来治疗近视、眶上神经痛。

承泣穴

小议承泣穴

“承”的意思是受；“泣”指泪、水液。“承泣”的意思是胃经体内经脉的气血物质都是从这里出来的。胃经属阳明经，阳明经多气多血，多气就是指多气态物，多血，血是受热后变成的红色液体，即多液又多热。胃经体表经脉的气血运行是由头走足，为下行。胃经体表经脉和胃经体内经脉构成无端循环。胃经体内经脉气血物质的运行方式是散热上行。此处穴位的物质就是由胃经体内经脉气血上行所化。体内经脉中，气血物质以气的形式上行，并由体内经脉出体表经脉后，经气冷却液化成经水。经水位于胃经的最上部，处于不稳定状态，就像泪液要滴下来一样，所以称“承泣穴”。

标准取穴的技巧

功效 清热散风、明目止痛、疏经止泪。

配伍治病

目赤肿痛：配太阳。

口眼歪斜：配阳白。

承泣

在面部眼睛下方，眼睛正前看时，瞳孔的下面，眼球与眼眶下缘之间即是。

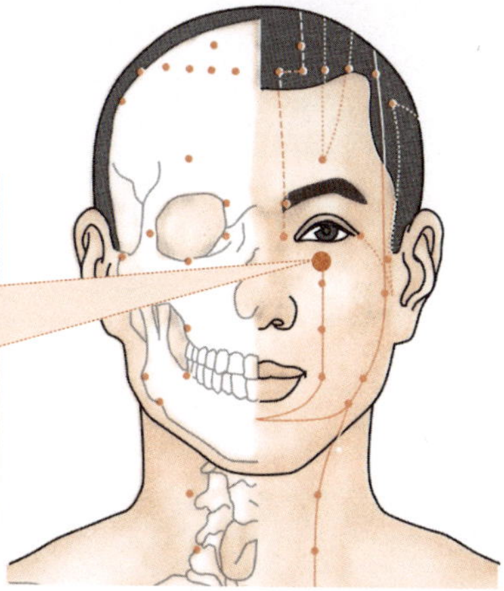

小穴位，大功效

承泣穴

主要治疗各种眼部疾病，如近视、远视、夜盲、眼颤动、眼睑痉挛、角膜炎、视神经萎缩、眼睛疲劳、迎风流泪、老花眼、白内障、急慢性结膜炎、散光、青光眼、色盲、睑缘炎、视神经炎、视网膜色素变性、眶下神经痛等。

对神经系统疾病也有一定疗效，如面肌痉挛、面神经麻痹等。

018 眼睛充血

指压攒竹、眼球 还你清澈双眸

对症穴位：攒竹、眼球

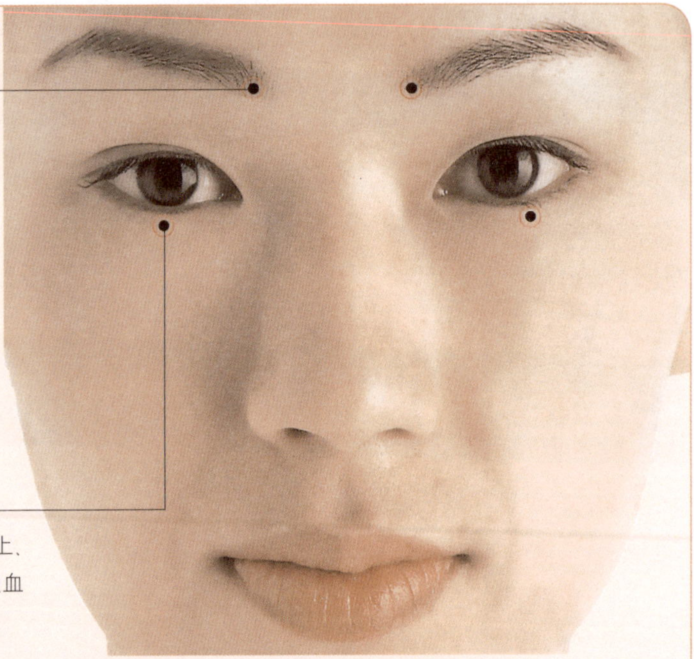

攒竹

攒竹位于左右眉毛的眉头。当手指放在眉头上方上下揉动时，会浮现一条细筋，按压此处能刺激眼部四周，能消除眼部疲劳。

眼球

进行眼球按摩时，眼球要上、下、左、右转动，如此可加强血液循环，改善眼睛充血的情形。

以稍强的力量刺激眉头的攒竹穴位，能改善眼睛充血

▶**眼睛充血怎么办：**也许一开始你只是觉得视力不清、眼睛酸涩、眼皮沉重，但最后往往会造成眼球疼痛、眼睛充血等严重症状，而会有这些症状都是因为用眼过度或睡眠不足而引起的眼睛充血，而此时按摩眼球会带给你意想不到的神奇功效。

▶**见证奇迹疗效：**如果进行穴位按摩应按压攒竹穴。虽然指压脸部穴位的原则是要用轻微的力道，但是指压此穴位时，可以用稍强的力道来进行。

指压攒竹穴位后，为求早点治疗好眼睛充血的情况，可闭上眼睛，然后将手指放在眼球上轻轻按摩，如有冰凉的毛巾，可把它放在眼球上来改善眼睛充血的情形，使眼睛恢复明亮光彩。

手把手教你做指压

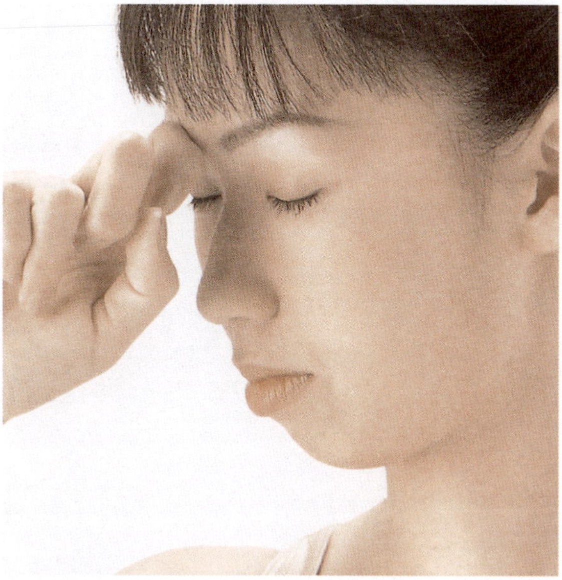

方法一

沿着眼骨边缘以食指关节来指压

力度	节奏	时间
强	中	3

指压手法

攒竹穴位要用食指关节来刺激。按摩细筋时，将手指上下揉动来进行。右侧指压完后，也别忘了左侧也要以同样的动作再进行一次。

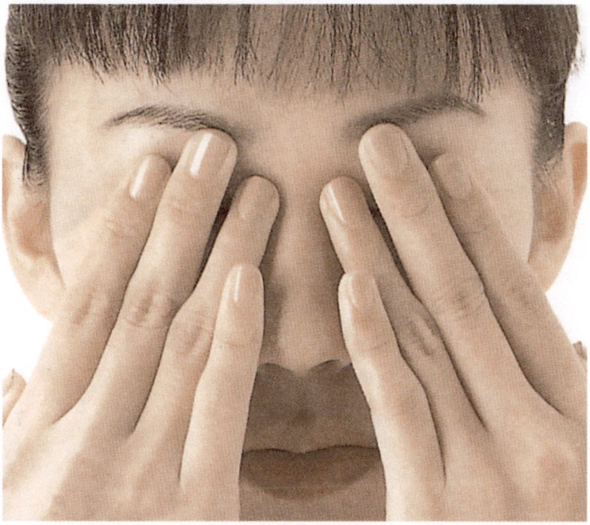

方法二

手指贴住眼球球面轻柔地施力

力度	节奏	时间
强	长	3

指压手法

手掌作成碗状的样子，三指贴在眼球上，配合着呼吸轻轻地施力于眼球，每次动作约维持 10 秒钟。

爱心小提示

按压穴位的手请保持干净

眼睛是非常敏感的部位。刺激眼睛附近的穴位时，刚开始要以较轻的力量，再慢慢地加强力道。

由于双手会接触到眼球，因此手部要保持清洁，而指甲太长的人也要注意不要伤害到眼球。

寻根究源记穴位

攒竹穴

小议攒竹穴

攒，聚集的意思；竹，指山林之竹。“攒竹”的意思是指膀胱经湿冷水气由此吸热上升。因为此处穴位的物质是睛明穴上传而来的水湿之气，因其性寒吸热上行，与睛明穴内提供的水湿之气相比，由本穴上行的水湿之气量小，如同捆扎聚集的竹竿小头一样，所以名“攒竹”。攒竹穴有很多别名，如眉本、眉头、员在、始光、夜光、明光、光明穴、员柱、矢光、眉柱、始元、小竹、眉中。“眉本”的意思是指此处穴位气血的强弱关系到眉发的荣枯。“始光”的意思是说膀胱经气血在此处由寒湿之状变为阳热之状。

标准取穴的技巧

功效 疏经祛风、泻热明目、消肿止痛。

配伍治病

结膜炎：配合谷、太阳。

眼皮肌肉痉挛：配四白。

头痛：配上星、风池。

攒竹

在面部，眉毛内侧端，凹隐处即是。

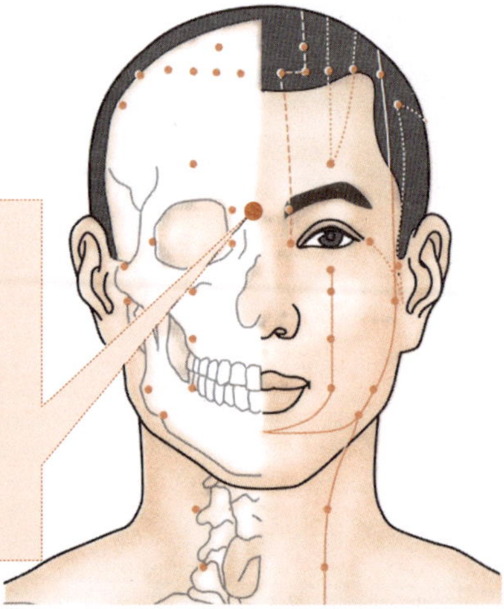

小穴位，大功效

攒竹穴

- 此穴对急慢性结膜炎、泪液过多、眼睑震颤、眼睛疼痛等症状都有明显的疗效。
- 按摩此穴，能够缓解视力不清、眼睛红肿等症状。
- 长期按摩此处穴位，对风热、痰湿引起的脑昏头痛、眉棱骨痛等具有明显的调理和改善作用。

小运动成就大健康

消除疲劳的运动

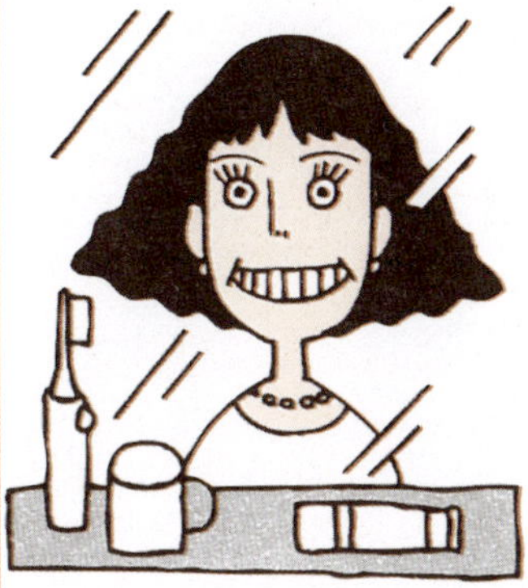

完全消除倦容

洗脸时的脸部体操

结束忙碌的一天，来到镜子前清洗一脸的倦容，最好是能使僵硬一天的肌肉得到充分舒展，进而得以消除工作压力。在此介绍一种有效的脸部体操。

利用洗脸时张开口大声说：“我是最棒的！”然后再一个字一个字地用力做出嘴形，并各停留 5 秒钟，再放松肌肉。如此重复几次，便可完全消除脸部疲劳。

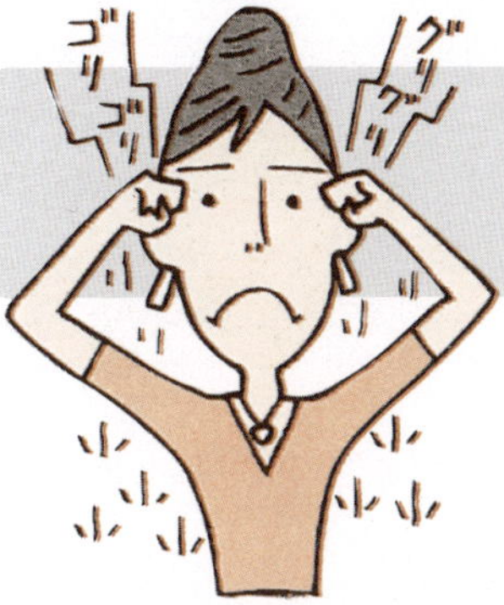

让眼睛放轻松

指关节指压

长时间注视文书处理或计算机画面容易使眼力无法集中，此时你可以用指关节按住眼尾与耳朵向上垂直延伸线的交点处小心指压，即可获得改善。

也许你会稍感疼痛，但只要忍耐一会儿继续指压，那些很伤眼力，必须眯眼才看得清楚的文字也能清楚地看到了。

头昏眼花想睡觉时

振奋精神的伸展操

不断地与袭击而来的睡魔交战是相当辛苦的事，当然放弃挣扎而能暂时小睡片刻是很美好的，但并不是事事都能尽如人意。

当头脑昏沉时，请深呼吸，张开手臂扩胸，便可感到前胸的筋骨已慢慢地得到舒展。待血液流到脑部时，就能使精神为之一振，工作效率自然也会提高。

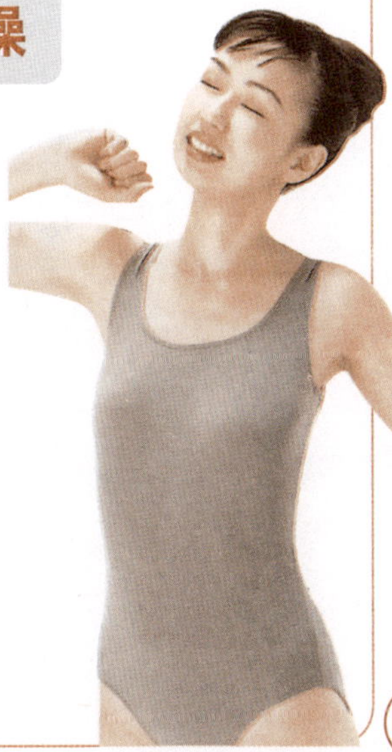

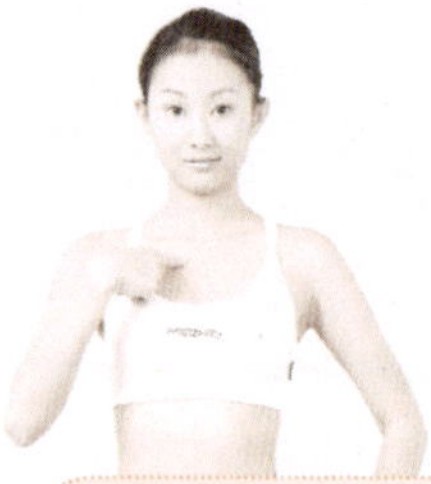

DISANZHANG

第三章

指压祛除颈、肩、腰、背病痛

颈肩酸痛是办公室人员常患的小毛病。这样的症状充斥于这个充满压力的社会中，对办公室人员而言，早已是习以为常的事情了，有些人甚至不觉得自己有此症状，当他转动颈部、运动肩膀时才警觉到此症状已悄然出现了。当你有此症状时，建议你试着作指压疗法，在你指压一段时间之后，再轻轻地活动颈肩，你会发现与先前的感觉大不相同，而有舒坦、轻松之快感。

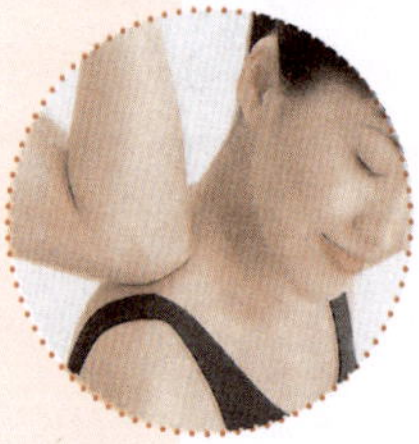

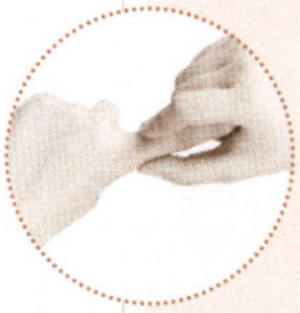

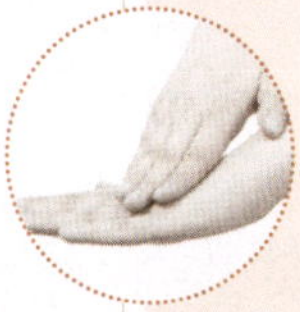

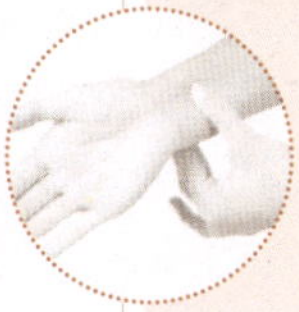

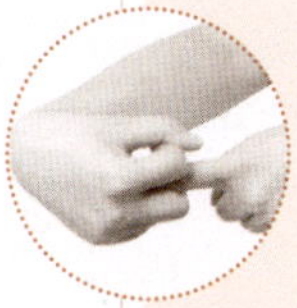

本章看点

- 身体不舒服

  指压肩胛骨之间、指尖，排出废物，身心舒坦

- 颈部酸痛

  指压天容、后颈肌，将酸痛一扫而尽

- 落枕

  指压天牖、肩中俞，让脖子转动自如

- 肩膀酸痛

  指压肩井、曲垣，舒缓肩部压力

- 五十肩

  指压云门、臑俞，让肩膀灵活运动

- 背脊僵硬

  指压肝俞、膈俞，搬掉压在背部的大山

- 腰痛

  指压肾俞、大肠俞，摆脱腰痛困扰

- 闪腰

  指压承山、解溪，治疗无法动弹的腰部

- 腰部无力

  指压大腿后侧、前侧，让你挺直腰杆

019 身体不舒服

指压肩胛骨之间、指尖 排出废物，身心舒坦

对症穴位：肩胛骨之间、手指的井穴

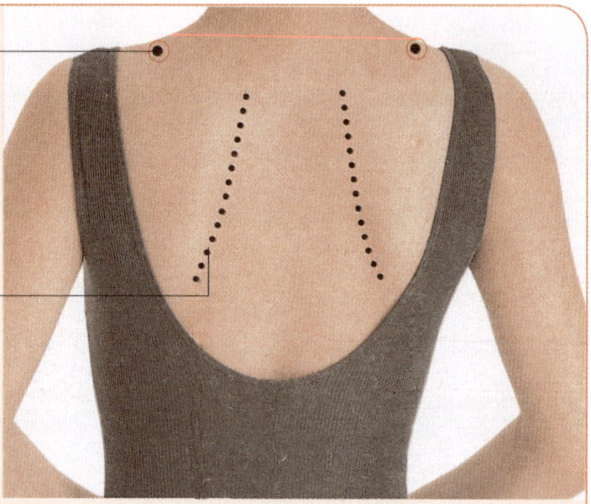

肩井

肩井位于颈部与肩膀的连接处，也就是在左右两侧的肩头上。此穴位不仅对肩膀酸痛有特殊的疗效，其疗效还能扩及到胃部，对胃部也具刺激效果。

肩胛骨之间

通常你身体感到不适时，此处就会异常地僵硬。指压重点是沿着左右肩胛骨的地方施力，使此处肌肉的紧绷感得到松弛。

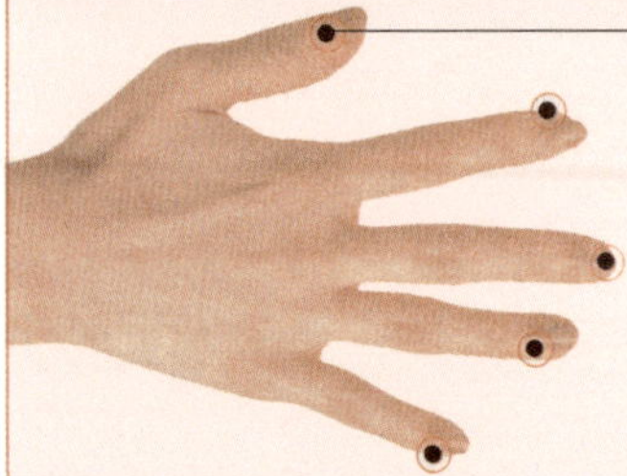

手指的井穴

手指的井穴即十个手指指尖的穴位，由于指尖是非常敏感的地方，按压此处时如果有疼痛感，则表示效果已经彰显出来了。

把疾病消灭在萌芽中

身体不舒服怎么办：呼吸不顺畅的不舒服，可利用此穴位来舒解，相当方便。

呼吸不顺畅的原因大部分是肩膀及肩胛骨间肌肉僵硬所引起的，必须先找到发硬的部位，仔细按摩才行。肩膀及肩胛骨得到舒展后，呼吸自然也会变得顺畅、轻松，当然背部也会舒服许多。

见证奇迹疗效：指压指尖，刺激指尖时，停留在肩膀及肩胛骨的废物，将会一一从体内排出。此指压法的另一个功效是能使沉闷的心情变得舒坦，如果你想消解日常生活的压力时，不妨试试此法。

手把手教你做指压

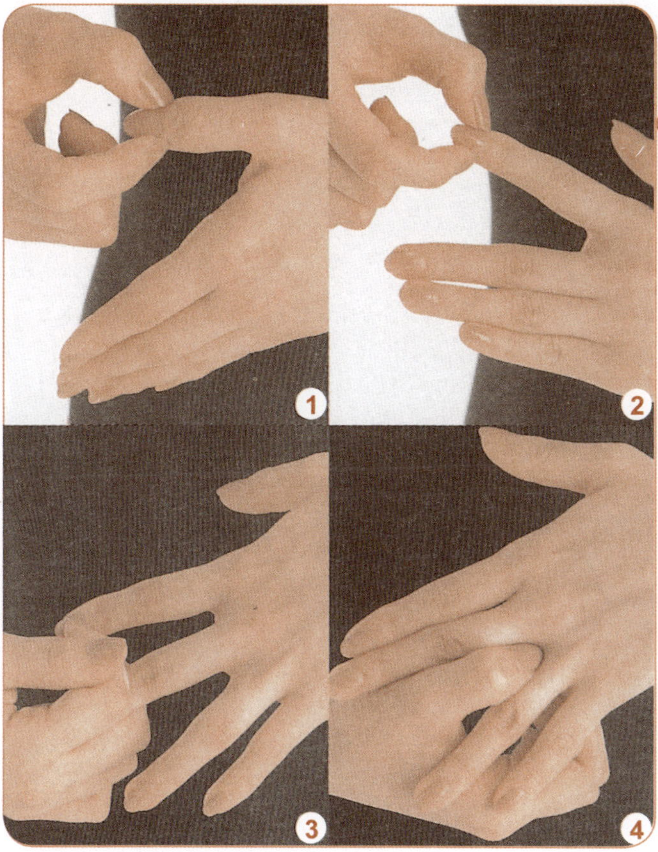

方法一

以捏、夹、抓三种手法来刺激手指

力度	节奏	时间
中	短	3

指压手法

从拇指开始以捏指尖的方法（参照步骤①②）刺激五个指尖，接着，再以夹指头的方式刺激指尖如步骤③，最后再捏抓各手指连接的部位（指间）④。

方法二

用手肘重重地压肩井可消除疲惫

力度	节奏	时间
强	中	5

指压手法

身体不舒服，且自己做指压又效果不明显时，可请他人代劳。一般肩井穴用手肘按摩效果最佳，将手肘置于肩井穴位之后上方，慢慢地施力，不要让力道分散，这样便能充分达到治疗效果。

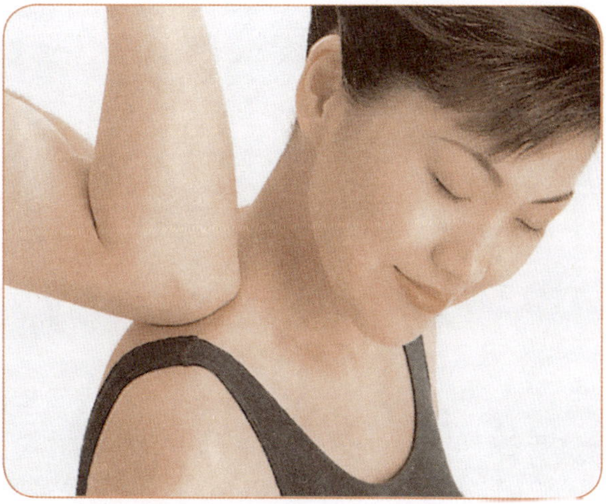

寻根究源记穴位

少商穴、商阳穴

小议少商穴、商阳穴

手指的井穴包括大拇指的少商穴，食指的商阳穴，中指的中冲穴，无名指的关冲穴，还有小指两侧的少泽穴和少冲穴。少商穴：少，阴中生阳的意思。中国古代的五音六律，分宫、商、角、徵、羽。在中医上，“商”属肺经之根，所以称为“少商”。

商阳穴：根据《易经》和阴阳五行的原理，肺和大肠都属“金”。而商阳穴位于手大肠经脉的开始之处，承受手肺经的经脉之气，并且由阴侧转入阳侧。在五行之中，金的音属商，所以被称为“商阳”。

标准取穴的技巧

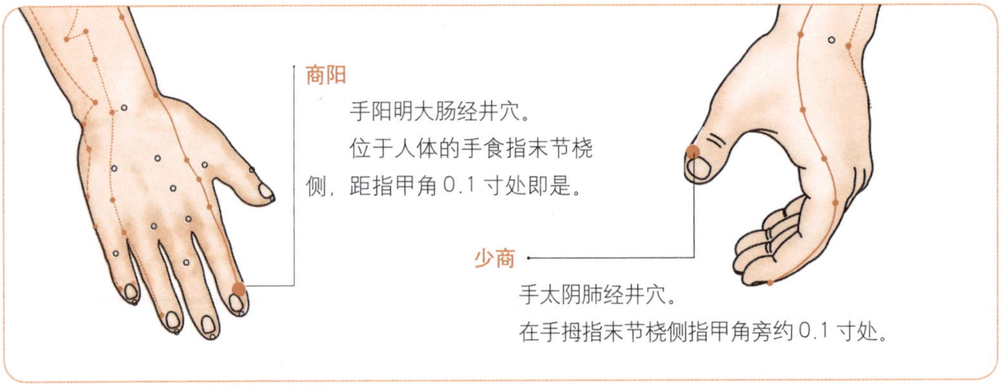

小穴位，大功效

少商穴

- 遇到流行性感冒、腮腺炎、扁桃体炎或者小儿惊风、喉部急性肿胀、呃逆等，都可以用“少商穴”来调治。
- 此穴对于治疗小儿食滞吐泻、唇焦、小儿慢性肠炎，都具有良好的功效。
- 在昏厥、癫狂、拇指痉挛时，按压少商穴可以使症状得到舒缓，并且能够收缩脑部的血管，活化瘀积的气血。

商阳穴

- 对于治疗胸中气闷、哮喘咳嗽、四肢肿胀、热病无汗，都有特殊的疗效。
- 可有效调理咽喉肿痛、牙痛、中风昏迷、手指麻木、耳鸣、耳聋等。
- 还能治疗齿痛、颌肿、青盲。
- 现代临床医学常用它来治疗咽炎、急性扁桃体炎、腮腺炎、口腔炎、急性胃肠炎、中风昏迷等。

寻根究源记穴位

中冲穴、关冲穴

小议中冲穴、关冲穴

中冲穴：中，与外相对，指穴内物质来自体内心包经；冲，冲射之状；“中冲”的意思是指体内心包经的高热之气从这个穴位冲出体表。本穴物质为体内心包经的高热之气，由体内外出体表时呈冲射之状，所以名“中冲”。

关冲穴：关，关卡的意思；冲，冲射之状。“关冲”的意思是指三焦经体内经脉的温热水气由此外冲体表经脉，阴性水液被关卡于内。本穴物质为来自三焦经体内经脉外冲而出的温热水气，而液态物由于压力不足不能外出体表，如被关卡一般，所以名“关冲”。

标准取穴的技巧

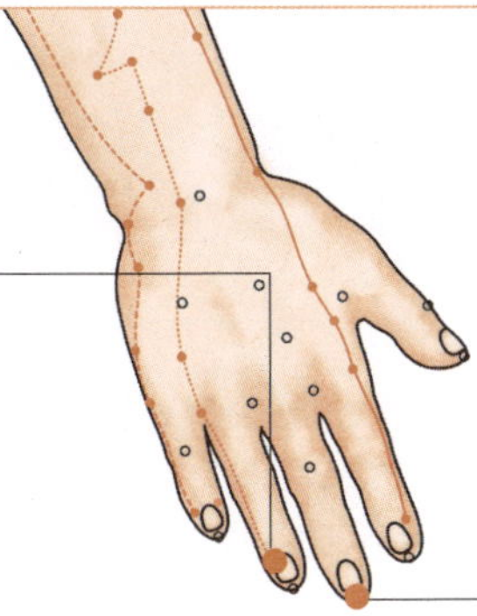

关冲

手少阳三焦经井穴。

在手无名指末节尺侧，距指甲根角0.1寸处。

中冲

手厥阴心包经井穴。

在手中指，中指尖端的正中即是。

小穴位，大功效

中冲穴

- 这个穴位对热病、烦闷、汗不出、掌中热、身如火痛、烦满舌强具有明显的疗效。
- 长期坚持按压这个穴位，能够有效治疗中风、舌强肿痛等病症，对身体及肝肾功能具有很好的调理作用。

关冲穴

- 对喉炎、口干、头痛、胸中气噎不嗜食、臂肘痛不能举、目生翳膜、视物不明等，具有明显的疗效。
- 长期按压这个穴位，对结膜炎、耳聋、颊肿、前臂神经痛、五指疼痛、热病等疾患，具有很好的调理和保健作用。

寻根究源记穴位

少冲穴、少泽穴

小议少冲穴、少泽穴

少冲穴：少，阴也；冲，突也；“少冲”的意思是指此穴中的气血物质从体内冲出。此穴为心经体表经脉与体内经脉的交接之处，体内经脉的高温水气以冲射之状外出体表，所以名“少冲”。

少泽穴：少，阴、浊的意思；泽，沼泽的意思。“少泽”的意思就是指此处穴内的气血物质为天部的湿热水气。此穴因为有地部孔隙连通小肠经体内经脉，穴内物质为小肠经体内经脉外输的经水，经水出体表后汽化为天部的水湿之气，就像热带沼泽的汽化之气一样，所以名“少泽”。

标准取穴的技巧

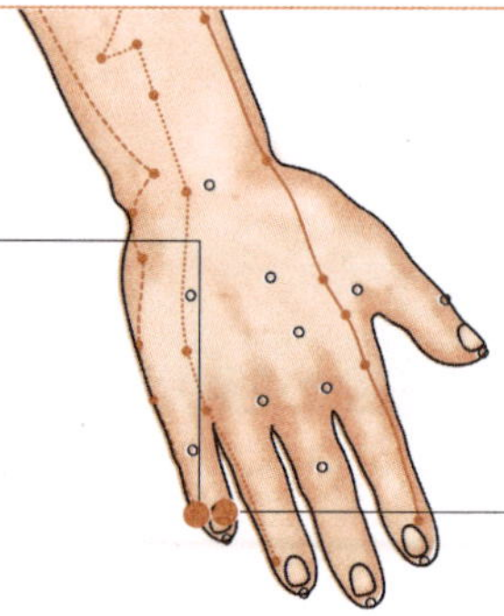

小穴位，大功效

少冲穴

- 掐按此穴位，可以紧急救治中风猝倒和心脏病发作的病人。
- 按压此穴位，对各种各样的心脏疾病、热病、昏迷、心悸、心痛等病症，具有良好的缓解作用。
- 长期按压此处穴位，对肋间神经痛、喉头炎、结膜炎、黄疸、上肢肌肉痉挛等病症，具有很好的调理与保健功效。

少泽穴

- 用指甲掐按此穴位，可以立即消除喉痛。
- 用指甲掐按此处穴位，对于初期中风、暴卒、昏沉、不省人事的患者，可以使气血流通，有起死回生的作用。
- 可有效调理头痛、目翳、咽喉肿痛、短气、肋间神经痛、前臂神经痛，颈项神经痛、耳聋、寒热不出汗等症状具有很好的保健和调理作用。
- 长期掐按此处穴位，能够治疗乳痛、乳汁少等乳疾。

颈部酸痛

020

指压天容、后颈肌 将酸痛一扫而尽

对症穴位：天容、后颈肌

天容

天容位于下颌角后方靠近胸锁乳突肌前缘，此穴位能有效治疗颈部两侧的酸痛及头痛。

后颈肌

后颈肌位于颈骨两侧，约在颈骨的左右 3～5 厘米的宽度，颈后侧的僧帽肌容易因疲劳而感到僵硬。

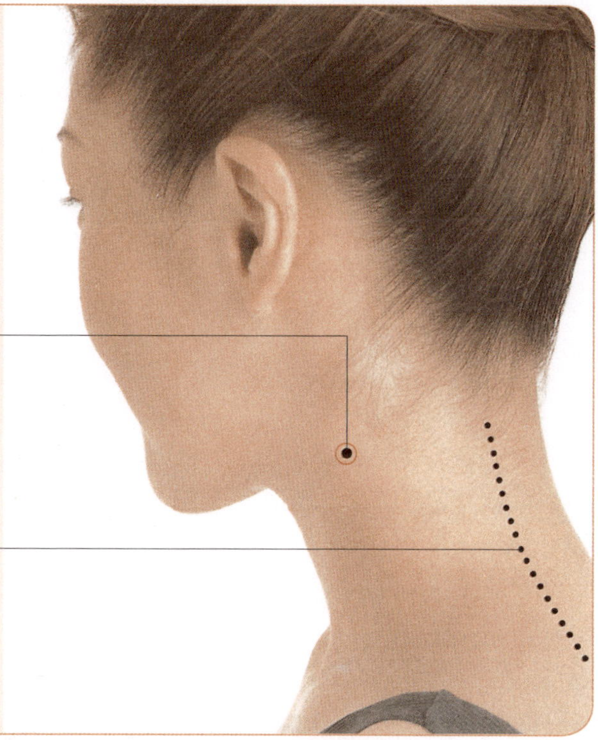

推揉颈后及其两侧的肌肉可使颈部酸痛一扫而尽

▶颈部酸痛怎么办：一般而言，脖子要支撑着约 4 千克重的头部，所以，如果是需长时间低头工作的内勤人员，就会常常觉得颈部的肌肉负担沉重，变得僵硬。

▶见证奇迹疗效：容易感到疲惫的肌肉当中，最易找到的部位有两处，一处是位在颈后连接颈部与肩胛骨的僧帽肌，这里最常有僵硬感，故应时时舒展颈部肌肉。另一处疲惫的肌肉是耳后到锁骨的胸锁乳突肌。颈部两侧若明显感到僵硬，按压此处即能得到有效的改善。

试着转动脖子看看，如果能轻松地转动颈部就是指压达到疗效的证明。不只是脖子，连眼睛及头部也会觉得舒爽、轻巧不少。

手把手教你做指压

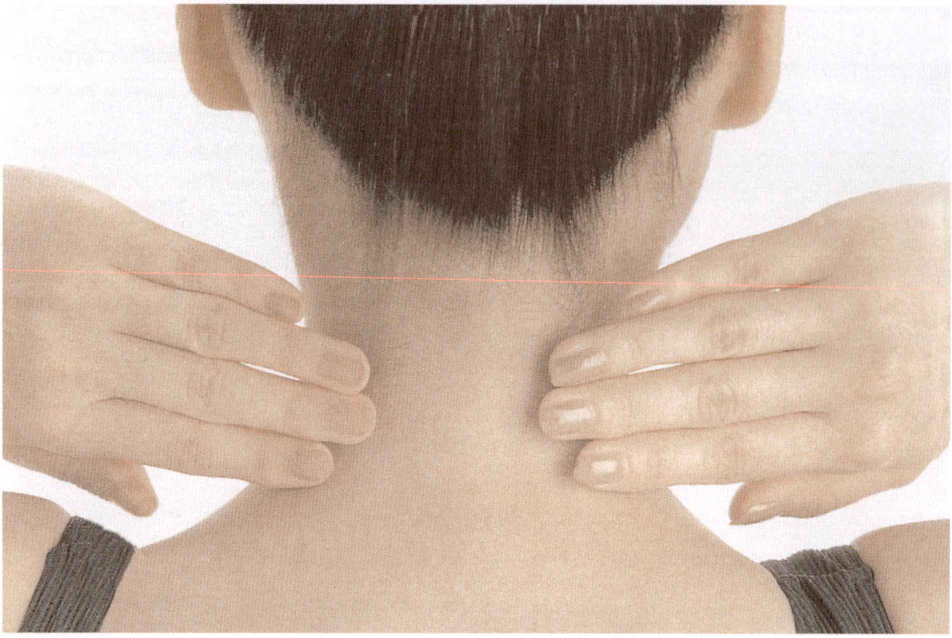

方法一

后颈酸痛时，可用左右四指指尖同时指压

力度	节奏	时间
中	中	5

指压手法

四指指尖置于颈后肌上，以指尖稍微立起的方式做指压，若能配合呼吸来进行，效果更显著。

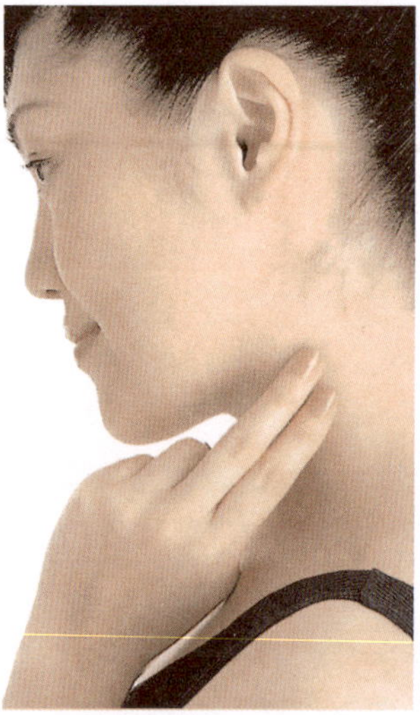

方法二

颈侧的酸痛，以中指仔细按摩天容穴

力度	节奏	时间
中	中	3

指压手法

中指置于天容穴之上，再配合呼吸慢慢地指压，更可提升疗效。

爱心小提示

严重时再指压胸锁乳突肌

颈部两侧严重酸痛时，只靠指压天容穴是无法完全改善的，如能再按摩胸锁乳突肌，则更可使全身舒坦。偏头痛时，胸锁乳突肌会特别酸痛，此刻，以大拇指及食指抓捏此处肌肉，会有收到意想不到的效果。

寻根究源记穴位　天容穴

小议天容穴

天，是天部；容，是容纳、包容的意思；“天容穴”的意思是指小肠经气血在本穴云集汇合。此穴物质为天窗穴传来的天部湿热之气，到达本穴后，湿热之气散热冷却化为天部的云状气态物并聚集于穴内，如同被此穴包容一般，所以叫做“天容穴”。

标准取穴的技巧

功效 疏经止痛、祛风利窍、聪耳利咽。

配伍治病

颈项强痛：配列缺。

咽喉肿痛：配合谷。

耳鸣：配听宫。

天容

位于人体的颈外侧部，当下颌角的后方，胸锁乳突肌的前缘凹陷中即是。

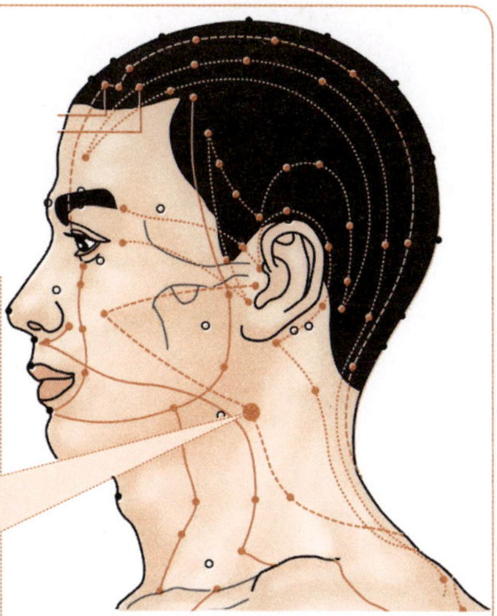

小穴位，大功效

天容穴

- 此穴主要用来治疗面部疾病。
- 可治疗五官科系统的疾病，如咽喉炎、扁桃体炎、耳聋、耳鸣。
- 经常按摩此穴，还可治疗甲状腺肿大、哮喘、胸膜炎、齿龈炎、癔病、颈项部扭伤等。

021 落枕

指压天牖、肩中俞 让脖子转动自如

对症穴位：天牖、肩中俞

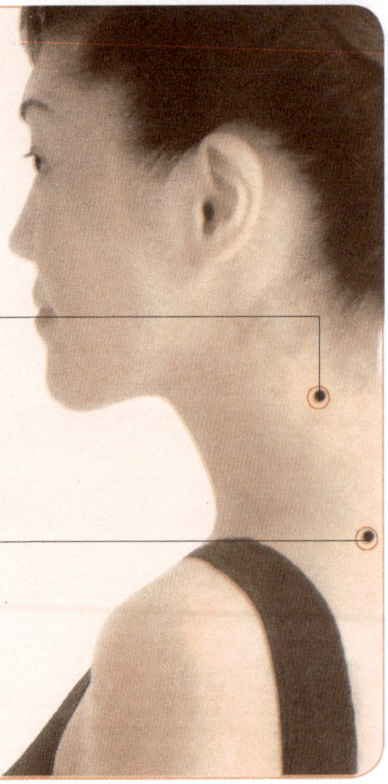

天牖

先找到耳后有一块骨头凸出处，此处约往下移3厘米便是天牖穴。它位于我们左右转动头部时，所使用到的肌肉之上方。

肩中俞

当我们的脖子向前弯时，背部会出现一凸出骨，距离此骨外移约4厘米处便是肩中俞。它位于我们左右转动脖子时，所使用到的肌肉之上方。

温暖颈部、刺激穴位，可让脖子舒服

▶落枕怎么办：你曾有早晨起床时脖子转动困难的经历吗？或是转动脖子时，颈侧感到剧烈疼痛吗？此乃睡姿不良所引起，导致颈后的僧帽肌及颈侧肌肉（胸锁乳突肌）僵硬。

▶见证奇迹疗效：首先，以吹风机温热颈后及颈侧的肌肉约3分钟，使僵硬的肌肉暖和、软化。方法是一边摇晃吹风机;一边仔细温热颈部，待颈部全部温热后再做穴位指压，如此，即可轻松达到疗效。

接着指压胸锁乳突肌后面的天牖穴，指压疼痛的地方后，同时也必须要指压相对的另一侧，接着再刺激肩胛骨的肩中俞穴位，这样即可恢复疲惫肌肉的弹性，待脖子可轻松转动时，落枕的疼痛就算痊愈了。

手把手教你做指压

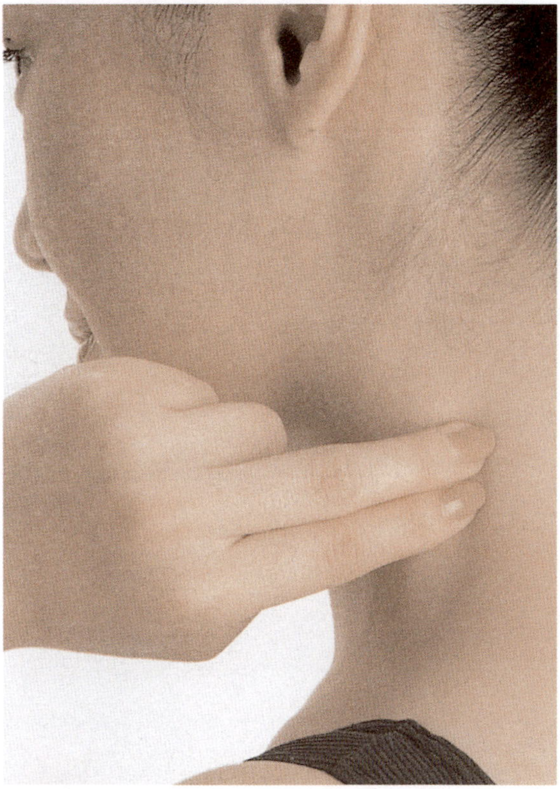

方法一

用食指及中指指压疼痛侧的天牖穴

力度	节奏	时间
中	长	5

指压手法

先找到疼痛侧的天牖穴，以搓揉方式按摩肌肉，最好能配合呼吸来进行，会更具成效。

方法二

疼痛厉害时先用暖暖袋温热后再进行指压

力度	节奏	时间
强	中	3

指压手法

将食指、中指、无名指三指并拢，用指尖以稍强的力道来按压。当疼痛严重时，用现成的暖暖袋或吹风机将此处肌肉温热约 3 ~ 4 分钟后，再指压肩中俞穴位。

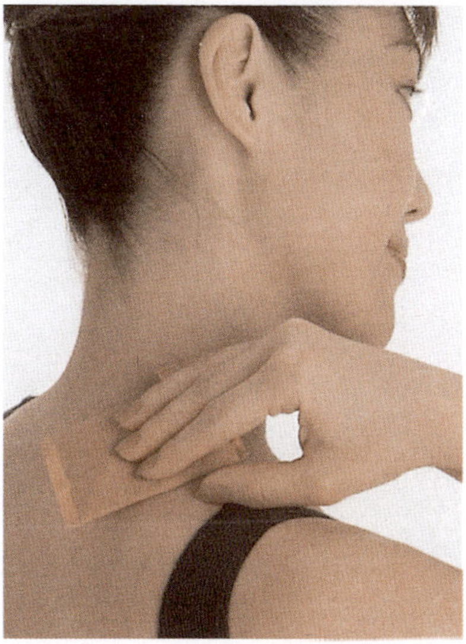

爱心小提示

如何预防落枕

◎ 养成良好的睡姿习惯，枕头不宜过高或过低。
◎ 睡觉时不要将颈部暴露于电扇或空调的风口下，这样容易导致肌痉挛。
◎ 注意：工作时颈部不要长时间保持低头或抬头的姿式。

寻根究源记穴位

天牖穴

小议天牖穴

天，是天部，为阳气；牖，窗户也。“天牖”的意思是指三焦经气血在此吸热后上行天部。此穴物质有二：一是肩髎穴吸热上行的少许水气；二是穴外天部汇入的少许水气，水湿之气吸热后循三焦经直上天部，本穴如同三焦经气血上行天部的窗户，所以叫做“天牖穴”。

标准取穴的技巧

功效 清头明目、通经活络。

配伍治病

偏头痛、耳鸣、耳聋、腮腺炎：配外关、率谷。

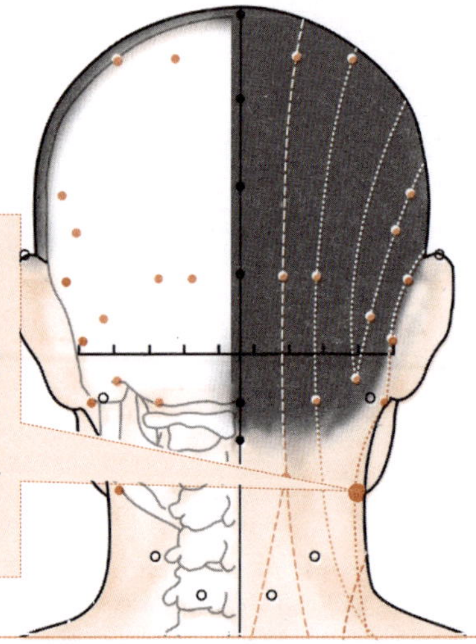

天牖

在颈侧部，当乳突的后方直下，平下颌角，胸锁乳突肌的后缘即是。

小穴位，大功效

天牖穴

- 此穴主治头面五官疾病，如头痛头晕、目痛面肿、暴聋耳鸣、视神经炎、鼻衄喉痹。
- 还可用来治疗颈肩背部痉挛强直、瘰疬多梦。

寻根究源记穴位　肩中俞

小议肩中俞

这个穴位的名称出自《针灸甲乙经》。肩，在这里是指此处穴位所在的部位是肩胛部；中，这里指肩脊中穴部；俞，输的意思。“肩中俞”的意思是指人体胸内部的高温水湿之气从本穴外输小肠经。而本穴位处肩脊中穴部，内部为胸腔，因为本穴有地部孔隙与胸腔相通，胸腔内的高温水湿之气从本穴外输入小肠经，所以名“肩中俞”。

如果你坐着看书、写字、玩电脑，时间久了觉得肩背酸软、疼痛，不妨试着按摩一下肩中俞，可以舒筋活血，使肩部气血的运行得到改善，缓解肩背疼痛的状况。

标准取穴的技巧

功效 解表宣肺。

配伍治病

肩背疼痛：配肩外俞、大椎。

肩中俞

位于背部，第七颈椎棘突下，旁开二寸处即是。

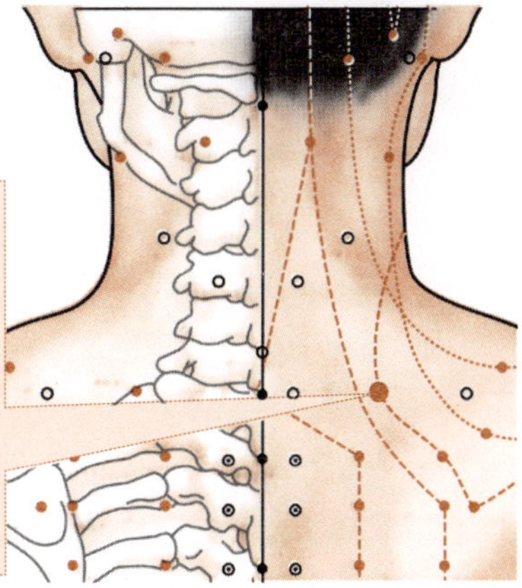

小穴位，大功效

肩中俞

- 长期按压此处穴位，具有解表宣肺的功能。
- 长期坚持按压此处穴位，能够有效治疗一些呼吸系统的疾病，如支气管炎、哮喘、咳嗽、支气管扩张、吐血等。
- 按摩此处穴位，对视力减退、目视不明、肩背疼痛等症状，具有明显的改善作用。
- 配肩外俞穴、大椎穴，还能够治疗肩背疼痛；配肩髃穴、外关穴，有舒筋活络止痛的作用，能够治疗肩背疼痛、肩周炎。

022 肩膀酸痛

指压肩井、曲垣 舒缓肩部压力

对症穴位：肩井、曲垣

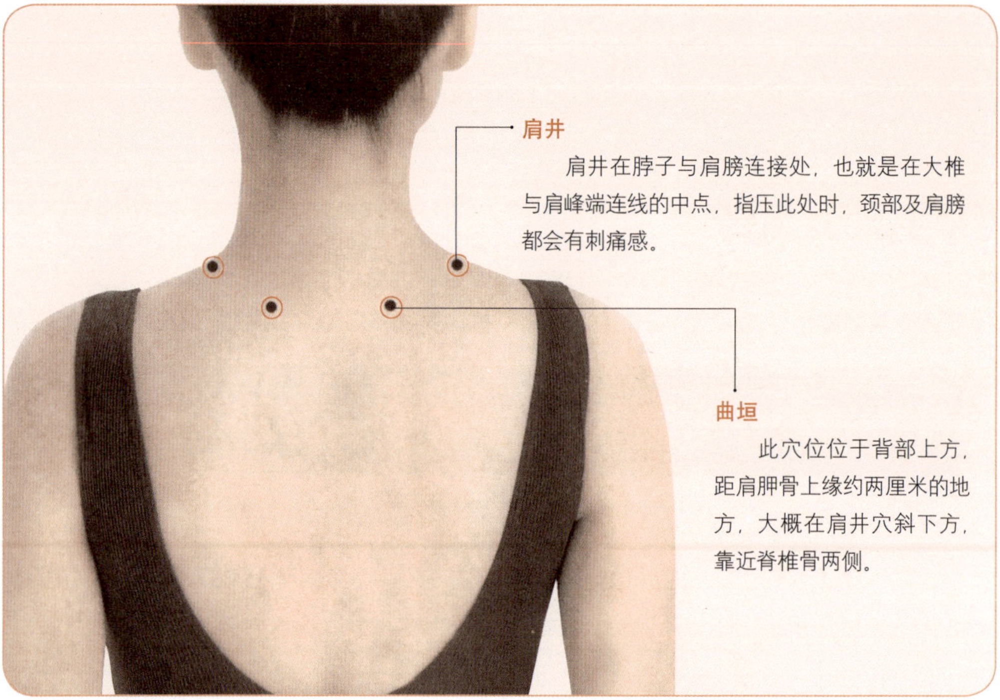

因压力而导致恼人的肩膀酸痛，以穴位指压来消解

肩膀酸痛怎么办：肩膀酸痛都是源于长时间做同样的工作或是压力导致身体疲惫所引起的。例如，眼睛疲劳、头昏脑胀都是日常生活累积压力产生的，也因而造成肩膀的酸痛。其症状是从颈后到肩头及左右肩胛骨会变得笨重迟钝，也许你不自觉，但只要压一下肩膀便可知道自己是否有此症状。此时请试着大幅度地转动你的肩膀看看，如果不能轻松地转动并且有疼痛感产生，这表示你的肩膀酸痛已经很严重了。

见证奇迹疗效：穴位指压最能有效治疗肩膀酸痛，所以，请试着指压肩膀中央的肩井穴及曲垣穴，即可马上得知其功效。

手把手教你做指压

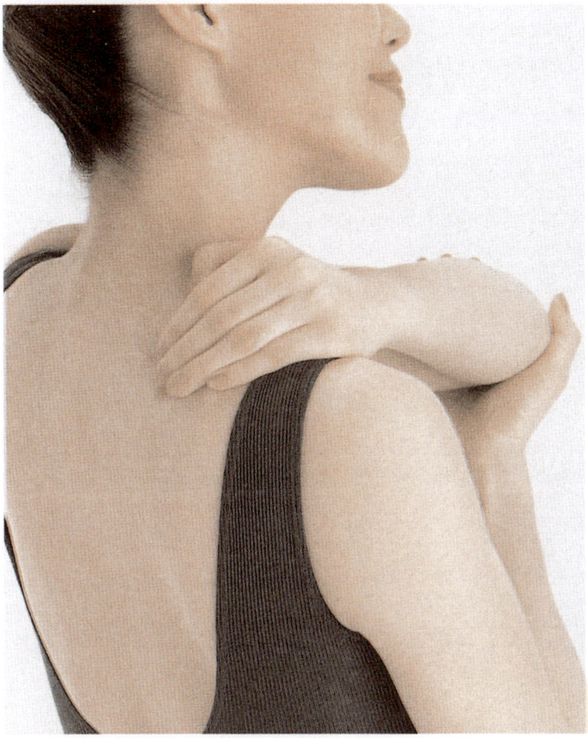

方法一

食指稍微立起，以往前方拉的方式指压曲垣穴

力度	节奏	时间
强	长	5

指压手法

如图所示，以食指或中指指尖压住曲垣穴，用指压的手臂往前方拉的方法指压。此时，若能将手指稍微立起，则指压效果会更佳。

方法二

肩井穴以略斜方向按压效果奇佳

力度	节奏	时间
强	长	5

指压手法

肩井穴比曲垣穴更易按摩，按摩此穴位会让你的肩膀舒服不少。食指及中指要并拢，指压方向是略为朝向脊椎骨，也就是朝曲垣穴的方向来按压，而指压后产生的刺痛感会让你觉得肩膀舒服不少。

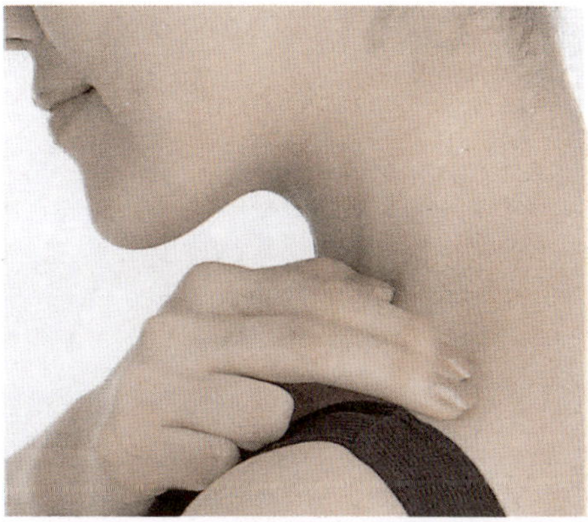

爱心小提示

预防肩周炎

◎ 每天做几次肩膀和颈部的活动，或者伸个懒腰，对避免肩膀酸痛有很好的效果。
◎ 经常在电脑前工作，要调整显示屏与视线平行。
◎ 肩膀酸痛时，可以用热敷或用暖水喷射酸痛的部位。

寻根究源记穴位

肩井穴

小议肩井穴

肩，指穴位在肩部;井，指地部孔隙;“肩井”是指胆经的地部水液从这个穴位流入地之地部。本穴物质为胆经上部经脉下行而至的地部经水，到达本穴后，经水由本穴的地部孔隙流入地之地部，所以名“肩井穴”。此穴又称肩解穴、膊井穴。解，是散的意思。“肩解”指胆经的地部经水在此散解分流。膊,是膀子,大肉块之意。“膊井”指胆经下行至此的经水一部分渗入脾土肌肉之中。

肩井穴是一个比较特殊的穴位。按摩这个穴位时，如果用力太重，可能会导致人体半身麻痹，手不能举，甚至令人昏晕，所以在很多防身术和武功招式之中，就有“重击肩井穴”这一个动作。假如女性在路上偶遇不良分子，就可以通过重击对方的肩井穴，达到防身自卫的目的。但是，如果对这个穴位轻揉慢按，却能够起到缓解工作压力、放松肩颈僵硬、疏通经络血脉的效果。

标准取穴的技巧

功效 祛风清热、活络消肿。

配伍治病

脚部酸痛：配足三里和阳陵泉。

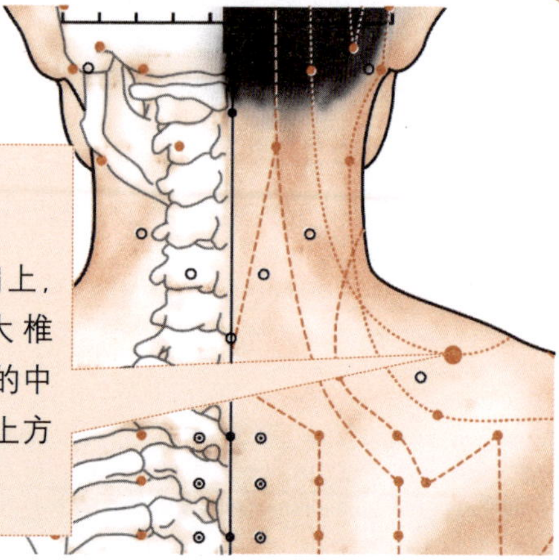

肩井

位于人体的肩上，前直乳中，大椎与肩峰端连线的中点，即乳头正上方与肩线交接处。

小穴位，大功效

肩井穴

- 按摩此穴位对肩背痹痛、手臂不举、颈项强痛等病疾，具有特殊疗效。
- 长期按摩这个穴位，对乳痈、中风、瘰疬、难产、乳腺炎、功能性子宫出血、产后子宫出血、神经衰弱、半身不遂、脑缺血、脚气、狐臭等症状，都具有缓解、调理、治疗和保健的作用。
- 配足三里穴、阳陵泉穴，治疗脚部酸痛。

寻根究源记穴位　曲垣穴

小议曲垣穴

曲，是弯曲、隐秘之意；垣，是矮墙；“曲垣”的意思是指小肠经经气中的脾土尘埃在此沉降。此穴的物质为秉风穴传来的风气，风气在运行至本穴的过程中是吸湿下行，至本穴后天部气态物中的脾土尘埃沉降地部，脾土物质堆积如丘，如矮墙之状，所以叫做“曲垣穴”。

标准取穴的技巧

功效 降浊升清。

配伍治病

肩胛疼痛：配天宗、秉风。

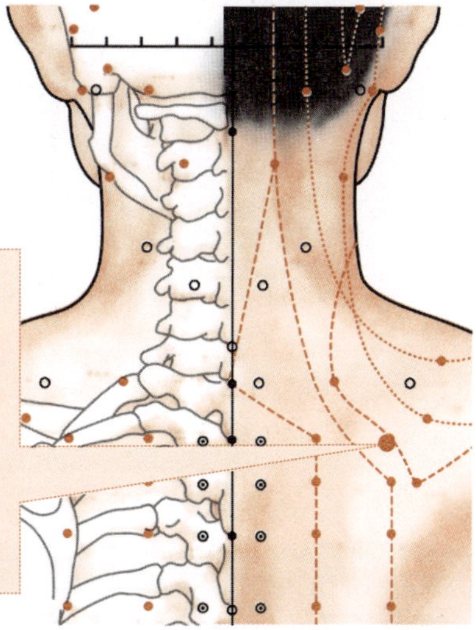

曲垣

位于人体的背部，左右肩胛骨内上侧即是。

小穴位，大功效

曲垣穴 ▶

- 此穴主治肩胛疼痛。
- 经常按摩此穴，可治疗冈上肌腱炎，肩关节周围软组织疾病、呼吸困难等。
- 还可治疗背痛、项强不能回顾、咳嗽。

023 五十肩

指压云门、臑俞 让肩膀灵活运动

对症穴位：云门、臑俞

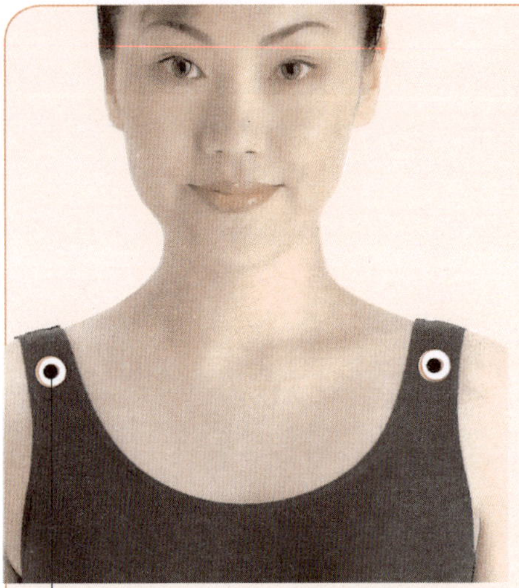

云门

锁骨外侧下方的凹陷处便是云门穴，指压时手臂及喉咙会有刺痛感。刺激此穴位还能有效治疗感冒。

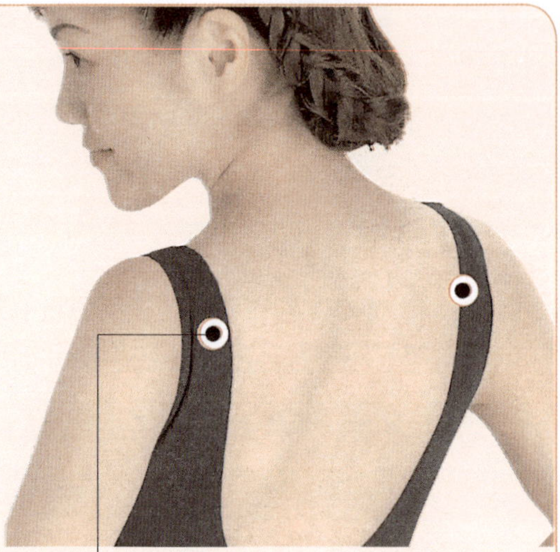

臑俞

背部肩胛骨下方稍微往外移的一个凹陷处，即为臑俞穴的所在位置。

指压肩膀前后的穴位让肩膀灵活运作

五十肩怎么办：当手臂向上伸展困难，或伸展时有严重的疼痛，应该都是五十肩发生前的警讯，由于非常痛，所以大部分的人总选择不碰不动来处理，以至于延误治疗时机。

五十肩乃是肩关节周围发炎所引起的疼痛，穴位指压可以有效缓解。

见证奇迹疗效：我们从人体内许多能使肩关节活动自如的穴位中，选择了前肩的云门穴及肩后手臂根部地带的臑俞穴。

先用大拇指作指压治疗，刚开始可能会很痛，最好忍耐一下，然后再尽可能地活动肩膀，这样才能达到治疗的效果。

手把手教你做指压

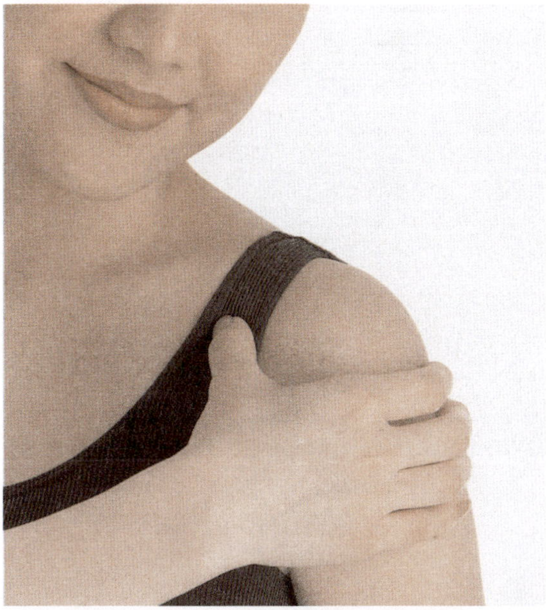

方法一 按压云门穴可缓解肩关节的酸痛

力度	节奏	时间
中	中	5

指压手法

拇指置于前肩的云门穴上，以指头稍微立起的方式作指压。用四指扣住手臂以稳定力道。

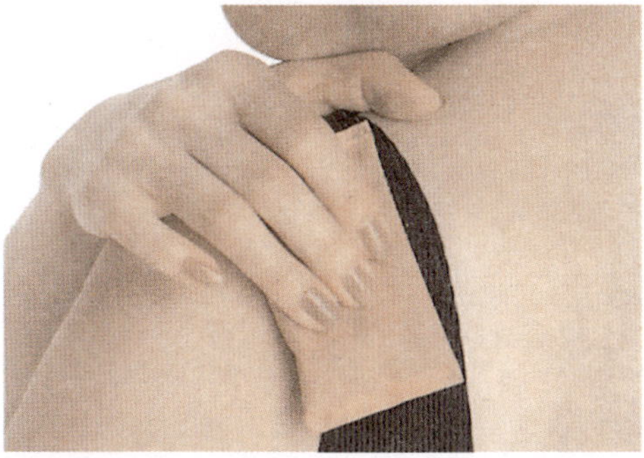

方法二 对久治不愈的肩痛可用温热法治

力度	节奏	时间
强	长	5

指压手法

当肩痛极剧，且皮肤冰冷时，先以暖暖袋慢慢温热臑俞穴，此方式会比按压穴位更具效果。

方法三 以向前拉的方式刺激肩关节的臑俞穴

力度	节奏	时间
中	中	5

指压手法

背后的肩关节疼痛时，可用刺激此穴位的方法来减轻疼痛。食指、中指、无名指、小指并拢并扣住肩膀，中指正好置于臑俞穴，如此即可达到治疗效果。

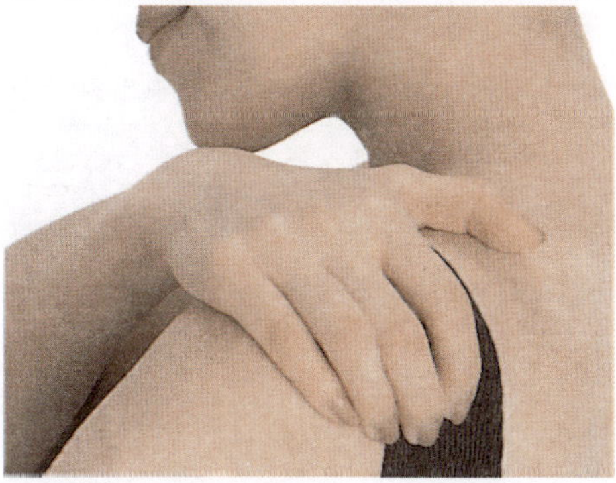

寻根究源记穴位

云门穴

小议云门穴

云，指云雾，比喻此穴的气血物质以云雾的形式而存在；门，是出入的门户。“云门”的意思是指人体气血像天空中的云雾一样，传输到经穴之外，滋生万物，此穴物质为中府穴传来的水湿气态物，因其从体内的高温区外出体表的低温区，外出至体表后它仍高于体表的环境温度，因此它会继续向云门上行。行至云门后，此水湿气态物缩合并化为云状气态物且以云状气态物的形式向经穴外传输，所以叫做“云门”。此穴是肺及其经脉与外部物质交换的一个重要门户。

标准取穴的技巧

功效 清肺理气、泻四肢热。

配伍治病

发烧：配大杼、风门、中府、少商。

肩背痛：配天宗、巨骨。

支气管炎：配尺泽、肺俞。

支气管哮喘：配太渊、定喘。

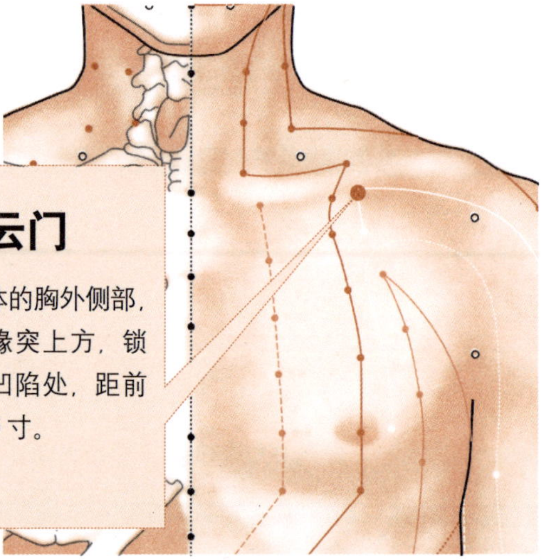

云门

位于人体的胸外侧部，肩胛骨喙突上方，锁骨下窝凹陷处，距前正中线6寸。

小穴位，大功效

云门穴

- 经常按摩此穴，可治疗呼吸系统疾病，如咳嗽、气管炎、胸痛、哮喘。
- 常按此穴还可治疗肩周炎。
- 肺及支气管发生疾病时也常通过按摩此穴来调理。

寻根究源记穴位　臑俞穴

小议臑俞穴

臑，是指动物的前肢，此处指人的上臂；俞，是输的意思；“臑俞”是指手臂下部上行的阳气在此聚集。此穴的气血物质为天部的阳气，物质的运行规律是热散冷降并下行天宗穴。由于肩贞穴无气血传至本穴，穴内气血主要来自手臂下部各穴上行的阳气聚集而成，所以叫做“臑俞”。此穴为手太阳小肠经、阳维、阳蹻脉的交会之所。所以本穴的气血物质中，既有手臂下部各穴上行的阳气，又有阳维脉、阳蹻脉传来的阳气。

标准取穴的技巧

功效 舒筋活络、化瘀消肿。

配伍治病

肩臂疼痛：配肩髃穴、曲池穴。

颈、腋淋巴结结核、肿痛：配天井。

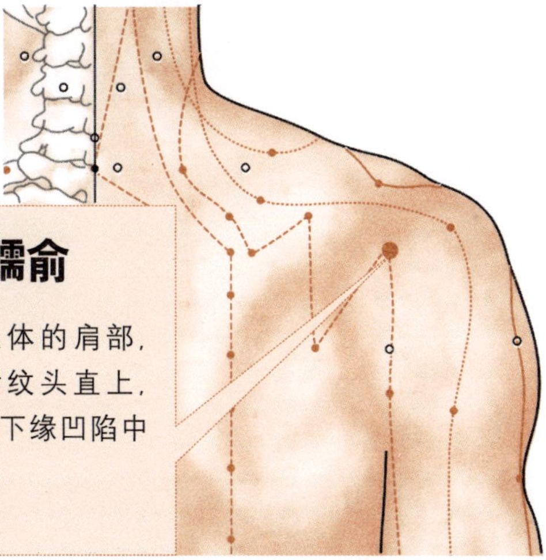

臑俞

位于人体的肩部，当腋后纹头直上，肩胛骨下缘凹陷中即是。

小穴位，大功效

臑俞穴

- 经常按摩此穴，可治疗肩臂肘酸痛无力、肩膀肿胀。
- 此穴还可治疗肩周炎、脑血管病后遗症、颈淋巴结结核等。
- 此穴对咳喘、乳痛、瘰疬、多汗症也有很好的调理作用。
- 现在常用此穴来治疗上肢瘫痪、漏肩风、乳腺炎。

024 背脊僵硬

指压肝俞、膈俞 搬掉压在背部的大山

对症穴位：肝俞、膈俞

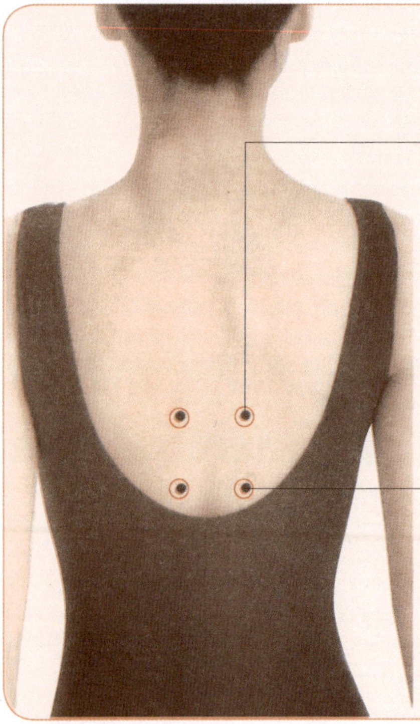

膈俞

膈俞在背部肋骨与腹部交界的部分，约第七胸椎棘突起下侧，脊椎骨左右两侧约两根手指（3～4厘米）的地方便是膈俞穴。

肝俞

肝俞在背部肋骨与腹部交界的部分，大约是第九胸椎棘突起下侧约两根手指（3厘米），及脊椎骨左右两侧3～4厘米的地方便是肝俞穴。

指压脊椎骨两侧的穴位身体会轻盈起来

▶**背脊僵硬怎么办**：你是不是有早晨老是起不来，夜晚也睡不好，肠胃消化不良等现象？其实这些应该都是由背肌僵硬所引发的症状，特别是支撑脊椎骨两侧的肌肉。这时，就要沿着脊椎骨两侧约3～4厘米的地方，由肩膀向腰部的方向一路刺激下来。

▶**见证奇迹疗效**：由于各人情况不同，有些人的肌肉可能像骨头般僵硬，必须要更有耐性地按摩才行。至于指压的方法，先以敲打方式刺激背部，如此不但能加速达到效果，手部也不容易受伤，一旦背部的肌肉得到舒解，身体也会轻盈起来，肠胃的蠕动也会变好。

手把手教你做指压

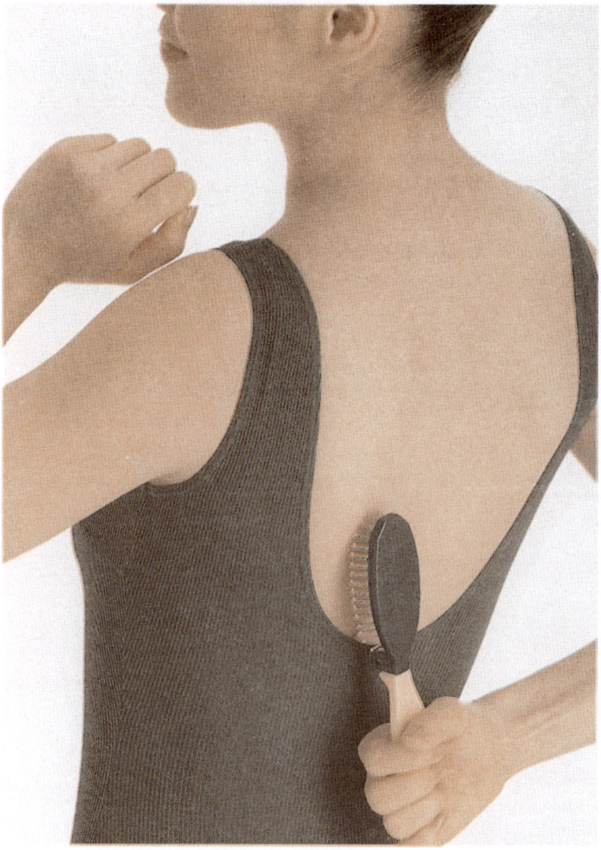

方法一

以梳齿较硬的发梳敲打肝俞穴

力度	节奏	时间
中	短	3

指压手法

当你要自己进行背部指压时，由于手不好施力，可以使用梳齿较硬的梳子敲打，相当有疗效。

方法二

用吹风机对着膈俞穴进行温热刺激

力度	节奏	时间
强	长	5

指压手法

用吹风机的热风正对着膈俞穴左右吹动，因为是沿着脊椎骨两侧的肌肉进行，所以连肝俞穴也可同时得到刺激。

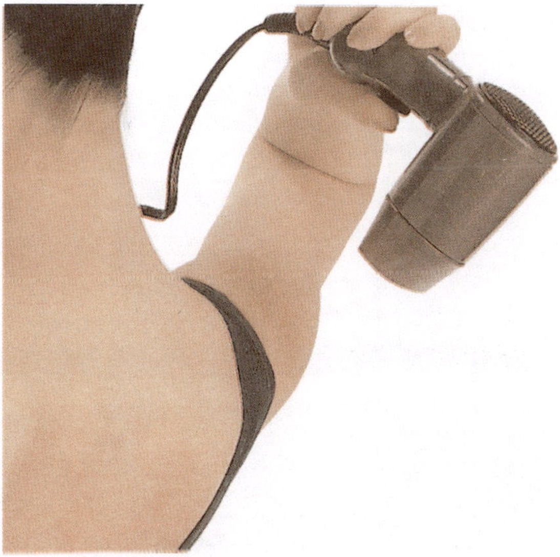

寻根究源记穴位 | 肝俞穴

小议肝俞穴

肝，是肝脏；俞，是运输的意思；“肝俞”的意思是指肝脏的水湿风气由此外输膀胱经。此穴的气血物质为阳热的水湿风气，物质的运行规律是外散之热循膀胱经上行，冷降之液循膀胱经下行。此穴为肝在背部的俞穴，内应肝脏，为肝气在背部输注、转输之处，是治疗肝病的要穴，所以叫做“肝俞”。

标准取穴的技巧

功效 疏肝利胆、理气明目。

配伍治病

胁痛：配支沟穴、阳陵泉穴。

目眩：配太冲穴。

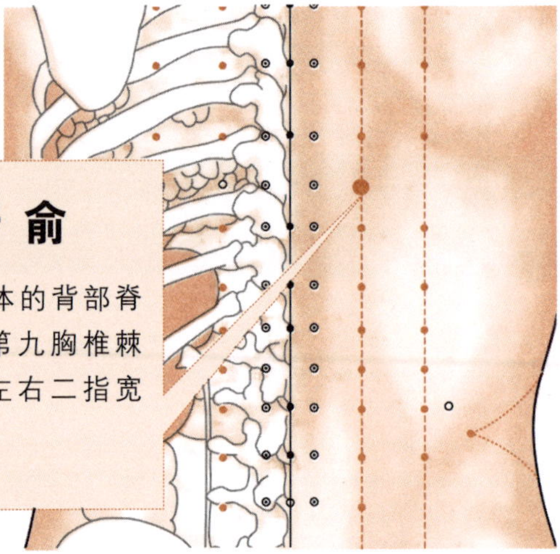

肝俞

位于人体的背部脊椎旁，第九胸椎棘突下，左右二指宽处即是。

小穴位，大功效

肝俞穴 ▶

- 此穴可治疗消化系统疾病，如急慢性肝炎、胆囊炎、慢性胃炎、胃扩张、胃痉挛、黄疸。
- 可治疗五官科系统疾病，如眼睑下垂、结膜炎、青光眼、夜盲症、视网膜炎。
- 可治疗神经系统疾病，如偏头痛、神经衰弱、肋间神经痛、精神病。
- 可治疗外科系统疾病，如淋巴结结核、胃出血、肠出血、胆石症。
- 此穴还可治疗妇科疾病，如月经不调等。

寻根究源记穴位　膈俞穴

小议膈俞穴

膈，指的是心之下、脾之上，膈膜的意思；俞，是运输的意思；“膈俞”的意思是指膈膜中的气血物质由此穴外输膀胱经。此穴的气血物质为心血液的汽化之气，性质湿热，物质的运行规律是所散之热循膀胱经上行，冷降之液循膀胱经下行。因为此穴所输之物质来自心之下、脾之上的膈膜之中，所以叫做“膈俞”。此穴又名血会。因本穴物质来自心之下、脾之上的膈膜之中，为血液所化之气，所以名“血会”。

标准取穴的技巧

功效 理气宽胸、活血通脉。

配伍治病

呕吐、呃逆：配内关、足三里。

贫血：配足三里、血海、膏肓。

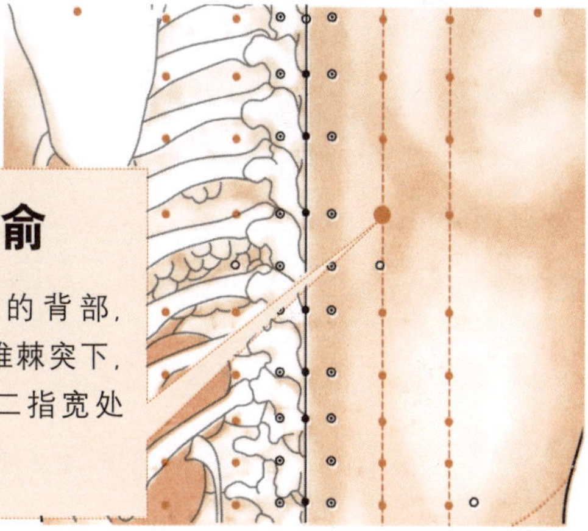

膈俞

位于人体的背部，当第七胸椎棘突下，左右旁开二指宽处即是。

小穴位，大功效

膈俞穴 ▶

- 此穴可治疗消化系统疾病，如神经性呕吐、胃炎、胃溃疡、肝炎、肠炎、肠出血。
- 可治疗循环系统疾病，如心动过速、心脏肥大、心内外膜炎。
- 可治疗外科系统疾病，如食管癌、胃癌、食管狭窄、淋巴结结核、胸膜炎。
- 可治疗呼吸系统疾病，如哮喘、支气管炎。
- 此穴还可治疗贫血、慢性出血性疾患、膈肌痉挛、荨麻疹、小儿营养不良。

025 腰痛

指压肾俞、大肠俞 摆脱腰痛困扰

对症穴位：肾俞、大肠俞

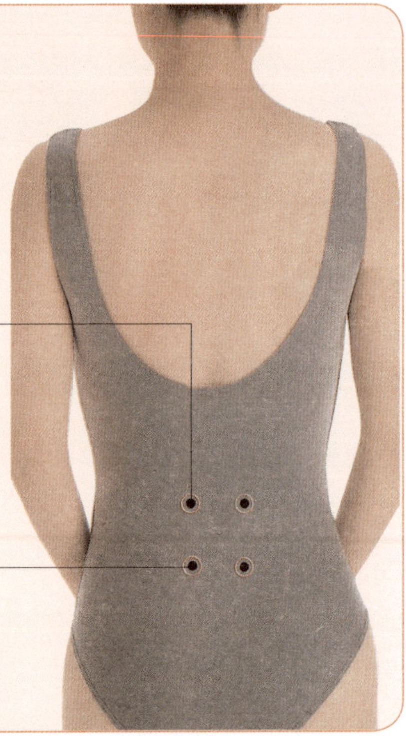

肾俞

肾俞位于腰部最细的地方，第二腰椎棘突起下侧，脊椎骨左右两侧约3厘米处。

大肠俞

大肠俞位于腰骨附近，也就是第四腰椎棘突起下侧，脊椎骨左右两侧约两根手指的地方（3厘米），也就是肾俞下方约3～4厘米的地方。

推拿背部肌肉能让你摆脱腰痛的困扰

▶腰痛怎么办：腰痛当然也可能是因为腰椎变形而导致的剧烈疼痛，但是如果不是这种特殊状况的话，大多是因为腰部肌肉过于疲乏所引起的疼痛。

身体站立时一定要使用到许多肌肉，而人体的腰部也附着着许多肌肉，是人体活动时的重要之处。如果日常的疲劳积压于这些肌肉之中，通常会压迫到神经而使你疼痛难耐。

▶见证奇迹疗效：腰痛时你可以趴下来请家人帮你按压。肾俞及大肠俞都是治疗腰痛的特效穴位，任何人都能轻易找到。如果你有腰痛的困扰，只要借指压疗法来放松肌肉，疼痛自然会消失。

手把手教你做指压

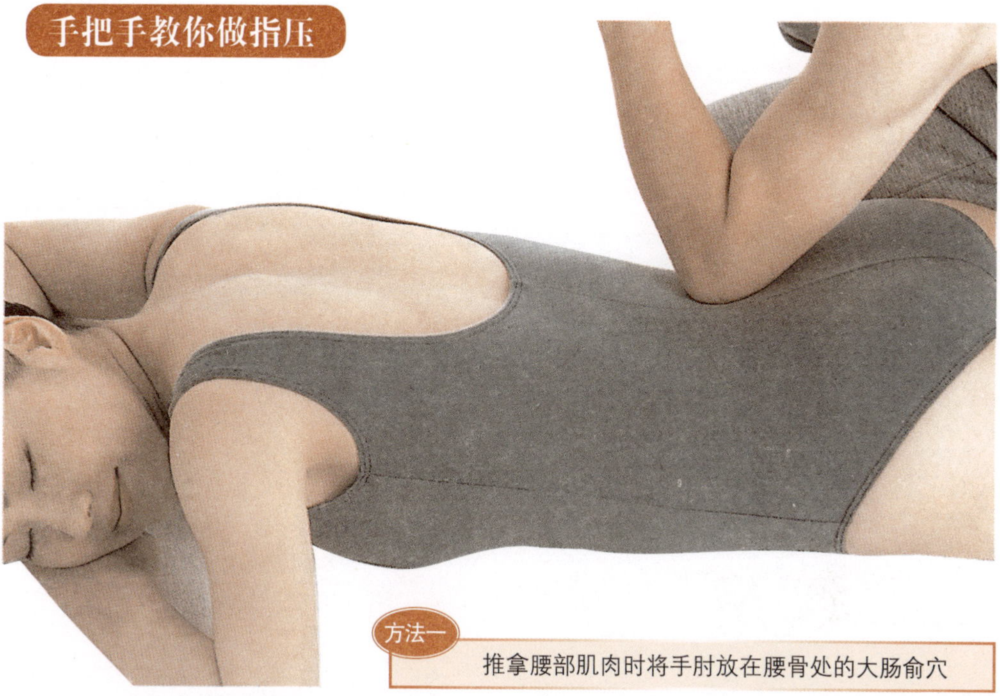

方法一

推拿腰部肌肉时将手肘放在腰骨处的大肠俞穴

力度	节奏	时间
强	长	5

指压手法 患者俯卧，指压者将手肘放在大肠俞穴位上以体重的力量来指压。最后再往臀部方向推拿，使深处肌肉也能得到放松。

方法二

将体重加在拇指上用稍强的力道来指压肾俞穴

力度	节奏	时间
强	长	5

指压手法 两手的拇指放在肾俞穴之上，将体重的重量移至拇指来做指压；而自己作穴位指压时，将双手拳头放在肾俞穴上，身体往后仰，以上半身的重量来刺激。

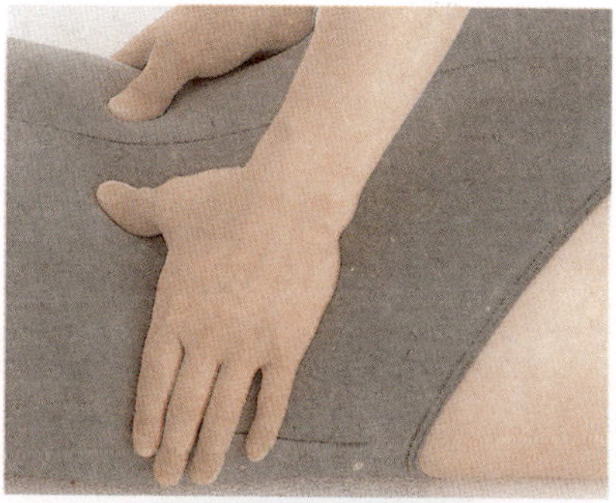

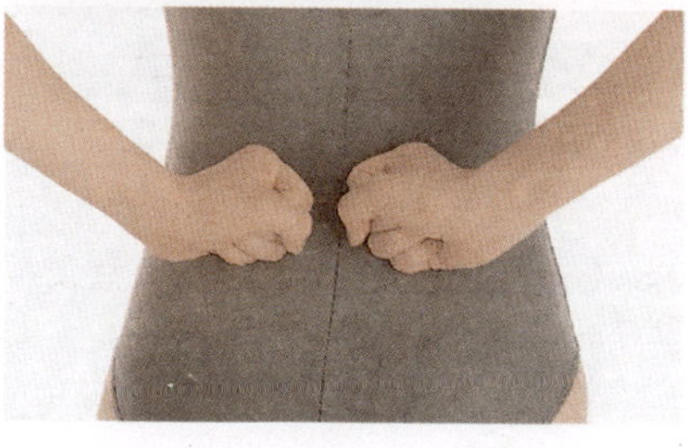

寻根究源记穴位　肾俞穴

小议肾俞穴

肾，是肾脏；俞，是输的意思。“肾俞”的意思是指肾脏的寒湿水气由此向外输入膀胱经。此穴的气血物质为水湿之气，物质的运行规律是，大部分水湿之气冷降归于地部，小部分水湿之气吸热后循膀胱经上行。此穴内应于肾，是肾脏之气在腰部输转输注之处，所以叫做“肾俞”。

肾俞穴是足太阳膀胱经上的一个重要穴位，中医把肾看做人的“先天之本”、生命之源，储藏着五脏的精气。人的衰老首先从肾开始。每天坚持按摩、击打肾俞穴，可以增加肾脏的血流量，保护肾脏，改善肾功能，防治肾虚，延缓衰老。

标准取穴的技巧

功效 益肾助阳、强腰利水。

配伍治病

月经不调：配太溪、三阴交。

耳鸣、耳聋：配翳风、耳门。

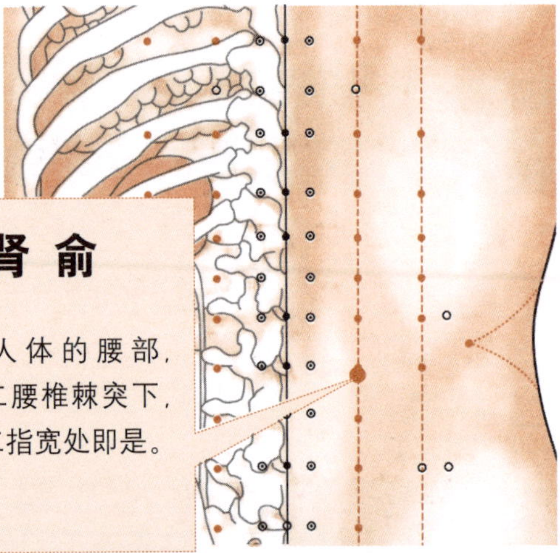

肾俞

位于人体的腰部，当第二腰椎棘突下，左右二指宽处即是。

小穴位，大功效

肾俞穴

- 经常按摩此穴，可治疗泌尿生殖系统疾病，如肾炎、肾绞痛、遗尿、尿路感染、阳痿、早泄、遗精、精液缺乏。
- 常按此穴，可治疗外科系统疾病，如肾下垂、膀胱肌麻痹及痉挛、胃出血、肠出血、痔疮、肝肿大。
- 此穴还可治疗月经不调、腰痛、哮喘、耳聋、贫血、肋间神经痛、脑血管病后遗症等。

小议大肠俞穴

大肠，是指大肠腑；俞，是输的意思。“大肠俞”的意思是指大肠腑中的水湿之气由此外输膀胱经。此穴的气血物质为水湿之气，物质的运行规律是，身体外散之热循膀胱经上行，冷降之液循膀胱经下行。此穴内应大肠，是大肠之气在腰部的输转之处，所以叫做“大肠俞”。

标准取穴的技巧

功效 理气降逆、调和肠胃。

配伍治病

便秘：配气海、足三里、支沟。

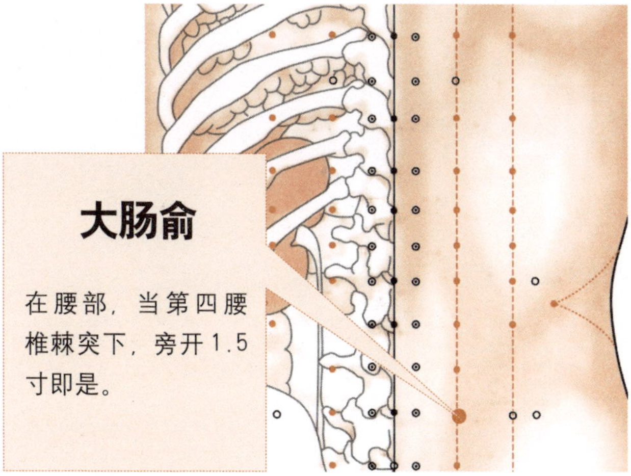

小穴位，大功效

大肠俞穴

- 经常按摩此穴，可治疗运动系统疾病。如腰痛、骶髂关节炎、骶棘肌痉挛。
- 可治疗消化系统疾病，如肠炎、痢疾、便秘、小儿消化不良。
- 可治疗外科系统疾病，如阑尾炎、肠出血。
- 可治疗神经系统疾病，如坐骨神经痛。
- 还可治疗泌尿生殖系统疾病，如遗尿、肾炎、淋病。

026 闪腰

指压承山、解溪 治疗无法动弹的腰部

对症穴位：承山、解溪

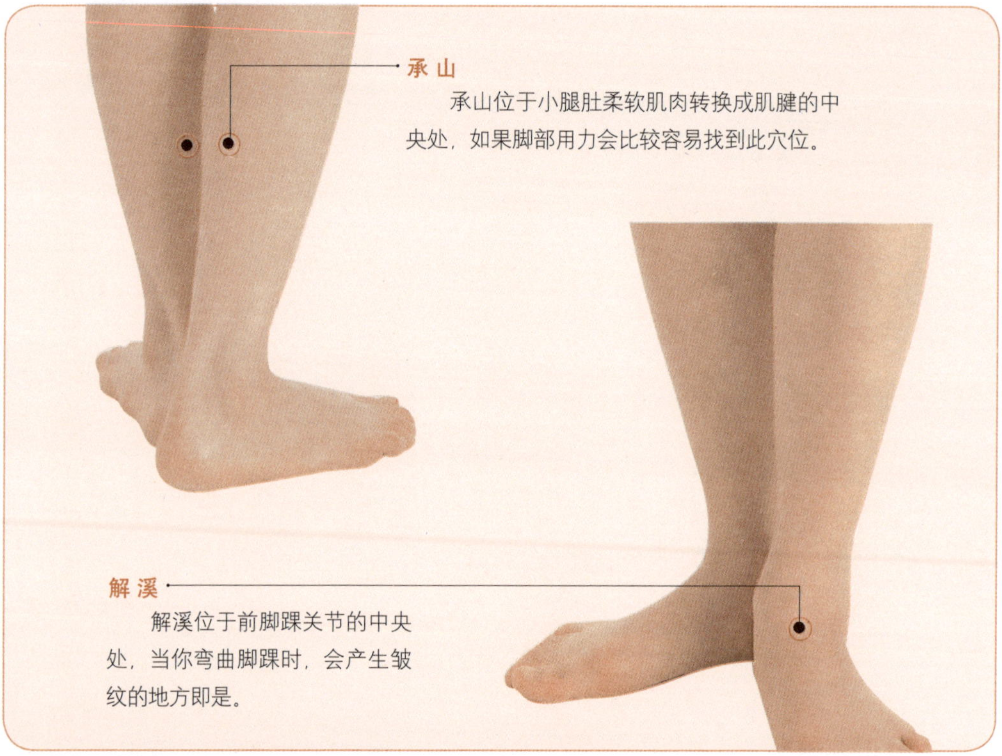

指压小腿及脚踝来治疗无法动弹的腰部

闪腰了怎么办：腰部过于疲劳时，如果再以不正确的姿势搬运重物，经常容易使腰部受伤或闪到。通常闪到腰时，腰部会疼痛剧烈，这时再指压腰部穴位可能会痛上加痛。所以，此时应该求助于腰部之外的穴位。

见证奇迹疗效：首先要俯卧，先用热毛巾来温热能治愈腰痛的穴位，借由温热腰部来缓解疼痛，待腰部肌肉稍微松弛时，再指压小腿的承山穴及脚踝的解溪穴，即可舒解你的腰痛。

手把手教你做指压

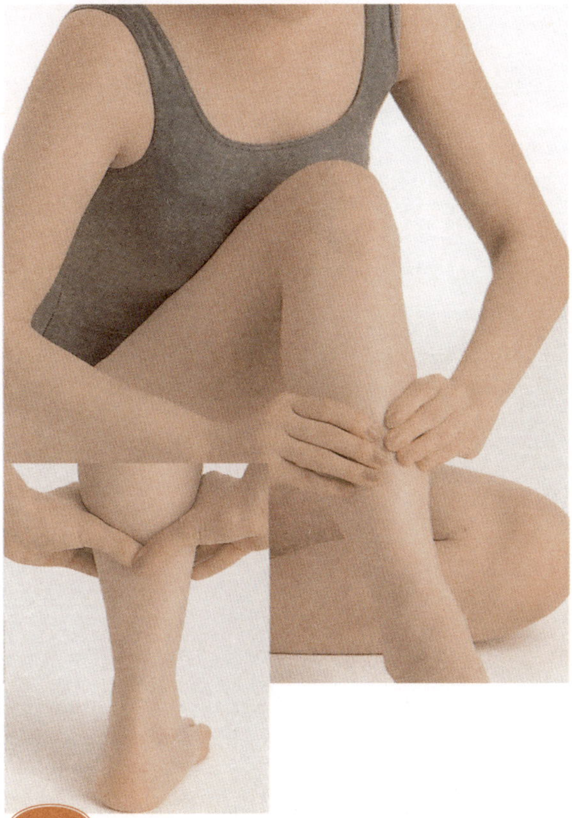

方法一

以双手抓捏小腿的方式用拇指来刺激承山穴

力度	节奏	时间
强	长	5

指压手法

采取双手抱膝的姿势，左右手的拇指重叠置于承山穴之上，来作指压。如果有力量不足的感觉时，可立起手指头来按压。

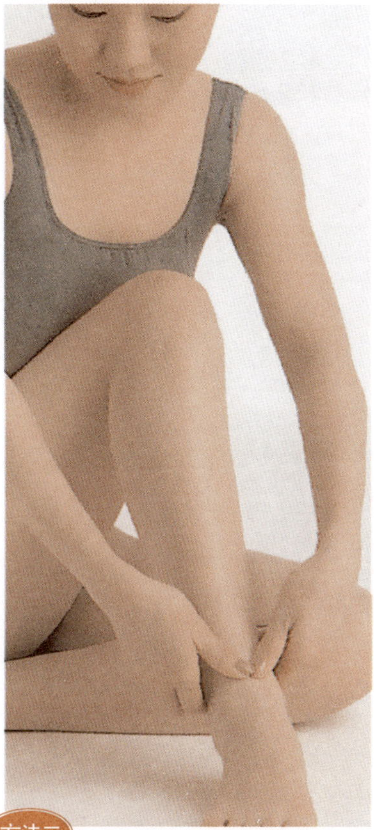

方法二

指压脚踝的解溪穴可刺激到肌腱

力度	节奏	时间
强	中	5

指压手法

保持指压承山穴的姿势，稍微下移即可，指压脚踝中央的解溪穴，如果感觉到刺激有扩及到肌腱，则表示你已成功一半。

爱心小提示

防止腰闪的保养之道

只要稍加注意日常生活的举动，便可防止腰闪的情况发生。譬如，站起时手要扶着椅子或桌子等站起，若无可扶的东西，站起时也可先立起一只脚的膝盖，手再扶着膝盖，以膝盖为支撑点再站起，如此才不会给腰部肌肉施加太多的负担。

寻根究源记穴位

承山穴

小议承山穴

承，承受、承托的意思；山，指大堆的土石，这里指穴内物质为脾土。“承山”的意思是随膀胱经经水下行的脾土微粒在此处固化。随膀胱经经水上行而来的脾土和水液的混合物，行至本穴后，水液汽化，干燥的脾土微粒沉降穴的周围，沉降的脾土堆积如同大山一样，所以名“承山”。

人站着的时候，小腿肚子会感到紧张，而承山穴所处的位置，正好是筋、骨、肉的一个纽结，是最直接的受力点。平时，我们在学习、工作、生活中，也要承受巨大的压力，时间长了，我们就会产生疲劳感。而承山穴是一个可以帮助我们缓解疲劳的穴位。

标准取穴的技巧

功效 舒筋活络。

配伍治病

痔疾：配大肠俞。

下肢痿痹：配环跳、阳陵泉。

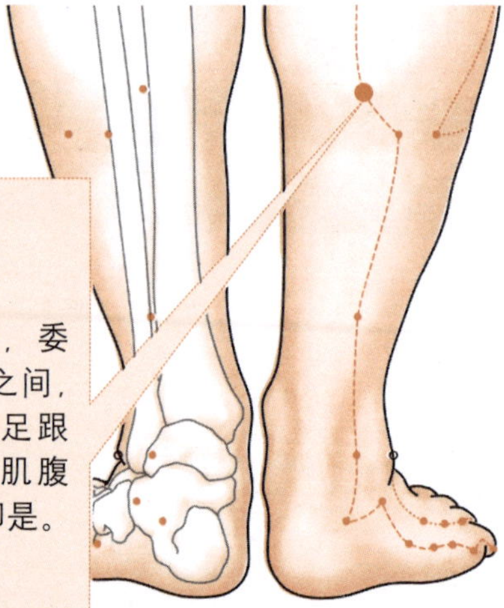

承山

小腿后面正中，委中穴与昆仑穴之间，当伸直小腿和足跟上提时腓肠肌肌腹下出现凹陷处即是。

小穴位，大功效

承山穴

- 经常按摩承山穴，具有舒筋活血的作用。
- 经常按摩这个穴位，对腰腿疼痛、坐骨神经痛、腓肠肌痉挛、腰背疼痛、足跟疼痛、膝盖劳累，具有非常明显的疗效。
- 长期按摩这个穴位，还能够治疗并改善四肢麻痹、脚气、痔疮、便秘、脱肛等疾病。

寻根究源记穴位　解溪穴

小议解溪穴

解，是散的意思；溪，是地面流行的经水。"解溪"的意思是指胃经的地部经水由此穴散解而流溢四方。此穴的气血物质大部分为地部经水，小部分为经水汽化之气。因为本穴为丰隆穴传来的地部经水，在达到本穴后，因本穴的通行渠道狭小，地部经水满溢而流散经外，所以叫做"解溪"。此穴又名草鞋带穴、鞋带穴。因为丰隆穴流来的地部经水，至本穴后如鞋带般散解。

标准取穴的技巧

功效 舒筋活络、清胃化痰、镇惊安神。

配伍治病

下肢痿痹：配阳陵泉、悬钟。

解溪

位于小腿与足背交界处的横纹中央凹陷处。

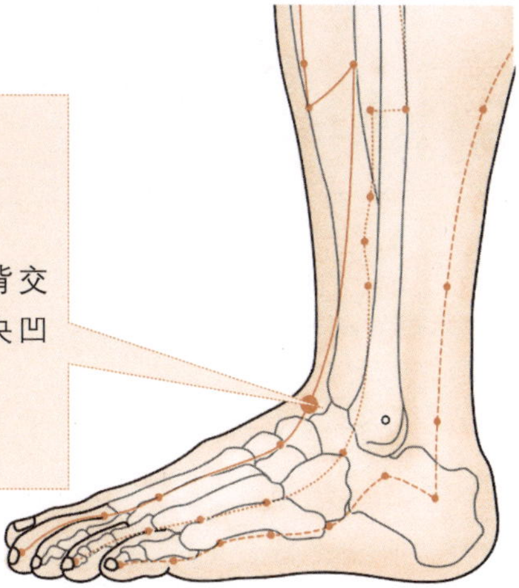

小穴位，大功效

解溪穴

- 经常按摩此穴，可治疗精神神经系统疾病，如癫痫、精神病、头痛、腓神经麻痹。
- 可治疗运动系统疾病，如踝关节周围组织扭伤、足下垂。
- 可治疗消化系统疾病，如胃炎、肠炎。
- 常按此穴还可治疗高血压。
- 现在临床还常用于消化不良、面神经麻痹、足下垂、踝关节及其周围软组织疾患等。

027 腰部无力

指压大腿后侧、前侧 让你挺直腰杆

对症穴位：大腿后侧、大腿前侧

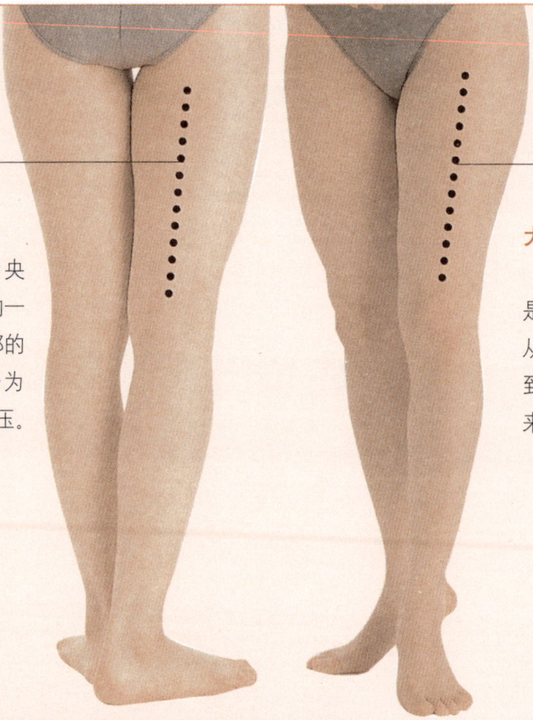

大腿后侧

为后大腿的中央或者是稍微靠内侧的一直线。从大腿与臀部的连接处到膝盖可分为 10 ～ 13 个点来做指压。

大腿前侧

为前大腿的中央或是稍微靠外侧的一直线。从大腿与臀部的连接处到膝盖可分 10 ～ 13 点来做指压。

推拿大腿前后侧肌肉以松弛腰部肌肉

▶腰部无力怎么办： 常拿重物或长时间保持前倾的姿势，腰部会有难以伸直的感觉，让人觉得腰很重，直不起来。由于前倾的姿势会使背部肌肉因长期伸直而酸痛，所以要以相反姿势来取得平衡。紧缩腰部肌肉就能让腹部肌肉得到伸展，这样背部肌肉才能取得平衡，腰部的沉重感也消除了。

▶见证奇迹疗效： 如果腰部肌肉太疲累，大腿前后侧的肌肉也会不平衡，此时摸触大腿你会发现大腿肌肉十分僵硬。

只要观察双腿即可得知哪些部位的肌肉呈现僵硬，再指压该处肌肉使其柔软，则腰部的疲惫感便可消除。如此指压的效果，在你站起时最能感受到它的神奇疗效。

手把手教你做指压

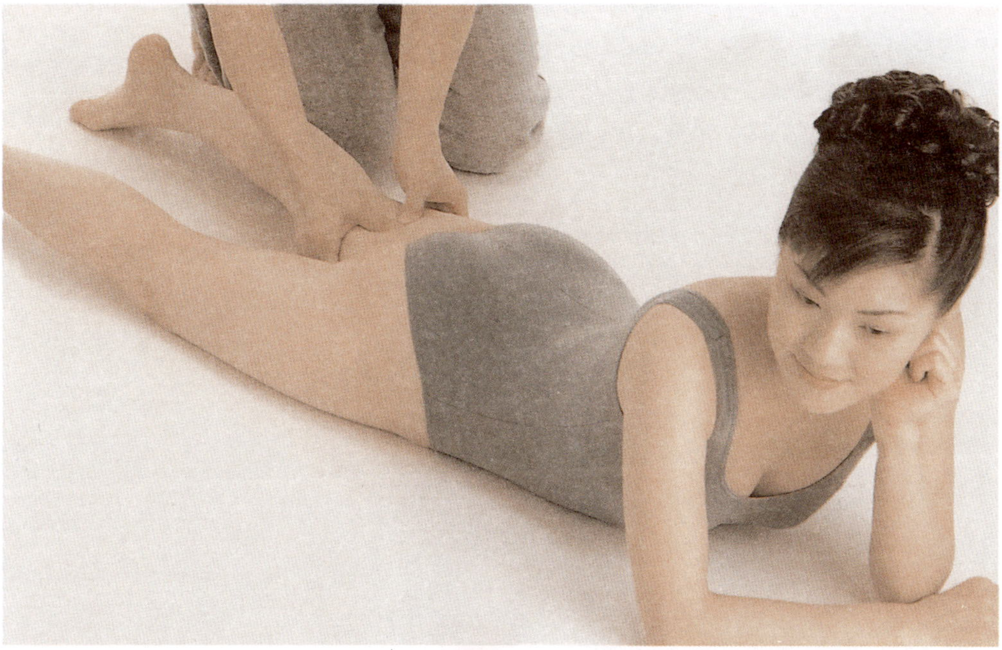

方法一

重叠两手的拇指来指压大腿后侧

力度	节奏	时间
强	中	5

指压手法

保持指压承山穴的姿势，稍微下移即可，指压脚踝中央的解溪穴，如果感觉到刺激有扩及到肌腱，则表示你已成功一半。

方法二

用手掌来刺激敏感的前大腿

力度	节奏	时间
中	中	3

指压手法

请别人帮忙做指压时可以用手掌来进行，而自己做指压时，则坐在椅子上，前臂放在大腿上，分别用自己的体重施力于大腿上的 10 ~ 13 个指压点。

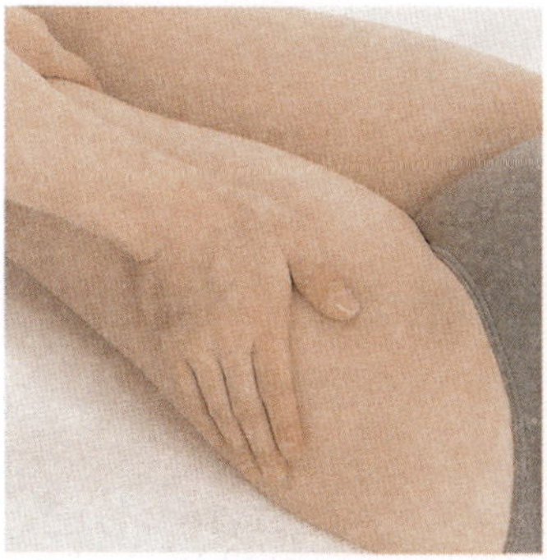

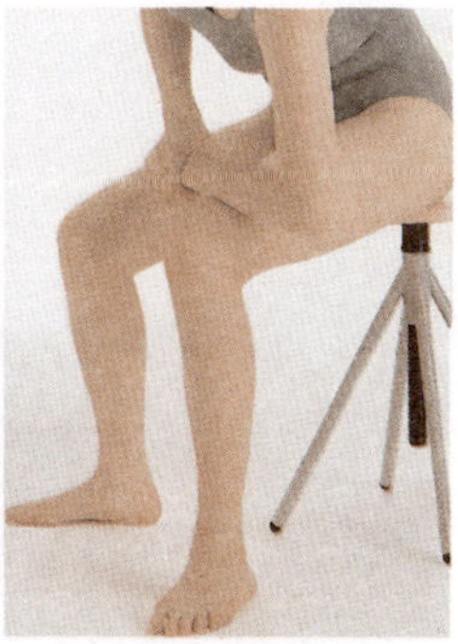

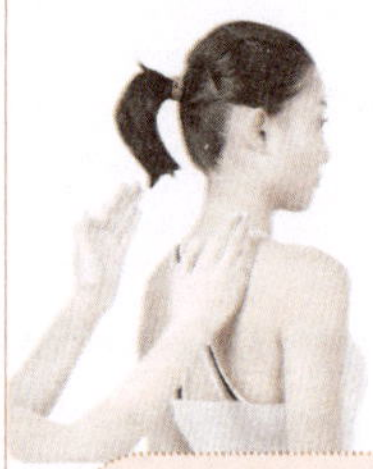

第四章

DISIZHANG

指压祛除四肢病痛

人的手和腿是人行动办事中用得最多的身体部位，也最容易产生各种不适，手足酸麻、浮肿、发冷都是身体不健康的表现。在这种情况下，应尽可能督促自己每日做指压来调养身体，这样便能将积压在手足的疲劳、废物完全清除，从而防止手足病痛的产生，让你每天手脚灵活，轻松上阵。

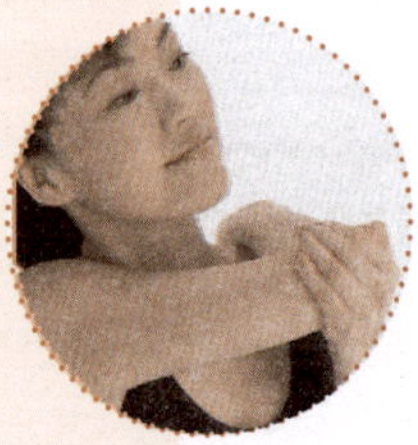

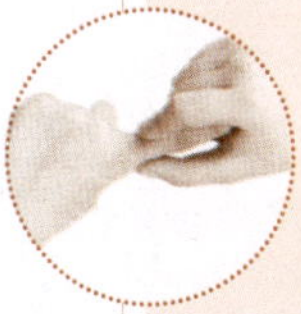

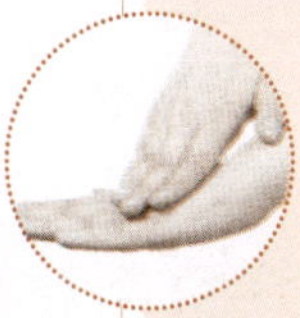

本章看点

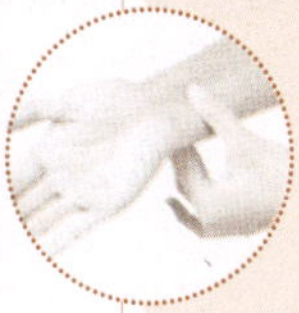

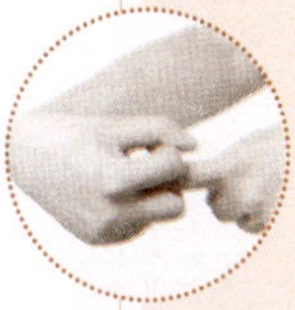

- 手指酸麻

  指压劳宫、郄门、四渎，解除手部麻痹

- 手臂无力、手肘疼痛

  指压手三里、肘髎、上臂后侧，改善手臂血液循环

- 腱鞘炎

  指压偏历、支沟、内关，让五指灵活运动

- 膝盖疼痛

  指压曲泉、阴陵泉，让双腿弹跳自如

- 小腿抽筋

  指压筑宾、委中、脚踝，放松紧绷的小腿肌肉

- 脚麻

  指压环跳、伏兔、胫骨前侧，消除脚部酸麻

- 脚部浮肿

  指压水分、足三里，让腿脚恢复纤细

- 大脚趾侧弯

  指压太冲、公孙，促进大脚趾逐渐复原

- 足部疲劳

  指压涌泉，恢复足部活力

- 足冷

  指压指间、隐白、脚的井穴，让足部温暖起来

028 手指酸麻

指压劳宫、郄门、四渎 解除手部麻痹

对症穴位：劳宫、郄门、四渎

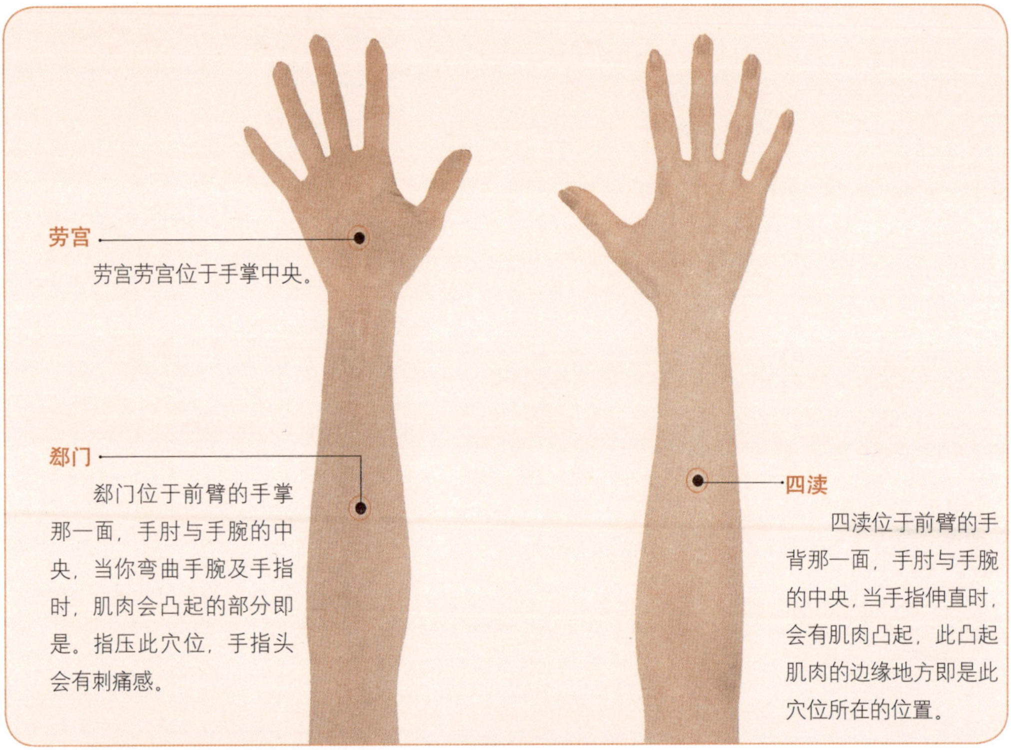

指压前臂中央的穴位，可以解除手部麻痹

▶**手指酸麻怎么办**：指尖有刺痛、麻麻的感觉时，指压穴位是最有效的治疗方法。麻痹感虽出现在指尖，但治疗此症状的穴位却在前臂部分（手腕到手肘的部分）。通常是因为前臂的肌肉、肌腱僵硬，导致血液流通不顺，所以，手指才会产生麻痹感。

▶**见证奇迹疗效**：对治此症的特效穴是前臂的四渎穴及郄门穴。这两个穴位位于前臂的两根骨头之间，所以采针灸方式治疗效果会较为显著，但如果是在家中自行做指压，以指尖立起的方式也可达到深入按摩的效果，可与针灸治疗的效果相媲美。

接着再按压手掌中央的劳宫穴位，即可使手指的麻痹感消失。

手把手教你做指压

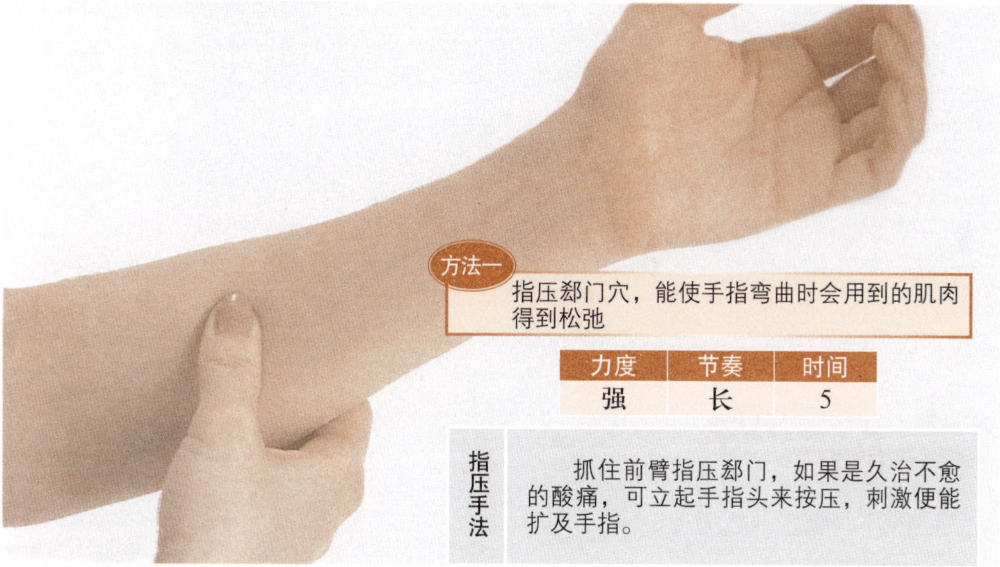

方法一

指压郄门穴，能使手指弯曲时会用到的肌肉得到松弛

力度	节奏	时间
强	长	5

指压手法

抓住前臂指压郄门，如果是久治不愈的酸痛，可立起手指头来按压，刺激便能扩及手指。

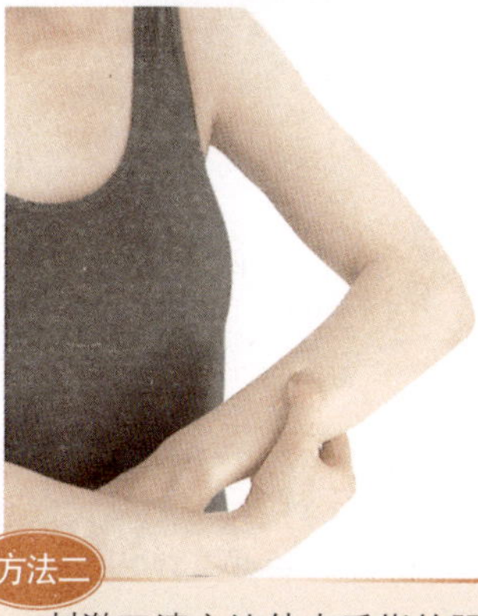

方法二

刺激四渎穴让伸直手指的肌肉得到放松

力度	节奏	时间
强	长	3

指压手法

前臂的后侧也就是手背那一面，有能让手指伸直的肌肉，若以四指按压此处的肌肉，则可治疗手指麻痹的情形。

方法三

用高尔夫球来放松手指肌肉

力度	节奏	时间
弱	长	5

指压手法

用高尔夫球来刺激手掌中央的劳宫穴，能使手指更灵活自如，建议你用两手挟住高尔夫球的方式来消解手部的疲劳。

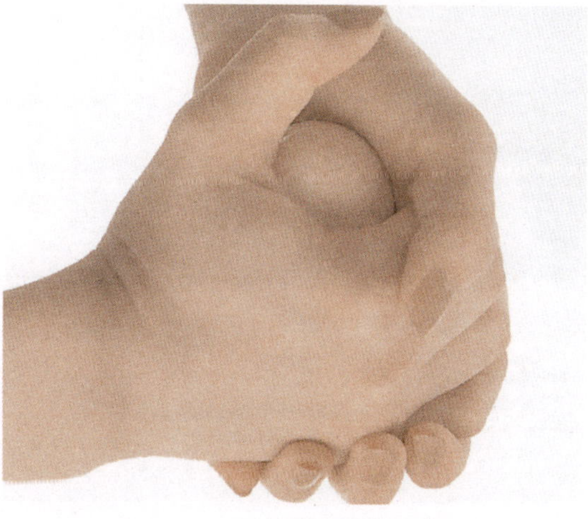

寻根究源记穴位

劳宫穴

小议劳宫穴

劳，劳作的意思；宫，宫殿的意思；“劳宫”的意思是指心包经的高热之气在此处穴位带动脾土中的水湿汽化为气。本穴物质为中冲穴传来的高温干燥之气，行至本穴后，高温之气传热于脾土，使脾土中的水湿随之汽化，穴内的地部脾土未受其气血之生，反而付出其湿，如人的劳作付出一样，所以名“劳宫”。

标准取穴的技巧

功效 镇静安神、清热解毒。

配伍治病

中暑昏迷：配水沟、十宣、曲泽和委中。

口疮、口臭：配金津、玉液和内庭。

劳宫

当第二、三掌骨之间偏于第三掌骨，中指所对应的掌心的位置即是。

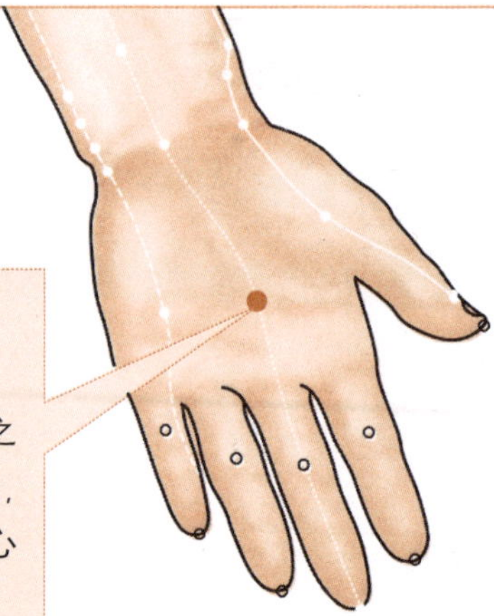

小穴位，大功效

劳宫穴

这个穴位能够治疗各种瘙痒症状，尤其是手掌痒，比如鹅掌风。

长期按压这个穴位，对于中风昏迷、中暑、心绞痛、呕吐、口疮、口臭、癔病、精神病、手掌多汗症、手指麻木等，具有很好的调理和保健效果。

寻根究源记穴位　郄门穴

小议郄门穴

郄，是孔隙的意思；门，是出入的门户。“郄门”的意思是指心包经的体表经水由此回流体内经脉。此穴物质为曲泽穴传来的温热经水，行至本穴后由本穴的地部孔隙回流心包经的体内经脉，所以叫做“郄门”。

标准取穴的技巧

功效 宁心安神、清营止血。

配伍治病

咯血：配大陵。

心痛：配曲泽、大陵。

急性缺血性心肌损伤：配内关。

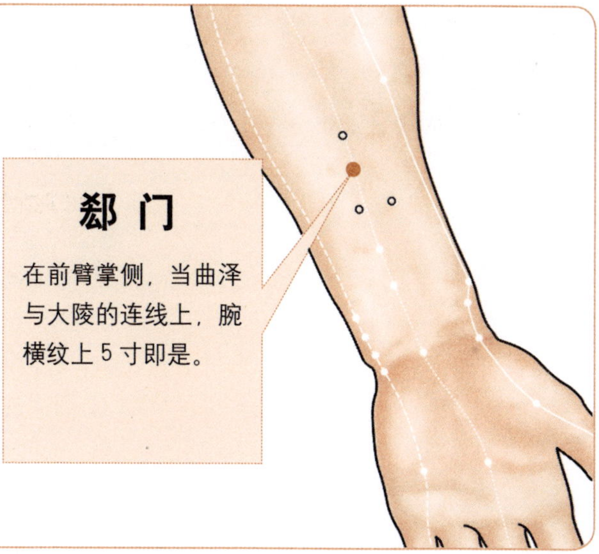

小穴位，大功效

郄门穴

- 此穴可治疗循环系统疾病，如心绞痛、心肌炎、风湿性心脏病、心悸。
- 可治疗神经系统疾病，如膈肌痉挛、癔病、精神病。
- 还可治疗乳腺炎、胸膜炎、胃出血等。

寻根究源记穴位　四渎穴

小议四渎穴

四，为数量词；渎，是小沟渠的意思。“四渎”的意思是指三焦经气血在此冷降为地部经水。此穴物质为三阳络穴传来的水湿云气，在本穴的变化为部分水湿冷降归地，降地之水形成向穴外流溢的数条小沟渠之状，所以叫做“四渎”。

标准取穴的技巧

功效 祛湿降浊。

配伍治病

肩臂痛：配三阳络、消泺、肩髎、天髎、肩外俞。

手指伸展不利，上肢不遂：配三阳络、阳溪。

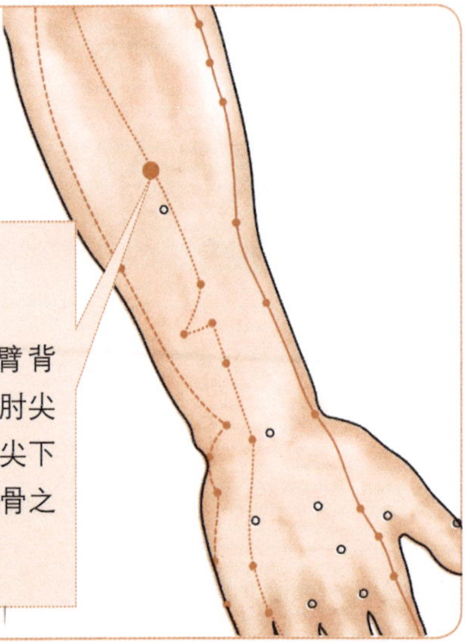

四渎

位于人体的前臂背侧，当阳池穴与肘尖穴的连线上，肘尖下5寸，尺骨与桡骨之间即是。

小穴位，大功效

四渎穴

- 此穴可治疗五官科疾病，如耳聋牙痛、咽喉痛。
- 此穴还可治疗偏头痛、上肢麻痹瘫痪、神经衰弱、眩晕、肾炎等。

手臂无力、手肘疼痛

029

指压肘髎、上臂后侧 改善手臂血液循环

对症穴位：肘髎上臂后侧

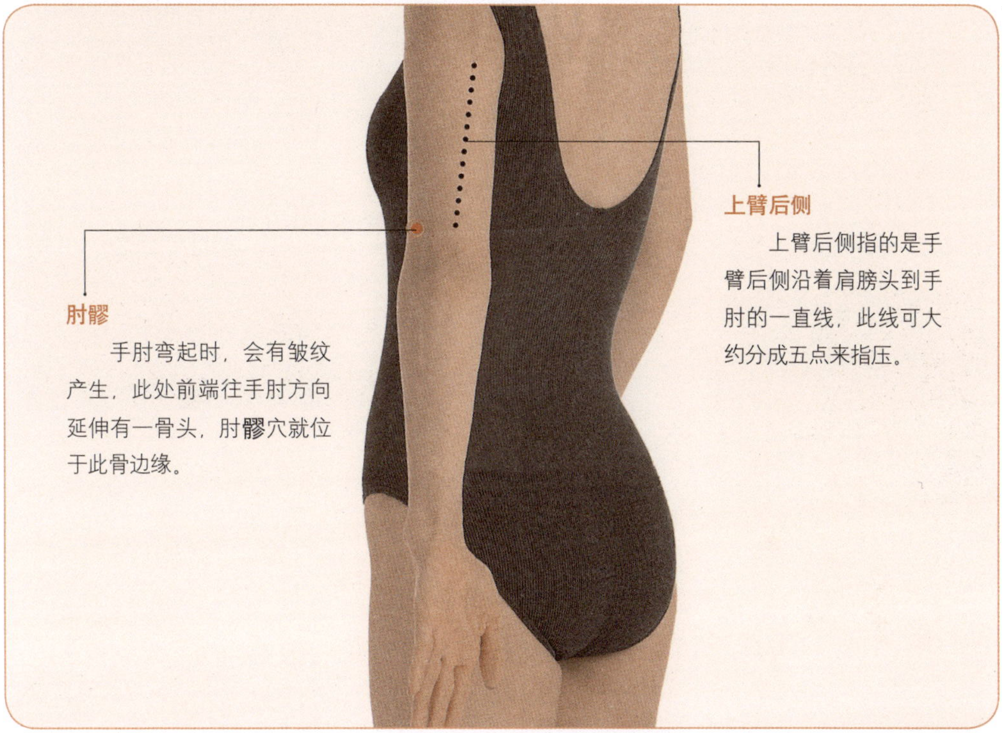

伸展臂膀肌肉及刺激穴位可以改善血液循环

手臂无力、手肘疼痛怎么办：长时间操作键盘会使你手臂无力。一般而言，头部的疲累也会波及到手臂，而这往往也是早晨无法早起的原因。另外感冒引起的身体不适，也会有手臂酸痛的现象产生。

见证奇迹疗效：对治方法就是指压手臂后侧及手肘的穴位如肘髎、手三里，因为平时的活动比较不易刺激到此处，故指压时会有刺痛感，此刻，你一定要耐得住疼痛，才会有疗效。最后将手搭在另一侧的肩膀上，尽量地伸展肌肉，这样才能帮助血液循环通畅，手臂才可以活动自如，连带的烦躁感也会消失。

此外，这个穴位的指压疗法对因运动过度而引发的手肘酸痛也非常有效。

手把手教你做指压

方法一

手肘疼痛时，可刺激肘关节的肘髎穴

力度	节奏	时间
弱	中	5

指压手法

拇指压住肘髎穴，用较强的力道按压。如果前臂有疼痛感，就表示你找对了穴位，此时，再立起指头朝肘关节方向用力压下，肘痛自然可痊愈。

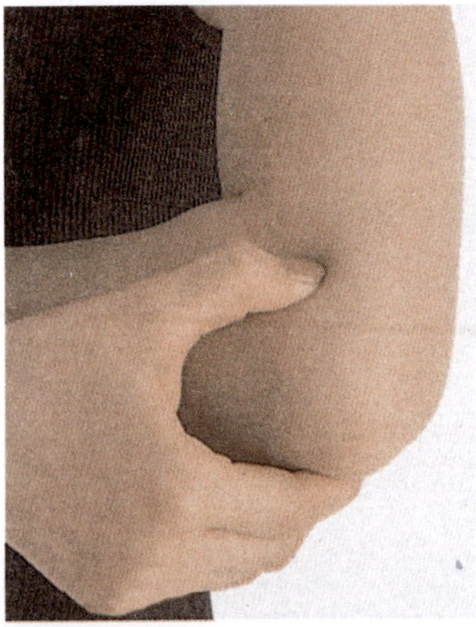

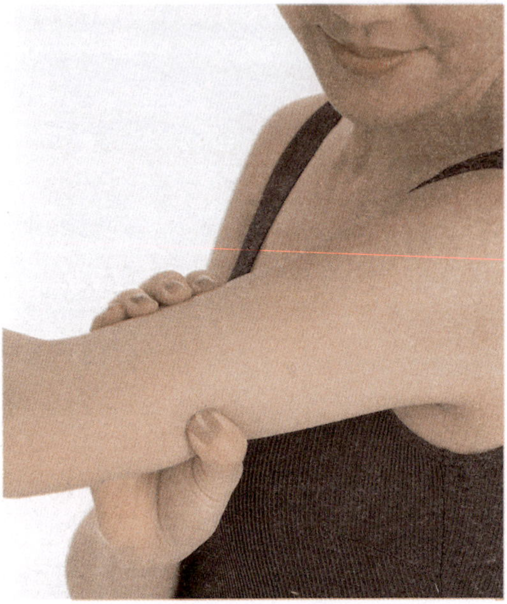

方法二

手臂后侧可分成五点以抓捏方式按摩

力度	节奏	时间
强	长	5

指压手法

以抓住手臂的方式，分别用拇指指压手臂后侧的五点。手掌向上、手臂伸直，便可轻松做指压。

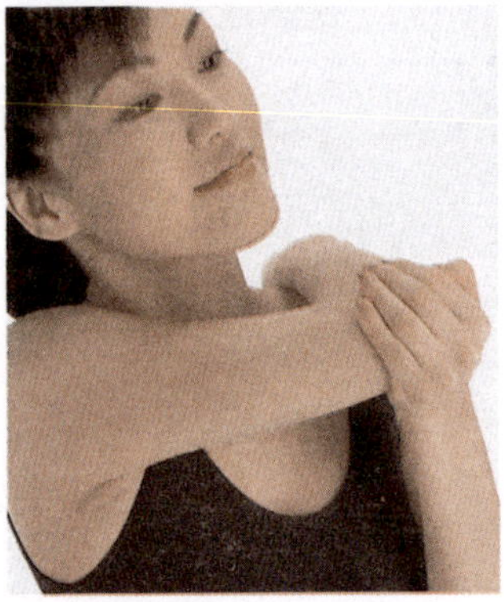

方法三

最后再伸展手臂

力度	节奏	时间
中	长	5

指压手法

手掌支撑着手肘，将手肘头拉向另一方的肩膀，使肌肉得到充分伸展，如此手臂后侧的肌肉就能全部刺激到。

寻根究源记穴位

肘髎穴

小议肘髎穴

肘，是指此穴位位于人的肘尖部，是该穴所在部位；髎，是骨头的孔隙，指穴内气血的运行通道为孔隙。“肘髎”的意思是指大肠经经水由地之天部流入地之地部。本穴物质为手三里穴降地之雨流来的地部经水，至本穴后经水循地部孔隙从地之天部流入地之地部，所以叫做“肘髎穴”。

标准取穴的技巧

功效 冷降水湿。

配伍治病

肘臂酸痛和痉挛：配曲池、手三里。

肩周炎：配肩髎。

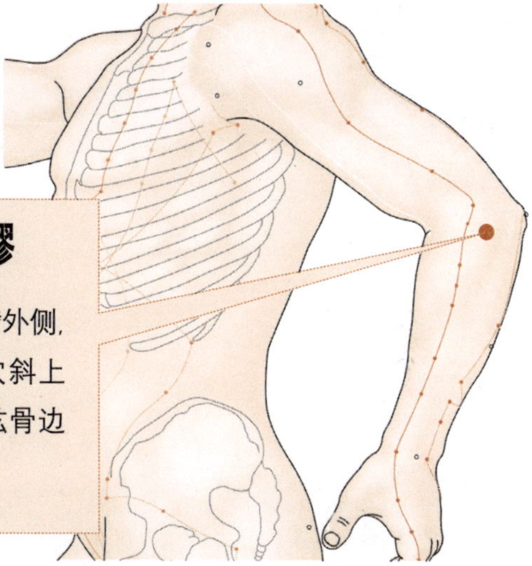

肘髎

位于人体的臂外侧，屈肘，曲池穴斜上方1寸，当肱骨边缘处即是。

小穴位，大功效

肘髎穴

- 肘臂部疼痛、麻木、挛急。
- 此穴还常被用来治疗运动系统疾病，如肩周炎、肱骨外上髁炎等肘关节病。

030 腱鞘炎

指压偏历、支沟、内关 让五指灵活运动

对症穴位：偏历、支沟、内关

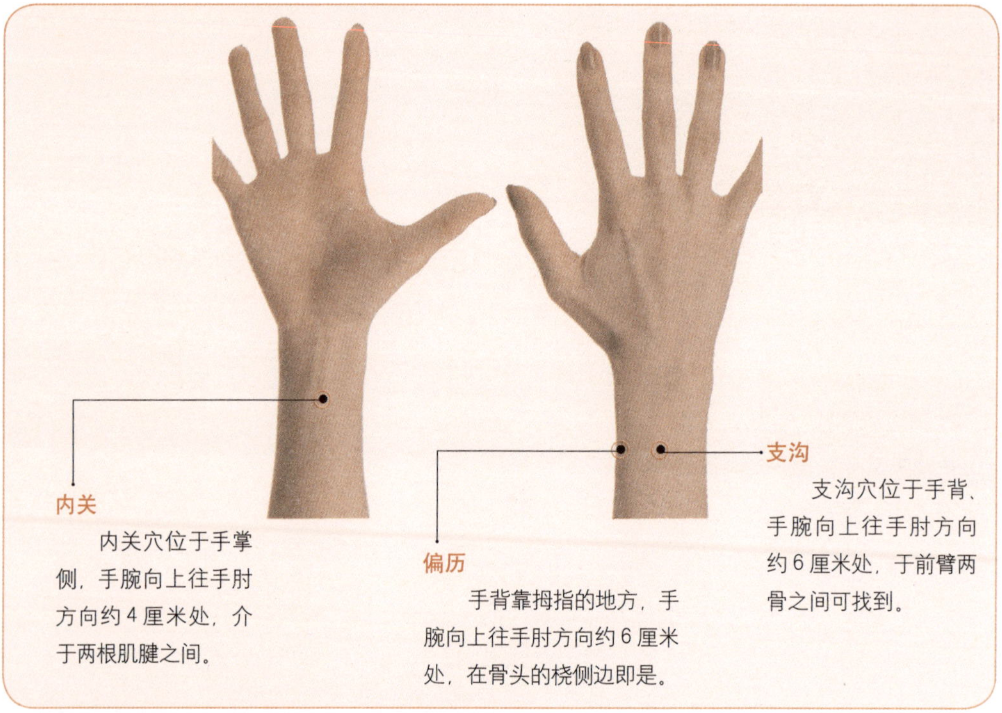

不同的手指各有其不同的治疗穴位

▶腱鞘炎怎么办：肌肉开始与结束的地方都有肌腱，并且是附着在骨关节上。因为有肌腱，所以关节能够弯曲，但如过度使用肌腱，会使关节的肌腱肿胀，关节就无法动弹，这是因为包裹肌腱的部分发炎所引起的，也就是所谓的腱鞘炎。

腱鞘炎发生在所有有肌腱生长的地方，这里只是就手指弯曲时关节疼痛的情形来加以说明。

▶见证奇迹疗效：拇指疼痛时要指压偏历穴；中指疼痛时指压手掌侧的内关穴；无名指疼痛时指压手背侧的支沟穴，平时就应时常指压手部的穴位来预防疼痛，不要等到手指无法自由弯曲时再来补救，那就为时已晚了！

此外，这个穴位的指压疗法对因运动过度而引发的手肘酸痛也非常有效。

手把手教你做指压

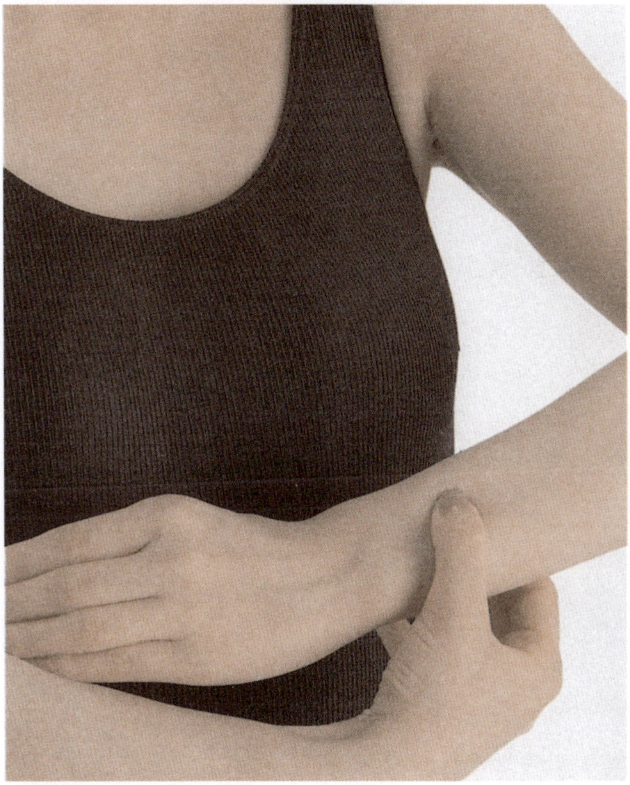

方法一

用拇指按压支沟穴来治疗无名指的抽筋

力度	节奏	时间
强	中	5

指压手法

指压支沟穴能有效治疗无名指的抽筋，此时要稍微立起拇指指头施以较强的力道刺激即可达到疗效，最重要的是它可松弛骨头之间紧绷的肌肉。

方法二

按压偏历穴来治疗拇指的疼痛

力度	节奏	时间
中	长	5

指压手法

疼痛的一手横放，另一手托住该手臂，大拇指对准偏历穴，以稍强的力量指压为佳。

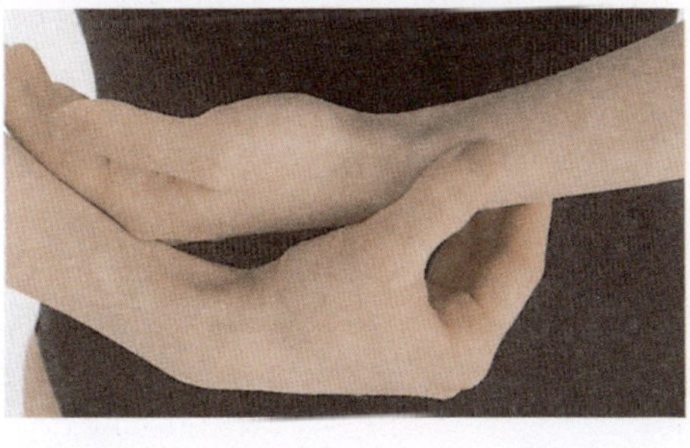

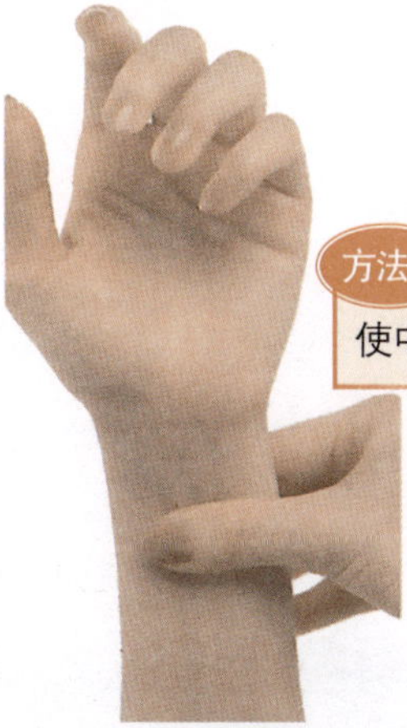

方法三

使中指活动自如的内关穴

力度	节奏	时间
中	中	5

指压手法

刺激此穴位可改善中指抽筋的症状。用拇指指腹仔细揉推僵硬的肌腱，待肌腱松弛时，抽筋的现象也就消失无踪了。

寻根究源记穴位

偏历穴、支沟穴

小议偏历穴、支沟穴

偏，与正相对，偏离之意；历，经历的意思。“偏历”指本穴的气血物质偏离大肠正经而行。此穴物质为阳溪穴传来的炎上之气，在到达本穴后因进一步受热膨胀并向外扩散，而由于肺经所处的西方之地天部之气不足，所以本穴的膨胀扩散之气偏行肺经，所以叫做“偏历穴”。

支，指树枝的分杈；沟，沟渠。“支沟”的意思是指三焦经气血在这个穴位吸热扩散。本穴物质为外关穴传来的阳热之气，水湿较少，到达本穴后，又进一步吸热胀散为高压之气，此气按其自身的阳热特性，循三焦经经脉渠道向上、向外而行，扩散之气像树的分杈一样，所以名“支沟”。

标准取穴的技巧

功效 清热利尿、通经活络。

配伍治病

手臂疼痛：配曲池。

偏历

屈肘，在前臂背面桡侧，当阳溪与曲池连线上，腕横纹上3寸即是。

功效 传递气血、生发风气。

配伍治病

胸胁疼痛：配阳陵泉和外关。

便秘：配足三里和天枢。

支沟

位于人体的前臂背侧，当阳池穴与肘尖的连线上，腕背横纹上3寸，尺骨与桡骨之间即是。

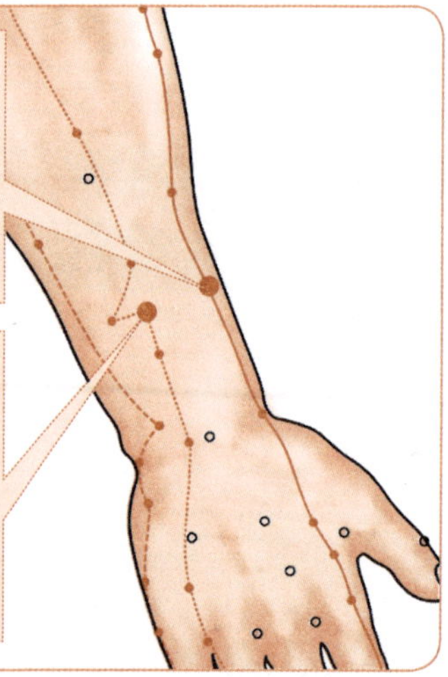

小穴位，大功效

偏历穴

- 此穴主治五官科系统疾病，如鼻衄、结膜炎、耳聋、耳鸣、牙痛。
- 还可治疗面神经麻痹、扁桃体炎、前臂神经痛。

支沟穴

- 经常按摩这个穴位，可以有效治疗便秘。
- 长期按压这个穴位，对耳鸣、耳聋、肩臂痛、心绞痛、肋间神经痛、乳汁分泌不足、产后血晕等病症，具有很好的调理和保健作用。

寻根究源记穴位

内关穴

小议内关穴

内，内部；关，关卡；“内关”是指心包经的体表经水由此穴位注入体内。本穴物质是间使穴传来的地部经水，流至本穴后，由本穴的地部孔隙从地之表部注入心包经的体内经脉，心包经体内经脉经水的汽化之气无法从本穴的地部孔隙外出体表，如同被关卡阻挡住了一样，所以名“内关”。

标准取穴的技巧

功效 疏导水湿。

配伍治病

痛经：配三阴交和素髎。

落枕：配外关。

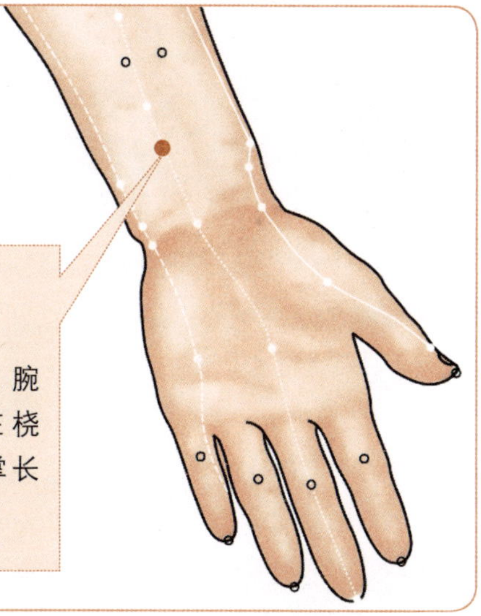

内关

位于前臂正中，腕横纹上2寸，在桡侧屈腕肌腱同掌长肌腱之间。

小穴位，大功效

内关穴 ▶

- 此穴位可治疗怀孕呕吐、晕车、手臂疼痛、头痛、眼睛充血、恶心想吐、胸肋痛、上腹痛、腹泻、痛经等。
- 长期按压这个穴位，对心绞痛、精神异常、风湿疼痛、胃痛、中风、哮喘、偏瘫、偏头痛、产后血晕、忧郁症等，具有明显的改善和调理作用。
- 长期按压这个穴位，还能够治疗失眠、心悸等。

031 膝盖疼痛

指压曲泉、阴陵泉 让双腿弹跳自如

对症穴位：曲泉、阴陵泉

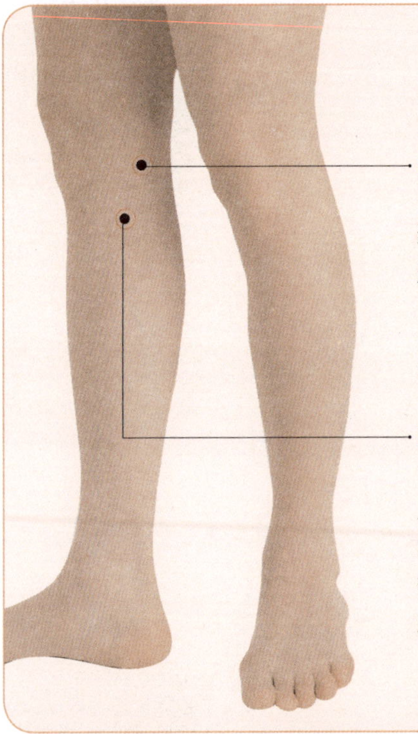

曲泉

曲泉位于膝盖内侧，曲膝而产生横纹时，膝关节凹陷的地方。按压此处时膝关节内会有刺痛的感觉。

阴陵泉

阴陵泉位于膝盖内侧，沿着胫骨向上移动，会在膝下触摸到一块大骨头，阴陵泉穴就在这块骨头的下侧，当膝盖弯曲时，就能轻易找到它。即使是轻压此穴位，膝盖头也会有疼痛感。

久治不愈的膝盖疼痛可用香来温热治疗

▶**膝盖疼痛怎么办：**当你盘腿而坐或走路时，如果觉得膝盖疼痛或膝关节有沉重感的情形，不妨试试这里所介绍的穴位疗法。特别是膝盖内侧的穴位是属于平时活动较难刺激到的地方，所以，指压此穴位效果会更显著。

▶**见证奇迹疗效：**另外，对长期性的膝盖疼痛而言，施以灸疗法是非常有效的。虽然灸疗法的缺点是会在皮肤上留下疤痕，但是在此介绍的是不必接触皮肤便可达到温灸疗效的方法，就是用线香来做温灸治疗。

将香点着，并将火慢慢移近穴位约离一厘米处，让热气传到皮肤，当你感觉烫后再移开，重复几次后，就能见效。左右两腿的穴位均可运用此法进行刺激。

手把手教你做指压

方法一

双手拇指往膝盖方向施力轻压阴陵泉穴

力度	节奏	时间
中	中	3

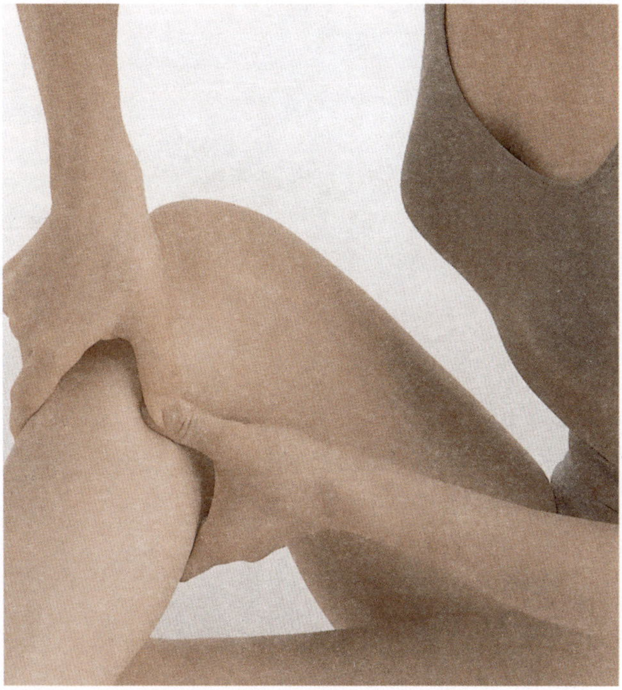

指压手法

坐下并曲膝，两手以抓住小腿的方式指压，为使力道稳定，可将左右拇指重叠往膝盖方向施力来做指压。

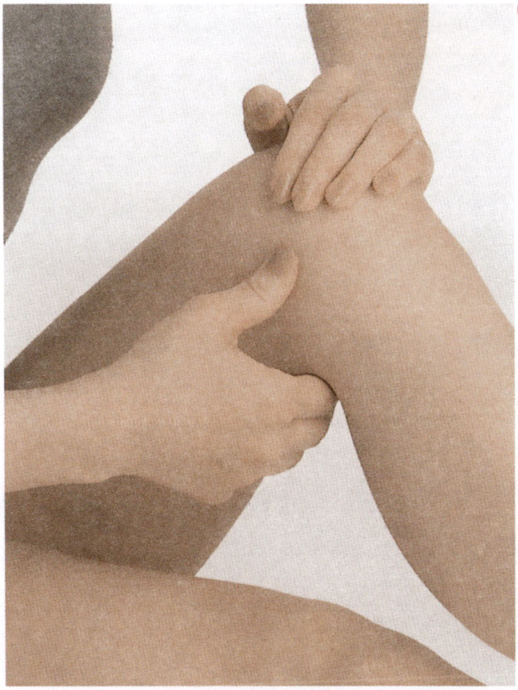

方法二

指压或用线香温灸膝关节的曲泉穴

力度	节奏	时间
中	中	5

指压手法

只要用拇指指压曲泉穴其实就很有成效。但对于长期性或久治不愈的疼痛，则可利用香之热气来温热穴位，当香慢慢靠近穴位，等到觉得烫热时再移开，如此反复即可改善膝痛。

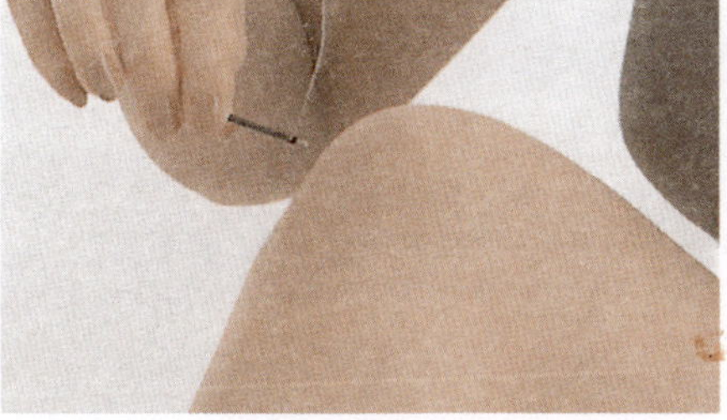

寻根究源记穴位　曲泉穴

小议曲泉穴

曲，隐秘的意思；泉，泉水的意思。“曲泉”的意思是指肝经的水湿云气在此穴位处聚集。本穴物质为膝关穴传来的水湿之气，到达本穴后为聚集之状，大量水湿就像隐藏在天部之中，因此名“曲泉”。本穴为肝经气血的会合之处，所以是肝经合穴。因为本穴物质为肝经的水湿之气会合而成，性寒湿润下，表现出肾经气血的润下特征，所以在五行中属水。

标准取穴的技巧

功效 清利湿热、通调下焦。

配伍治病

外阴部肿痛：配大敦、太冲；

遗精：配关元、气海。

阴部瘙痒：配血海、膈俞、曲池、三阴交。

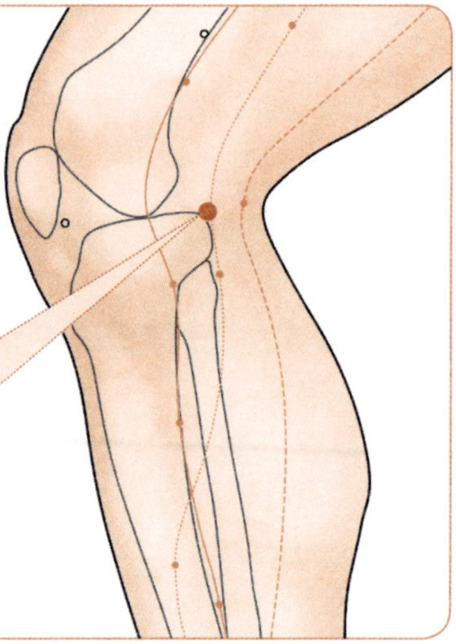

曲泉

位于膝关节内侧面横纹内侧端，股骨内侧髁的后缘，半腱肌、半膜肌止端的前缘凹陷处。

小穴位，大功效

曲泉穴

- 经常按摩这个穴位，对月经不调、痛经、白带、阴挺、阴痒、产后腹痛、遗精、阳痿、疝气、小便不利、头痛、目眩、癫狂、膝膑肿痛、下肢痿痹等症状，具有明显的疗效。
- 配丘墟穴、阳陵泉穴，治疗胆道疾患；配肝俞穴、肾俞穴、章门穴、商丘穴、太冲穴，治疗肝炎。
- 配复溜穴、肾俞穴、肝俞穴，治疗由于肝肾阴虚引起的眩晕、翳障眼病。
- 配支沟穴、阳陵泉穴，治疗心腹疼痛、乳房胀痛、疝痛。
- 配归来穴、三阴交穴，治疗由于肝郁气滞引起的痛经和月经不调。

寻根究源记穴位　阴陵泉穴

小议阴陵泉穴

阴，水的意思；陵，土丘的意思；泉，水泉穴。“阴陵泉”的意思就是指脾经地部流行的经水和脾土物质的混合物在此穴中聚合堆积。此穴物质为地机穴流来的泥水混合物，因为本穴位于肉之陷处，泥水混合物在穴中沉积，水液溢出，脾土物质沉积为地之下部翻扣的土丘之状，所以名“阴陵泉”。

标准取穴的技巧

功效 清脾理热、宣泄水液、化湿通阳。

配伍治病

腹胀、腹泻：配足三里、上巨虚。

小便不利：配中极、膀胱俞、三阴交。

阴陵泉

位于小腿内侧，胫骨内侧髁后下方凹陷处即是。

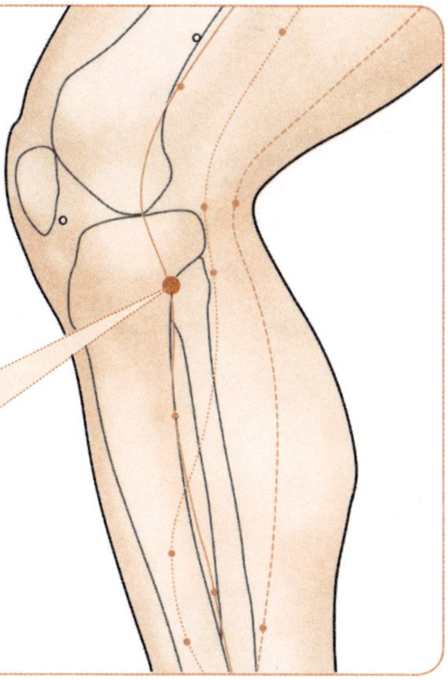

小穴位，大功效

阴陵泉穴

- 这个穴位能够清脾理热、宣泄水液、化湿通阳，对通利小便，治疗脐下水肿具有特效。
- 按摩这个穴位，能够使腹胀、腹绞痛、肠炎痢疾、膝痛等得到缓解。
- 长期按压这个穴位，对尿潴留、尿失禁、尿路感染、月经不调、阴道炎、膝关节及周围软组织疾患，具有很好的改善、调理和保健效果。

032 小腿抽筋

指压筑宾、委中、脚踝 放松紧绷的小腿肌肉

对症穴位：筑宾、委中、脚踝

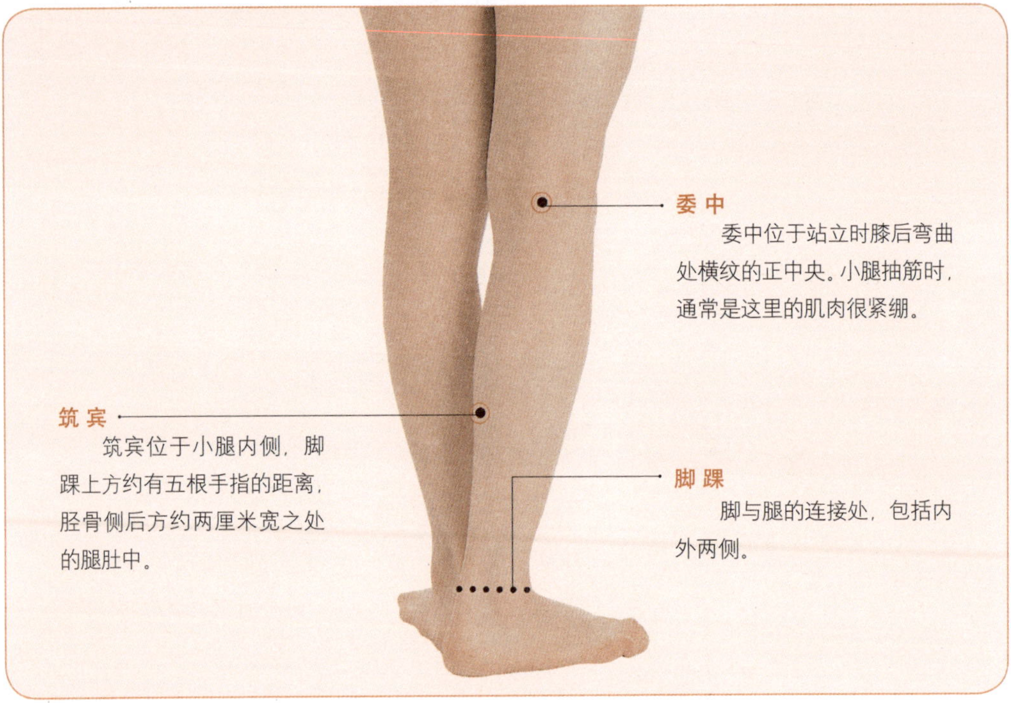

刺激膝盖内侧及脚踝来消除小腿肌肉的紧绷度

▶小腿抽筋怎么办：小腿肌肉僵硬会使你常常抽筋而导致剧烈疼痛。常为此症状所苦的人就好好记住这个穴位，在紧要关头一定能立即派上用场。

通常简单的方法才容易记得住，所以在所有可治疗小腿抽筋的穴位中，特别为你介绍膝盖内侧的委中穴及脚踝的穴位。

▶见证奇迹疗效：刺激小腿上下两侧的穴位，即可使脚部的血液循环变好，这样小腿肌肉的疼痛自然会消失。

当疼痛消失，可以走路的时候，就要接着温热小腿肚。由于小腿抽筋是因脚部长期冰冷及疲累所引起的，所以，釜底抽薪之法就是从肌肉本身开始按摩，才能达到效果。如果能再指压本节所介绍的穴位，效果就更佳了。

手把手教你做指压

方法一

用高尔夫球刺激筑宾穴可预防小腿抽筋

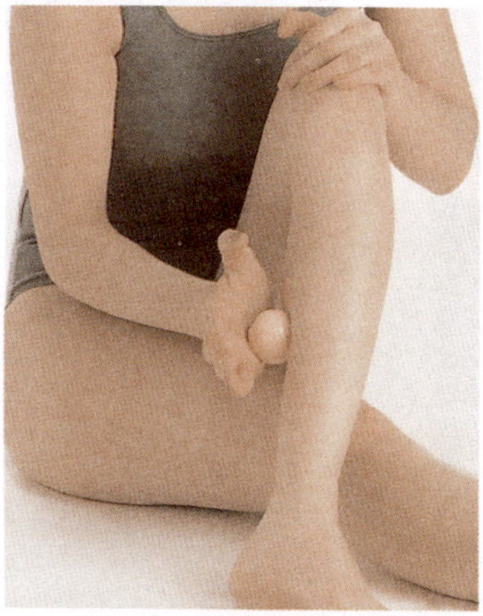

力度	节奏	时间
强	中	5

指压手法

小腿抽筋时用拇指指压此穴，可使小腿肌肉得到松弛。另外，有效地预防之道是时常在此穴位上滚动高尔夫球。

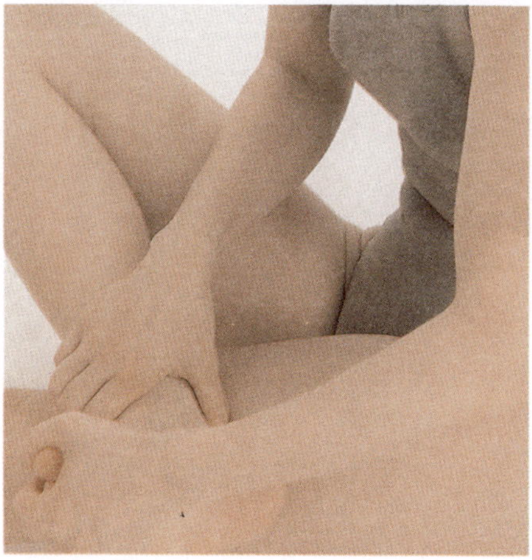

方法二

转动足踝让血液输送到小腿肌可治愈抽筋

力度	节奏	时间
中	长	5

指压手法

一只手抓住脚踝上方使其固定，另一只手握着脚尖转动脚踝，尽可能地大幅度转动，才能达到效果。这种方式可加强脚部的血液循环，并能有效预防小腿抽筋。

方法三

弯曲膝盖对委中穴做较深入的指压

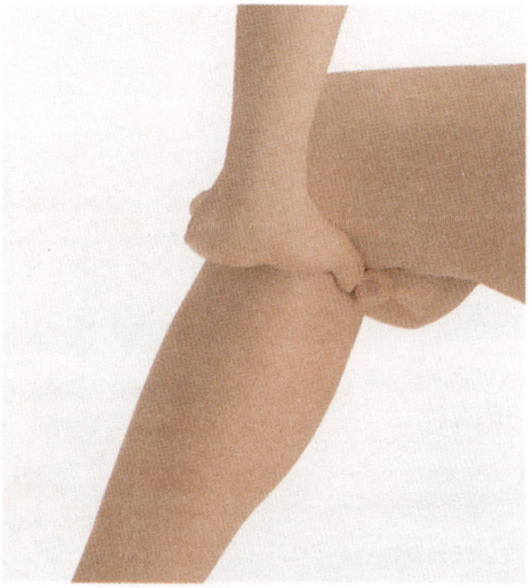

力度	节奏	时间
强	中	5

指压手法

自己指压委中穴位时，采双手扣住膝盖的方式，以左右大拇指来刺激，持续指压到肌肉舒展开来为止，如此，抽筋的状况将会有所改善。

寻根究源记穴位

筑宾穴

小议筑宾穴

筑，与“祝”相通，庆祝；宾，指的是宾客。“筑宾”的意思是足三阴经气血混合重组后的凉湿水气在这个穴位交于肾经。此穴物质是从三阴交穴传来的凉湿水气，性同肺金之气，由此穴传入肾经后，为肾经所喜庆，本穴受此气血如待宾客，所以名“筑宾”。此穴也是阴维脉郄穴，因为本穴气血细少，就像从孔隙中传来的一样。

标准取穴的技巧

功效 散热降温。

配伍治病

水肿：配肾俞和关元。

疝气：配大敦和归来。

筑宾

在太溪穴与阴谷穴的连线上，太溪穴上5寸，腓肠肌肌腹的内下方。

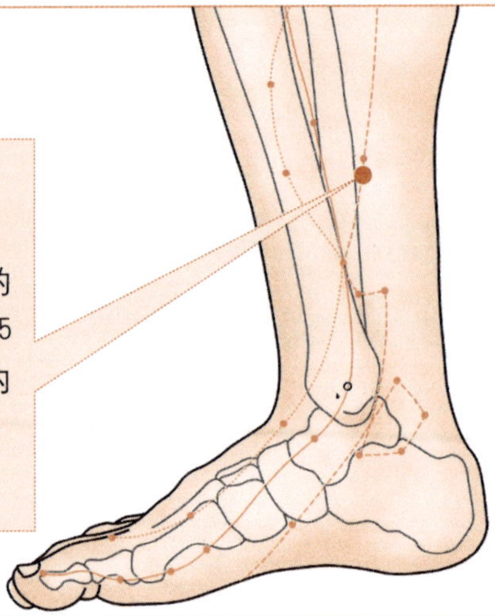

小穴位，大功效

筑宾穴

- 按摩此穴位有散热降温的作用。
- 经常按摩这个穴位能够排毒，如药物中毒、吗啡中毒。
- 长期按压此穴位对癫痫、精神分裂症、肾炎、膀胱炎、睾丸炎、盆腔炎、舌肥大，阳痿、呕吐涎沫、疝痛、小儿脐疝、小腿内侧痛等，具有明显疗效。

寻根究源记穴位　委中穴

小议委中穴

委，堆积的意思；中，穴内气血所在为天、人、地三部的中部。“委中”的意思是指膀胱经的湿热水气在这里聚集。此穴物质是膀胱经膝下部各穴上行的水湿之气，吸热后的上行之气，在穴中呈聚集之状，因此称“委中”。“委中穴”也叫“腘中穴”“郄中穴”“血郄穴”。在五行中，此穴属土。因为此穴位物质为天部的湿热水气，在本穴为聚集之状，有土的不动之义，所以属土。

标准取穴的技巧

功效 通络止痛、利尿祛燥。

配伍治病

腰痛：配肾俞、阳陵泉、腰阳关、志室、太溪。

便血：配长强、次髎、上巨虚、承山。

委中

横纹中点，股二头肌腱与半腱肌肌腱的中间即是。

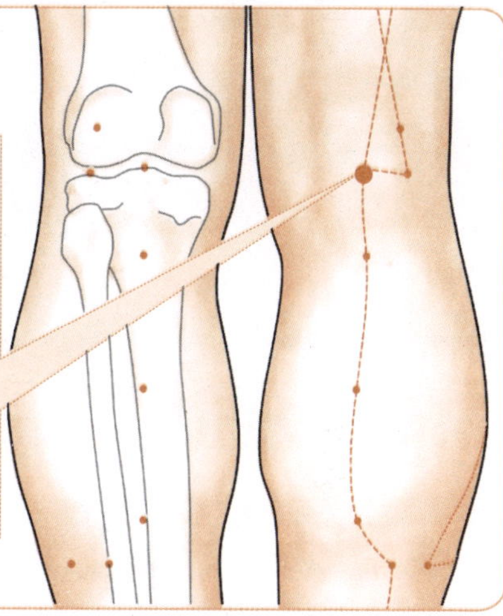

小穴位，大功效

委中穴

- 按摩这个穴位，具有通络止痛、利尿祛燥的作用。
- 长期按摩此穴位，对腰背、腿部的各种疾病，如腰腿无力、腰痛、腰连背痛、腰痛不能转侧等，都有良好的疗效。
- 长期按摩这个穴位，能够有效治疗四肢发热、热病汗不出、小便难，以及中暑、急性胃肠炎、坐骨神经痛、小腿疲劳、颈部疼痛、下肢瘫痪、臀部疼痛、膝关节疼痛、腓肠肌痉挛等病症。

033 脚麻

指压环跳、伏兔、胫骨前侧 消除脚部酸麻

对症穴位：环跳、伏兔、胫骨前侧

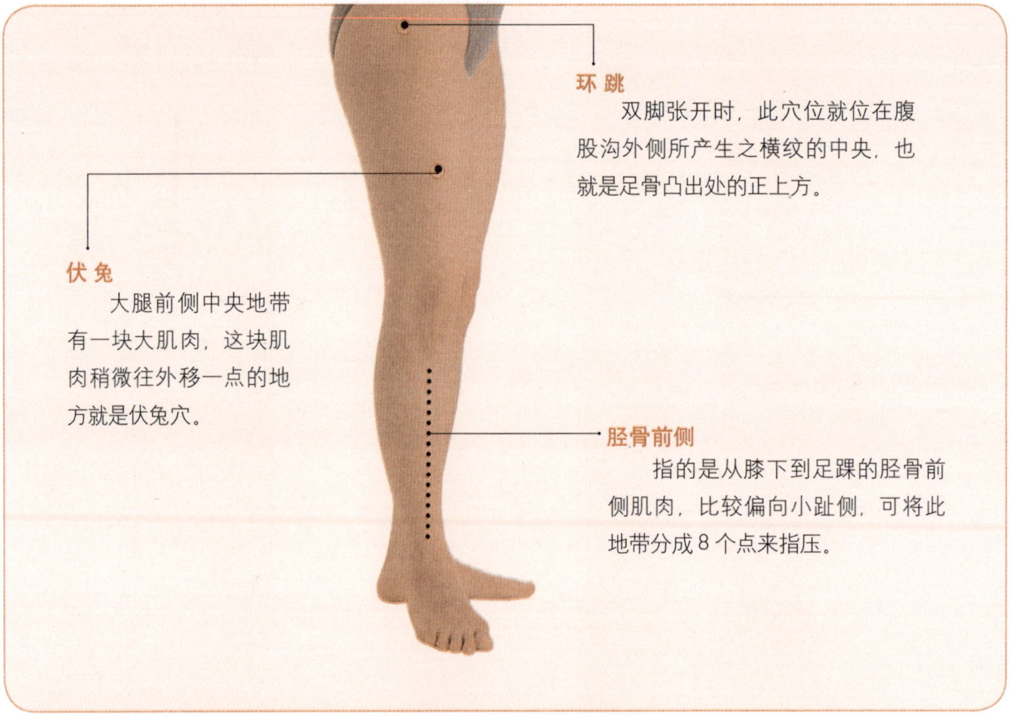

只要刺激环跳穴连脚尖的麻痹感都能消解

脚麻怎么办：如果你走路时觉得脚很不舒服，甚至脚底感到冰冷及酸麻，这是因为平时运动不够所引起的。

此刻你可横躺下来，试着指压大腿与臀部连接处附近的环跳穴，由于这里是走路、跑步、跳跃时会运动到的部位，所以命名为环跳穴。

见证奇迹疗效：指压的方法请参照下页图片。在指压进行的同时，脚尖、大腿及小腿会有麻麻的感觉，但你一定要稍加忍耐，才能获得意想不到的效果。

接着用手掌依序指压大腿前侧肌肉、伏兔穴及小腿。指压完后，可试着站起来看看，定会发现指压前后差异相当显著。

手把手教你做指压

方法一

指压环跳穴要侧躺才容易进行

力度	节奏	时间
强	长	5

指压手法

这是一个要侧躺才容易进行指压的穴位。位于上方的那一脚，膝盖要触及地板，双手的拇指交迭置于环跳穴之上，将体重集中在拇指，垂直施力，此刻趾尖会有麻麻的感觉。

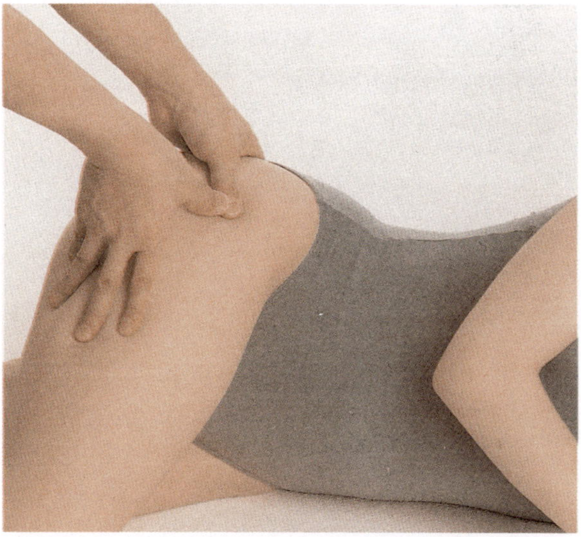

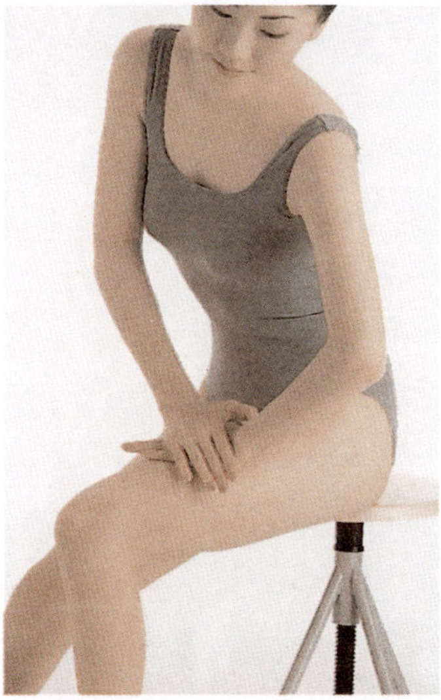

方法二

上半身稍微往前倾以体重来按压伏兔穴

力度	节奏	时间
中	中	5

指压手法

坐在椅子上脚着地，形成屈膝状态，以手掌对准伏兔穴，然后上半身稍微前倾，以全身的重量做指压。

爱心小提示

时间若充足可指压大腿后侧

前大腿的肌肉若得到舒展，麻痹感就会消失，如果时间还够，顺便也替后大腿做一下指压，以求达到平衡。另外，因腰部受寒而引起的足部麻痹，也是必须要伸展大腿肌肉才有明显效果的，可依腿部指压的要领推拿后大腿的肌肉，才能完全治好容易脚麻的毛病。只是后大腿肌肉比较不方便自己动手，所以可请别人代劳。

寻根究源记穴位 | 环跳穴

小议环跳穴

环，一种圆形而中间有孔的玉器，或者一串连环中的某一节，这里指穴内物质为天部肺金特性的凉湿之气；跳，跳动的意思，阳之健，这里指穴内阳气健盛。“环跳”的意思是指胆经水湿在这里大量气化为天部阳气。本穴物质为肩髎穴传来的地部水湿，到达本穴后，水湿渗入穴内丰满的肌肉中并气化为天部的阳气，穴内阳气健盛，所以名“环跳”，也称“膑骨”“髋骨”“分中”“环各”“髀枢”“髀厌”。

标准取穴的技巧

功效 运化水湿。

配伍治病

下肢痹痛：配殷门、阳陵泉和委中。

风疹：配风池和曲池。

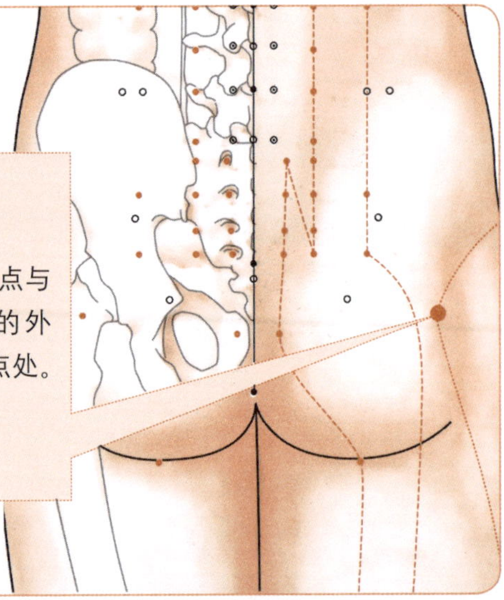

环跳

股骨大转子最凸点与骶管裂孔连线的外1/3与中1/3交点处。

小穴位，大功效

环跳穴 ▶

这个穴位对腰痛、背痛、腿痛、坐骨神经痛等疾病具有特效。

长期按摩这个穴位，对下肢麻痹、腰部肌炎、大腿肌炎、膝部肌炎、风疹、脚气等症状，具有很好的调理、改善、医治和保健作用。

寻根究源记穴位　伏兔穴

小议伏兔穴

伏，停伏、降伏的意思；兔，五行中属卯木，喻风；“伏兔”的意思就是指胃经气血物质中的脾土微粒在此沉降堆积。此处穴位的物质是从气冲穴、髀关穴传来的地部经水及水湿风气，到本穴后风停气息，随风飘扬和随经水冲刷的脾土微粒沉降堆积，犹如停伏一样。伏兔穴也被称为外沟穴、外丘穴。“外沟”“外丘”的意思是指胃经气血物质中的脾土微粒在此沉降堆积，并且沉降在胃经的经脉之外。伏兔穴在膝盖上六寸处，此处的大腿肉肥如兔，跪着的时候就像潜伏的兔子一样，这也是“伏兔穴”这一名称的来历。

标准取穴的技巧

功效 通络、活血、止痛。

配伍治病

下肢痿痹：配髀关、阳陵泉。

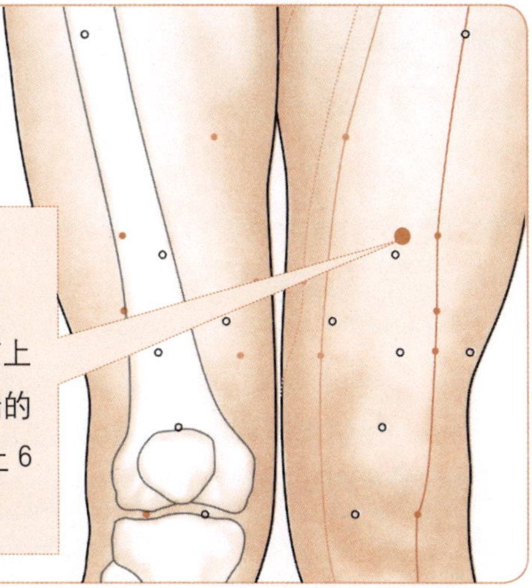

伏兔

大腿前面，髂前上棘与髌骨外侧端的连线上，髌骨上6寸处。

小穴位，大功效

伏兔穴

- 按摩伏兔穴，能够有效治疗腰痛、膝冷、下肢神经痛、下肢麻痹瘫痪、膝关节炎等疾病。
- 此处穴位对于荨麻疹、疝气、脚气也有一定疗效。
- 长期按压此处穴位，能够舒筋活血，对于全身血液循环不良等病症，具有良好的保健调理功能。

034 脚部浮肿

指压水分、足三里 让腿脚恢复纤细

对症穴位：水分、足三里

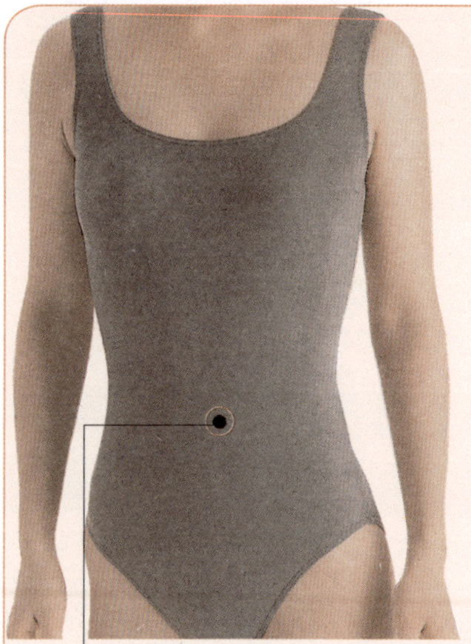

水 分

水分位于肚脐的正上方。在肚脐上方约一个拇指的宽度（2 厘米）。由于此穴位有调节体内水分的功能，故以此为名。

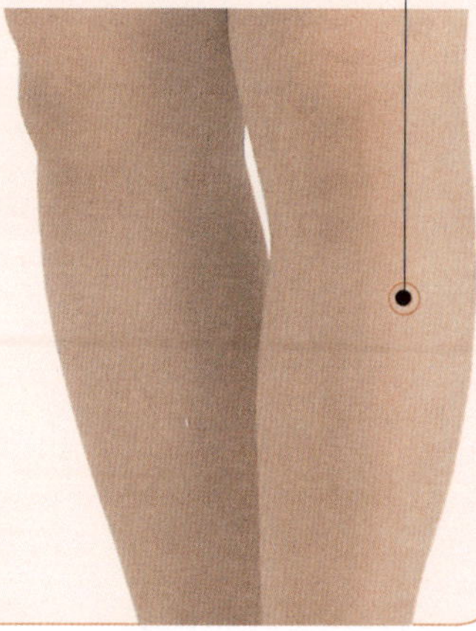

足三里

此穴位位于胫骨上，在膝盖下方约三根手指宽之处（4 厘米）。

坐着便能使双脚变细的特效穴位

▶脚部浮肿怎么办：长时间工作的人，由于一直都是坐在椅子上，到了下午的时候，双脚便会觉得肿胀。这时就要找个时间运动一下双腿。仰躺双腿靠墙抬起是最好的方法，但是办公时间是不允许这样做的。

因此，我们将为你介绍位于腹部及小腿的穴位，是可以方便你利用工作空当的休息时间进行的穴位治疗法。

▶见证奇迹疗效：首先介绍的是在腹部，可调节体内水分的水分穴位；另一个是位于小腿，能促进血液循环，将体内废物排出的足三里穴位。指压此两处穴位，你会意外发现小腿变细了。

手把手教你做指压

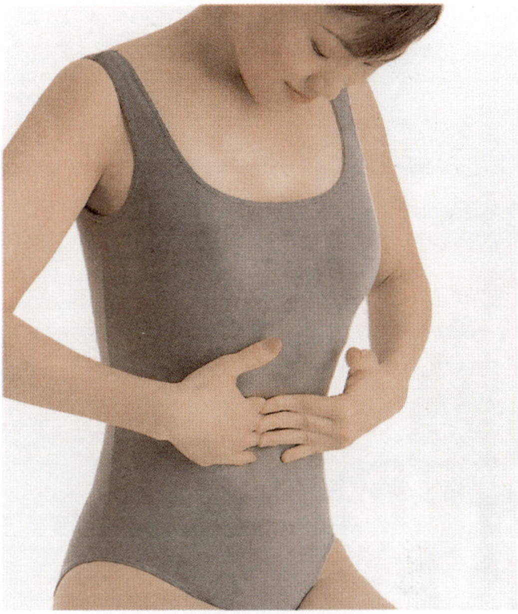

方法一

双手的三根手指相互交叠仔细按摩水分穴

力度	节奏	时间
弱	中	3

指压手法

左右手的食指、中指及无名指并拢，以惯用的那只手放在水分穴之上，另一手叠上，然后配合着呼吸来做指压。

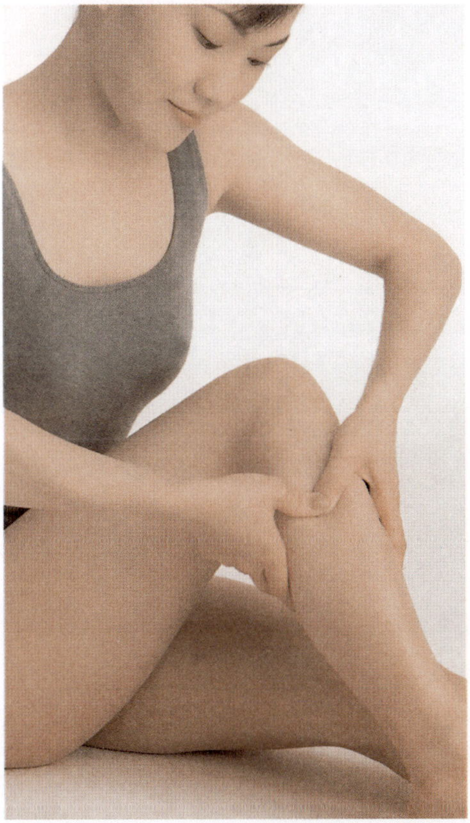

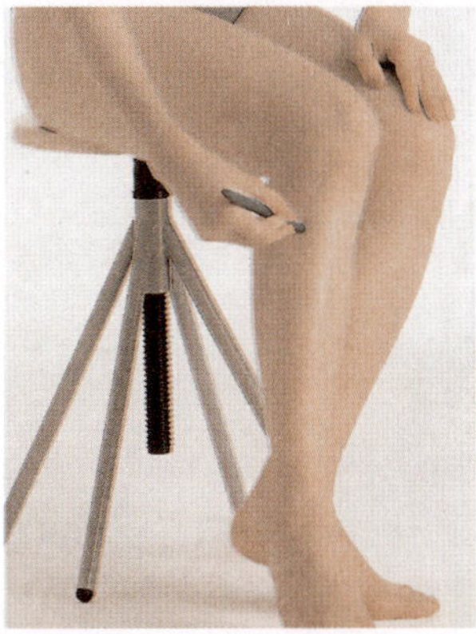

方法二

办公时可利用原子笔刺激足三里穴

力度	节奏	时间
中	中	5

指压手法

办公时，可用原子笔来刺激足三里穴位，握住原子笔的前端，会比较好施力，力道也较集中；回家后，则可依图示的方式用两手拇指刺激此穴位来进行指压。

寻根究源记穴位

水分穴

小议水分穴

水，是地部的水液；分，是分开的意思。“水分”的意思是指任脉的冷降水液在此分流。本穴物质为神阙穴传来的冷降经水及下脘穴传来的地部经水，在到达本穴后，经水循地部分流而散，所以叫做“水分穴”。

标准取穴的技巧

功效 通调水道、理气止痛。

配伍治病

腹水：配天枢、地机。

反胃呕吐：配内关。

脐痛：配中封、曲泉。

浮肿：配脾俞、三阴交。

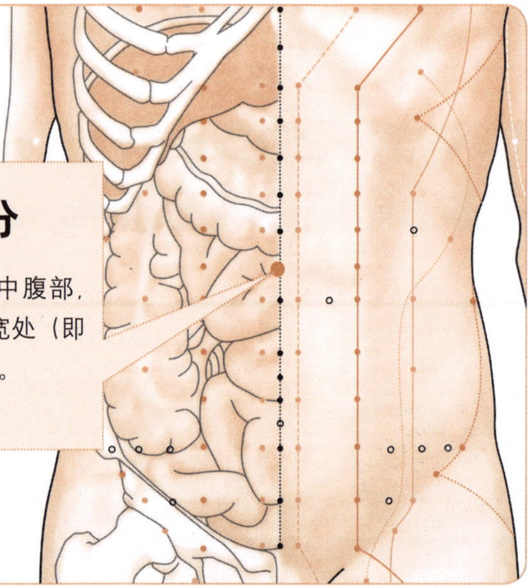

水分

位于人体的中腹部，肚脐上一指宽处（即拇指的宽度）。

小穴位，大功效

水分穴

经常按摩此穴，可治疗腹坚肿如鼓、绕脐痛冲心、肠鸣、肠胃虚胀、反胃、泄泻、水肿。

还可治疗小儿陷囟、腰脊强急、肠炎、胃炎、肠粘连、泌尿系炎症等。

寻根究源记穴位　足三里穴

小议足三里穴

足，是指该穴所在部位为足部，有别于手三里穴；三里，指穴内物质作用的范围。“足三里”的意思是指胃经气血物质在此形成较大的范围，本穴物质为犊鼻穴传来的地部经水，在到达本穴后，布散于本穴的开阔之地，经水大量气化上行于天，形成一个较大气血场范围，如三里方圆之地，所以叫做“足三里”。足三里是胃经的合穴，也就是胃脏精气功能的聚集点，主治腹部上、中、下三部之症。

标准取穴的技巧

功效　补气行气、调理脾胃、疏通经络、清理水湿。

配伍治病

胃痛：配中脘、梁丘。

呕吐：配内关。

足三里

位于外膝眼下3寸，距胫骨前嵴1横指，当胫骨前肌上。

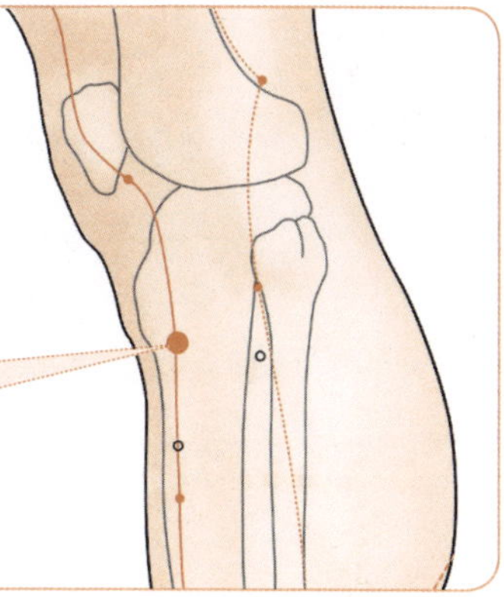

小穴位，大功效

足三里穴

- 此穴有很好的养生保健功能，能够增强体力、消除疲劳、强壮神经、预防衰老，对结核病、伤风感冒、高血压、低血压、动脉硬化、冠心病、心绞痛、风心病、肺心病、脑溢血后遗症具有预防治疗的作用。
- 此穴可以理脾胃、调气血、补虚弱，防治肠胃疾病，对胃肠虚弱、胃肠功能低下、食欲不振、羸瘦、腹膜炎、肠雷鸣、腹泻、便秘、消化吸收不良、肝脏疾患、胃痉挛、急慢性胃炎、口腔及消化道溃疡、急慢性肠炎、胰腺炎、腹水膨胀、肠梗阻、痢疾、胃下垂等都具有很好的疗效。
- 此穴还可用来调理胸中瘀血、乳痈、心腹胀满、脚气、眼疾等病症。
- 按摩此穴还能增强下肢体力，防治四肢肿满、倦怠、股膝酸痛、软弱无力等症，对胫腓骨神经痛、坐骨神经痛、小儿麻痹、风湿痹痛、末稍神经炎等都有很好的疗效。

035 大脚趾侧弯

指压太冲、公孙 促进大脚趾逐渐复原

对症穴位：太冲、公孙

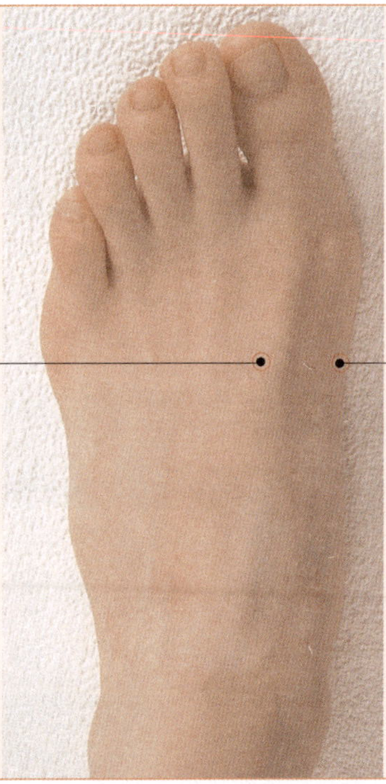

太冲

此穴位位于脚拇指与脚食指之间，往脚背上移动约两根指头宽的地方，指压时脚底会有刺痛感。

公孙

由脚拇趾趾根外侧的凸出处开始延伸的骨头称之为中足骨，此穴位位于中足骨结束的地方，正好是脚掌（脚底）弧度的起始点。

脱鞋后以穴位指压来消解脚拇趾的疲惫

▶大脚指侧弯怎么办：穿鞋头窄细的浅口高跟鞋时，脚拇指会向小趾方向侧弯，这是因为高跟鞋重心在前面，身体的重量集中于此，使脚趾的负担加重，这是导致脚拇指变形的原因，也是所谓的拇指侧弯，若不加以理会，会演变成脚部疼痛的根源。

▶见证奇迹疗效：为防止症状愈变愈严重，尽早指压脚拇指根部的太冲穴及公孙穴，让脚拇指恢复原来的形状。

通过此穴位指压疗法，能使被挤压在鞋中的脚拇指得到解放。待脚拇指可自由活动后，疼痛感也会随之缓和，脚拇指侧弯的情形也会随之改善。因此，结束一天的劳累之后，脱下鞋时记得按摩此穴位，帮助你的双脚消除一整天的疲惫。

手把手教你做指压

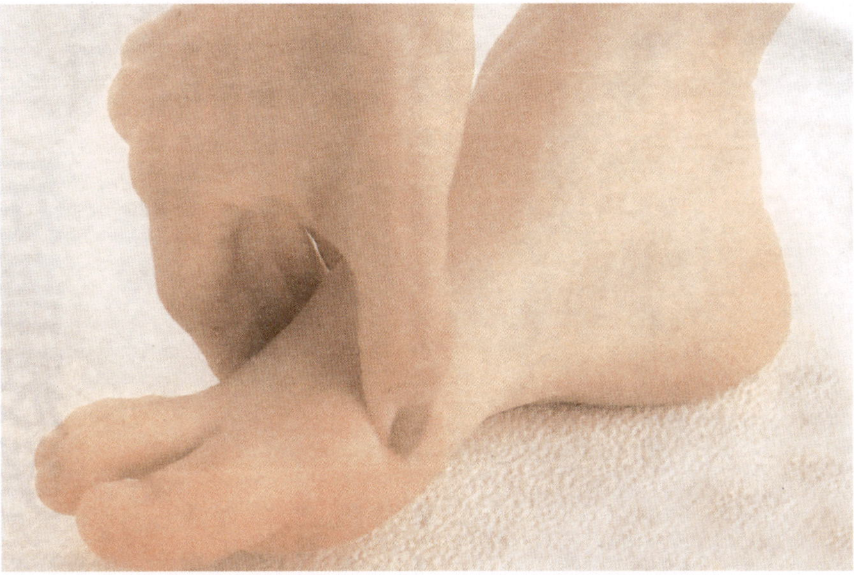

方法一

往凸出骨的方向刺激公孙穴脚拇指会逐渐复原

力度	节奏	时间
中	中	5

指压手法

以手握住脚背的手势并竖起手拇指指尖指压公孙穴。如果按摩的位置正确，脚拇指会有刺痛感，如果继续作指压可让脚拇指得到舒展。

爱心小提示

选好鞋，护好脚

◎ 选择适合自己脚的鞋子最重要。不要为拥有一双小巧的脚而选择夹脚的鞋子。

◎ 尽量不要穿鞋跟太高的鞋子，尤其是鞋跟高达 5 厘米以上的鞋子对脚的伤害会很大。

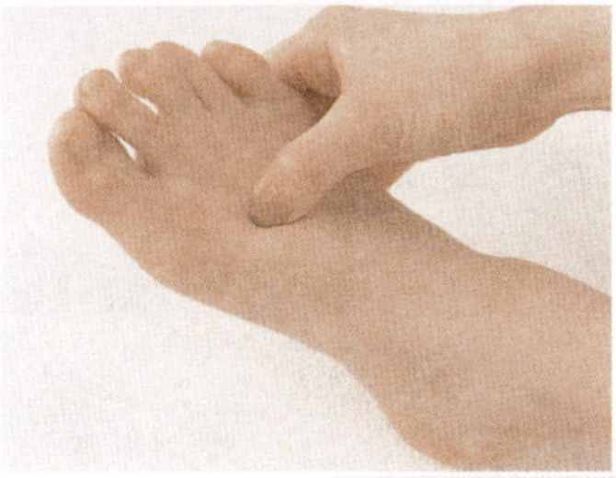

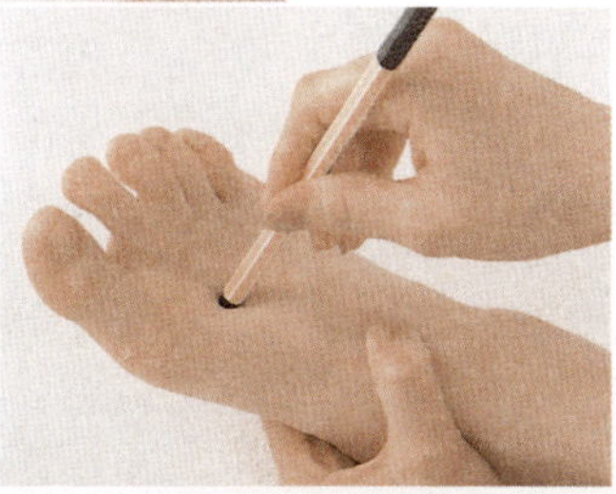

方法二

推揉太冲穴脚拇指便可轻松活动疼痛也会消失

力度	节奏	时间
中	中	5

指压手法

用大拇指按压脚拇指及脚食趾间上方的太冲穴，原本僵硬的脚拇指便可轻松地活动。如果脚拇指还是无法感应到效果，可试着用原子笔来加强刺激。

寻根究源记穴位

太冲穴

小议太冲穴

太，大的意思；冲，冲射之状；“太冲”的意思是指肝经的水湿风气在此穴位向上冲行。本穴物质为行间穴传来的水湿风气，到达本穴后，因受热胀散，化为急风冲散穴外，所以名“太冲”，也名“大冲穴”。本穴物质为热胀的风气，在本穴为输出之状，所以是肝经俞穴，在五行中属土。

标准取穴的技巧

功效 平肝、理血、通络。

配伍治病

头痛、眩晕：配合谷。

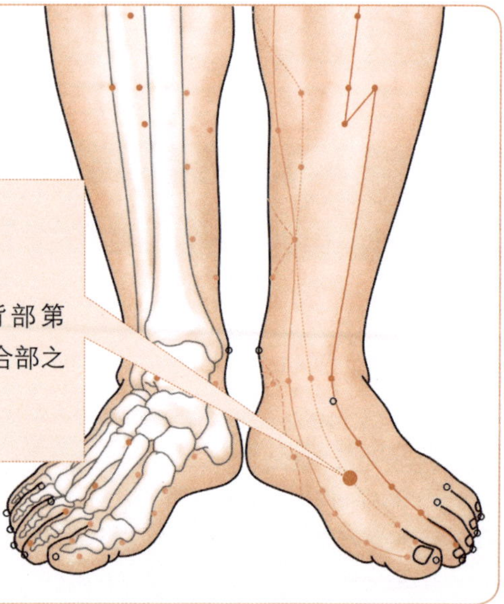

太冲

位于人体脚背部第一、二跖骨结合部之前凹陷处。

小穴位，大功效

太冲穴

按摩该穴位，具有平肝、理血、通络之作用，能使头痛、眩晕、高血压、失眠、肝炎等症状都得到调理和缓解。

长期按压这个穴位，对月经不调、子宫出血、乳腺炎、肾脏炎、肠炎、淋病、便秘等病症，具有很好的改善作用。

寻根究源记穴位　公孙穴

小议公孙穴

公孙，即公之辈与孙之辈，指此处穴位内的气血物质与脾土之间的关系。在五行中，脾经物质属土，其父为火，其公为木，其子为金，其孙为水。此穴内物质来自两个方面，一是太白穴传来的天部之气；二是地部孔隙传来的冲脉高温经水。脾经与冲脉的气血在此穴相会后化成了天部的水湿风气。因为此穴位于人的足部，在地球重力下，冲脉流至公孙穴的物质为下行的水液，流行的通道是冲脉的体内经脉，所以，冲脉气血出公孙穴后就会快速汽化。此穴也是足太阴络穴，因为此穴物质为天部水湿风气，并横向输散至脾胃二经，有联络脾胃二经各部气血的作用。

标准取穴的技巧

功效 和胃祛痛、消肿止泻。

配伍治病

胃脘胀痛：配中脘、足三里。

呕吐、眩晕：配丰隆、膻中。

公孙

足内侧第一跖骨基底部前下缘，第一趾关节后1寸处即是。

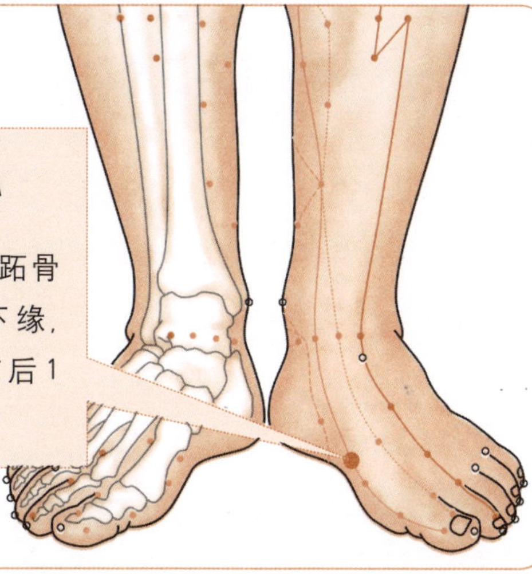

小穴位，大功效

公孙穴

- 此穴可调理消化系统疾病，如胃痉挛、急慢性胃肠炎、胃溃疡、消化不良、痢疾、肝炎、腹水、胃癌、肠痉挛。
- 对女性生理性疼痛、月经不调、足踝痛、颜面浮肿、食欲不振等具有良好的疗效。
- 长期按压此穴，对胸闷、腹胀具有很好的调理保健作用；还可治疗心肌炎、胸膜炎、癫痫、足跟痛。

036 足部疲劳

指压涌泉 恢复足部活力

对症穴位：涌泉

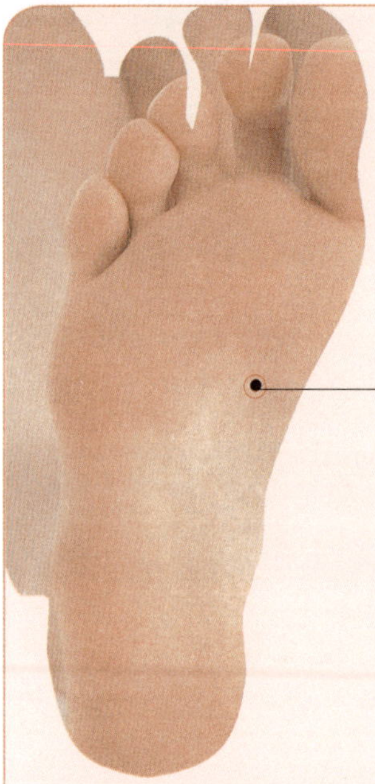

涌泉

位于脚底，当脚趾弯曲时，会感觉到有一块向内凹入的硬肌肉，涌泉穴便在此。

刺激脚底的涌泉穴可解除足部疲劳再现活力

足疗疲劳怎么办：足部疲惫的原因与脚拇指侧弯发生的原因一样，都是因为整天穿着鞋、站着工作，尤其是对脚还有浮肿症状的人来说，运用此穴位疗法更见功效。脚底先全部按摩一次后，再仔细地指压涌泉穴。

见证奇迹疗效：涌泉穴不但可以消除足部的疲惫，也能消除身体的疲劳，对消除脚部浮肿也相当有效。如果刺激穴位的方法正确，不光是脚尖，就连小腿也能感受到刺激，虽然有点痛，但疼痛之后随之而来的便是足部舒畅的快感。

结束忙碌的一天，当天的疲累必须当天舒解，才有活力迎接美好的明天。而且此穴位的指压疗法指压一下并不会占用你太多的时间，只需花 5 分钟即可进行，如果你懂得利用洗澡或看电视的空当指压一下，就会有意想不到的收获。

手把手教你做指压

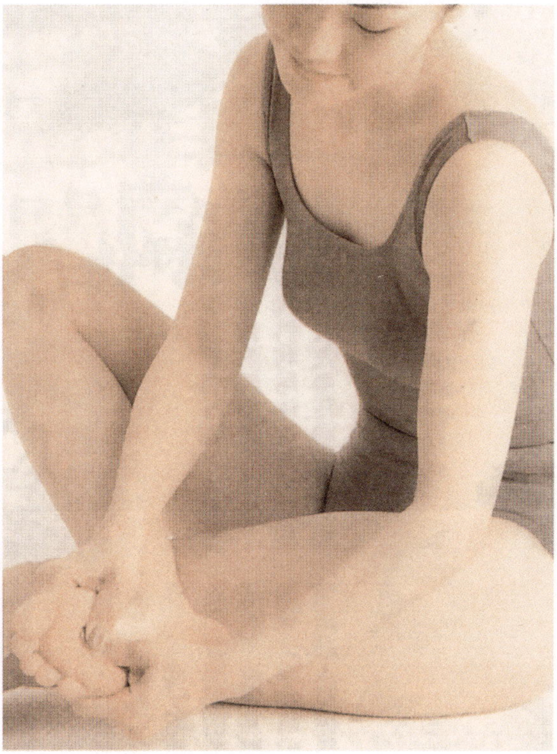

方法一

配合着呼吸以大拇指交叠的手法指压涌泉穴

力度	节奏	时间
强	长	5

指压手法

左右拇指重叠对准涌泉穴，四指扶住脚背用拇指来刺激涌泉穴，施力要循序渐进，并配合着呼吸来进行，效果会更佳。

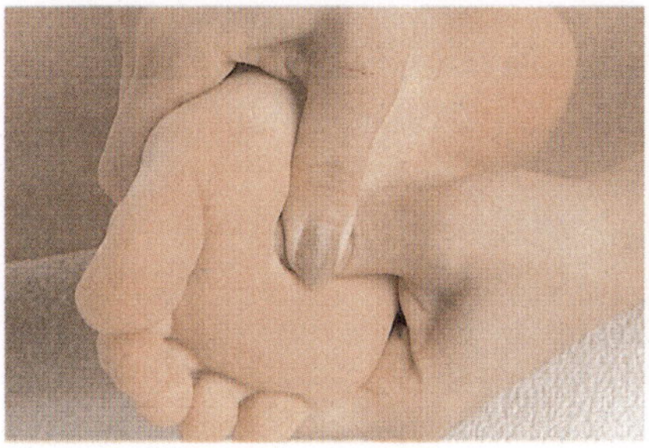

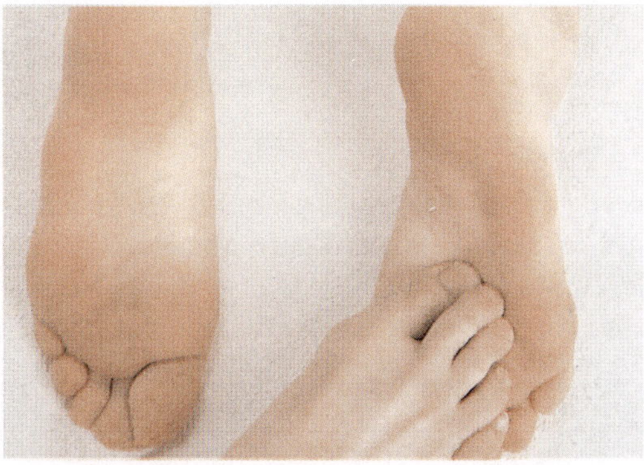

方法二

用脚拇指以要塞入涌泉穴似的技巧来指压

力度	节奏	时间
强	中	5

指压手法

请别人代为指压时，用脚拇指来指压是最好的方法。首先先趴下来，脚底伸直，如上图所示以脚拇指仿佛要塞入涌泉穴似的方式按压。

爱心小提示

踩踏竹子治疗法

踩踏竹子治疗法是一种刺激脚底的健康运动，如果你手边没有青竹，利用高尔夫球等道具或者是楼梯的凸出部分，也能轻易达到竹子治疗法的效果。

进行竹子治疗法时，记得尽量刺激脚拇指地带，因为这样正好可刺激到涌泉穴。刺激一会后足部疲劳即可解除。

037 足冷

指压指间、隐白、脚的井穴 让足部温暖起来

对症穴位：指间、隐白、脚的井穴

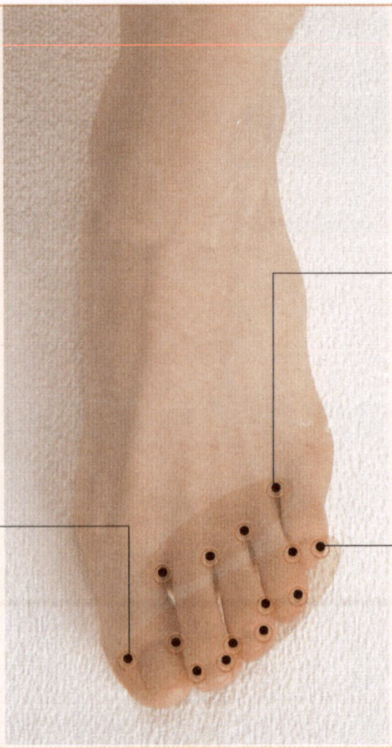

趾间

趾间指的是各脚指之间的接合处，此处并无特定的穴位名字，但都能有效治疗脚部的不适感。

隐白

位于脚拇指边缘凸骨结束的地方。

脚的井穴

此穴位位于脚指甲的左右两侧，一只脚有十个穴位；两只脚共有二十个穴位，即使以轻微的力量来刺激脚指甲旁的井穴，也会相当疼痛的。

推拿、揉捏脚趾间及脚部的井穴可让足部温暖起来

▶足冷怎么办： 躲进被窝许久，双脚依然冰冷，让人迟迟无法入睡，这样的症状的确令人苦恼。为了完全解决脚底冰冷的毛病，可先转动脚踝再进行趾尖的穴位指压。

▶见证奇迹疗效： 脚指甲的井穴要用手指甲来指压，由于每个脚趾甲均有两个穴位，而一只脚就有十个穴位，两只脚共有二十个穴位，施行起来的确费事，其中要特别仔细指压的是脚拇指的隐白穴。

接着再揉、捏脚指头。通常脚容易发冷的人血液循环都不好，所以必须要以抓捏来通血。抓捏此处穴位时，即使是身体健康的人也会相当疼痛，记得一定要耐得住痛，如此才能使血液畅通，使脚底温热起来。通常在睡前做此穴位疗法效果会更佳。

手把手教你做指压

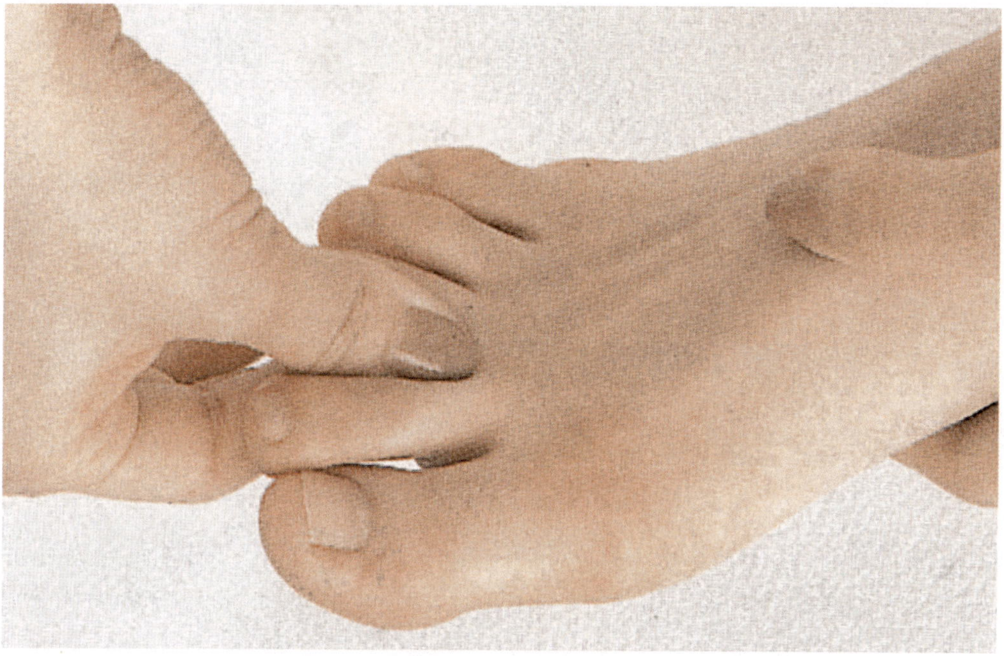

方法一

有节奏地指压脚趾边缘的隐白穴是有效的窍门

力度	节奏	时间
中	短	3

指压手法

以竖起手拇指的手姿指压脚拇指指甲上的隐白穴。每按压一次的时间尽量不要太长，虽然是使用中度的力道，还是会相当疼痛，一定要忍耐一下。

方法二

脚指甲间及脚的井穴以抓捏方式刺激

力度	节奏	时间
中	短	3

指压手法

如下图所示，依序用手指甲抓捏脚指甲旁的井穴，井穴刺激完后再以揉捏的方式指压各脚趾间的穴位，有助于血液畅通。

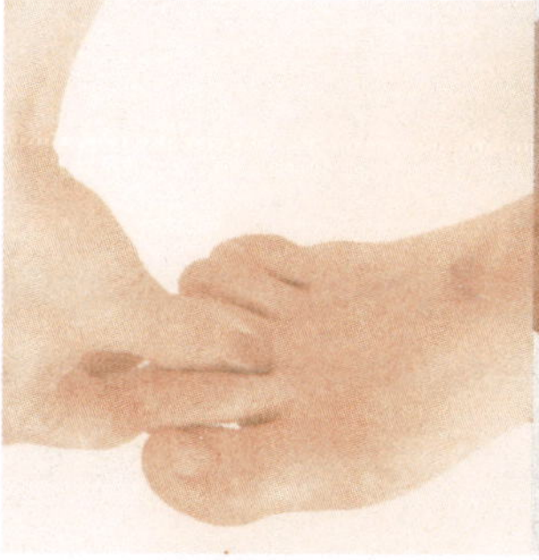

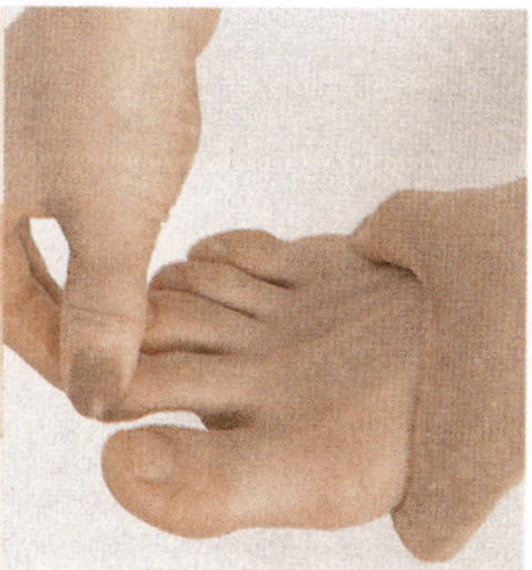

寻根究源记穴位

厉兑穴、隐白穴

小议厉兑穴、隐白穴

厉，是危、病的意思；兑，是口的意思。在中医里面，把胃称为水谷之海，我们的身体接受食物必须要使用口。而此处穴位主要治疗口噤不能食、口歪，以及胃肠等方面的疾病，所以名叫“厉兑”。

隐，隐秘、隐藏的意思；白，指肺的颜色、气。“隐白”的意思就是指脾经体内经脉的阳热之气由此穴外出脾经体表经脉。此处穴位有地部孔隙与脾经体内经脉相连，穴内气血是脾经体内经脉外传之气，因为气蒸发外出，不易被人觉察，所以称“隐白”。

标准取穴的技巧

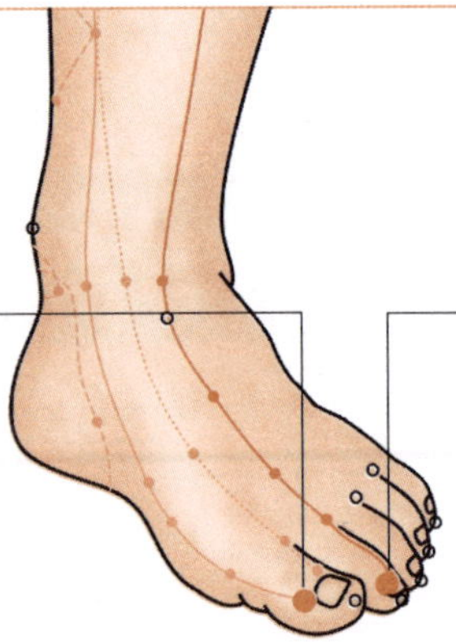

隐白

足太阴脾经井穴。

位于足大指内侧指甲角旁0.1寸处。

厉兑

足阳明胃经井穴。

位于足第二趾，第二趾外侧指甲角旁约0.1寸处即是。

小穴位，大功效

厉兑穴

- 能够改善睡眠多梦、睡不安稳等症状。
- 能够有效治疗口噤不能食、口歪、口肌麻痹及萎缩等疾病。
- 此穴对腹胀、肝炎、脑缺血、鼻衄、足冷等疾病也具有很好的调理保健作用。

隐白穴

- 可缓解月经崩漏（过多）、子宫痉挛（经痛）。
- 对小儿疳积（消化不良）、肠炎、腹泻、多梦等病症，都具有很好的疗效。
- 也可用于治疗腹胀不得安卧、便血、尿血、癫狂、惊风等病症。

寻根究源记穴位　至阴穴、涌泉穴

小议至阴穴、涌泉穴

至，极的意思；阴，寒、水的意思。“至阴”是指人体内膀胱经的寒湿水气由此外输体表。此穴中物质是来自体内膀胱经的寒湿水气，位于人体最下部，是人体寒湿水气到达的极寒之地，所以名为“至阴穴”。

涌，溢出的意思；泉，泉水。“涌泉”是指体内肾经的经水从此处穴位溢出体表。所以称“涌泉”。

标准取穴的技巧

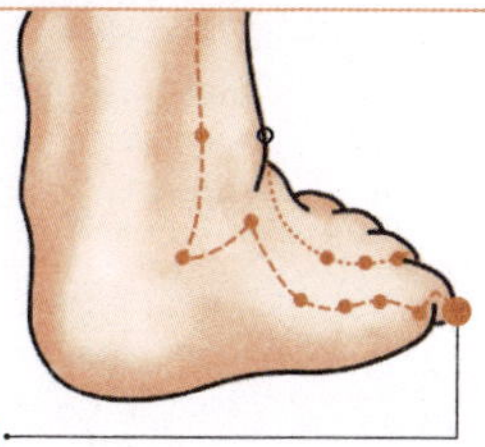

足太阳膀胱经井穴。

位于足小趾外侧趾角旁约 0.1 寸处。

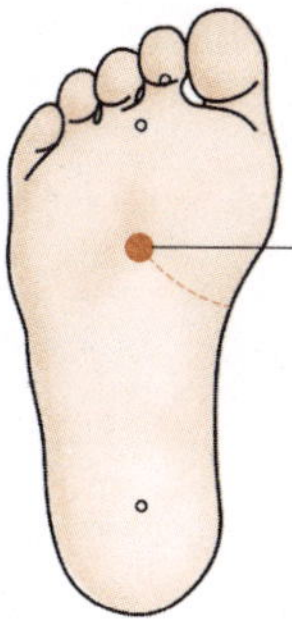

足少阴肾经井穴。

在足前部凹陷处，第二、三趾趾缝纹头端与足跟连线的前 1/3 处即是。

小穴位，大功效

至阴穴

- 有清火泄热，通窍止痛的作用。
- 这个穴位能够纠正胎位，在女性难产时，还具有催产的作用。
- 按摩这个穴位，能够缓解并治疗皮肤痛痒等症状。
- 对头痛、目痛、鼻塞、鼻衄、半身不遂、足关节炎等疾病，具有良好的调理、治疗作用。
- 此穴还能缓解月经不调、更年期综合征等疾病。

涌泉穴

- 经常按摩，具有散热生气的作用。
- 长期按摩这个穴位，能够益肾、清热、开郁。
- 按摩这个穴位治疗咽喉肿痛、头痛、目眩、失音、失眠、小便不利、休克、中暑、中风、高血压、癫痫、女子不孕、月经不调、阴痒、阴挺等疾病，具有特效。
- 经常按摩此穴位，还能缓解并治疗神经衰弱、糖尿病、更年期障碍、肾炎等疾病。

寻根究源记穴位 足窍阴穴、大敦穴

小议足窍阴穴、大敦穴

足，指穴位在足部；窍，空窍的意思；阴，指穴内物质为阴性水液。“足窍阴”的意思是指胆经经水由此穴回流体内的空窍之处。本穴为胆经体内与体表经脉的交会点，由于胆经体表经脉的气血物质为地部经水，位于高位，因此循本穴的地部孔隙回流体内，所以名“足窍阴”。因为本穴有地部孔隙连通体内，所以是胆经井穴。在五行中，这个穴位属金。

大敦，大树墩的意思，这里指穴内气血的生发特性。本穴物质为体内肝经外输的温热水液，本穴又是肝经之穴，水液由本穴的地部孔隙外出体表后蒸升扩散，表现出春天般的生发特性，就犹如大树墩在春天生发新枝一样，所以名“大敦”。

标准取穴的技巧

足窍阴

足少阳胆经井穴。

在足第四趾外侧，指甲角旁约0.1寸处即是。

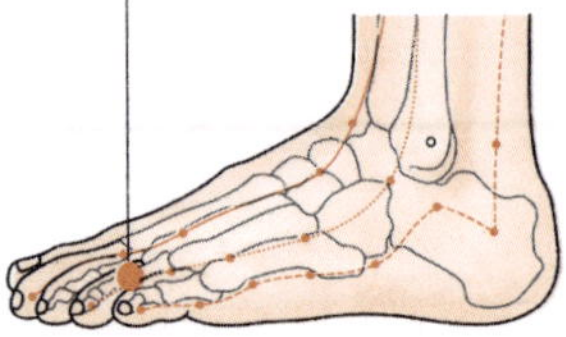

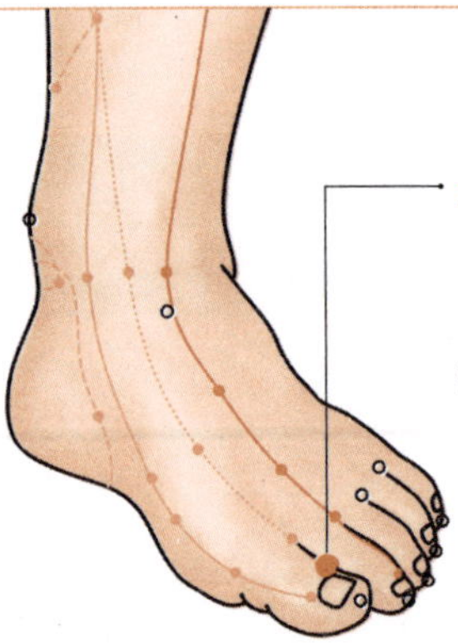

大敦

足厥阴肝经井穴。

在足大趾末节外侧甲角旁0.1寸处即是。

小穴位，大功效

足窍阴穴 ▶

- 按摩这个穴位具有泄热、利胁、通窍的作用。
- 这个穴位对于偏头痛、目眩、目赤肿痛、耳聋、耳鸣、喉痹、胸胁痛、足跗肿痛、多梦、热病，具有很好的疗效。
- 按摩这个穴位，还能够治疗脑缺血、胆道蛔虫症。

大敦穴 ▶

- 此穴有疏肝治疝、理血、清神的作用。
- 对疝气、缩阴、阴中痛、月经不调、血崩、尿血、癃闭、遗尿、淋疾、癫狂、痫症、小腹疼痛等病症，具有良好的疗效。

小运动成就大健康

腿脚放松运动

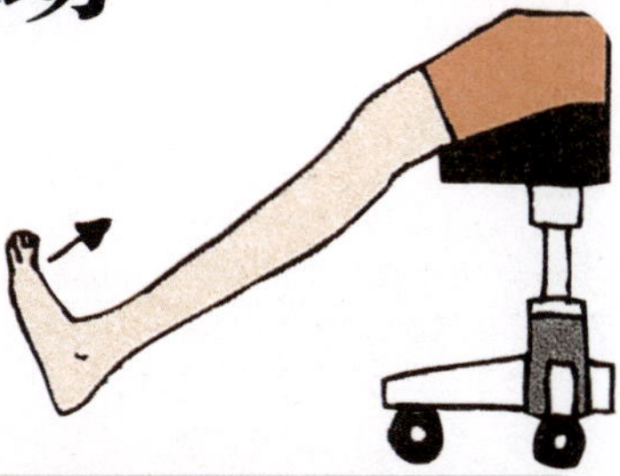

治疗腰痛及脚底发冷的 腿部肌肉伸展运动

腰痛或脚底发冷，大多是因为脚的后侧肌肉僵硬的缘故。接下来让我们利用休息时间来做做运动吧！首先坐在地板上，双脚张开，身体向前弯，尽量让手指触碰到趾尖，并左右交替进行，如此便可使支撑脊椎的左右背肌及脚部的肌肉得到伸展，就能消解腰痛及脚底发冷的毛病。如果上半身向前弯曲困难的人，可请别人帮你从后背往前压。

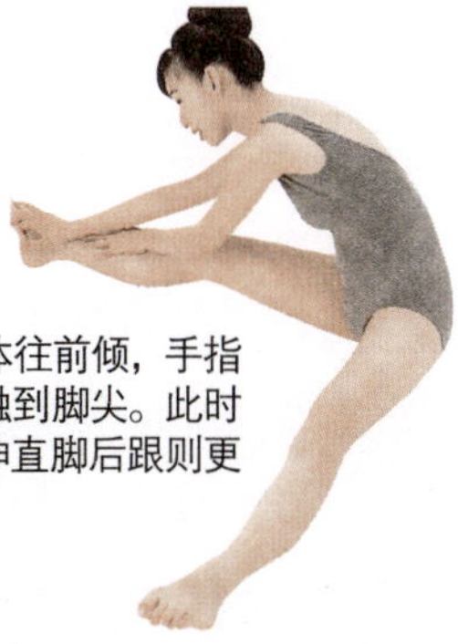

身体往前倾，手指尽量碰触到脚尖。此时如能再伸直脚后跟则更具效果。

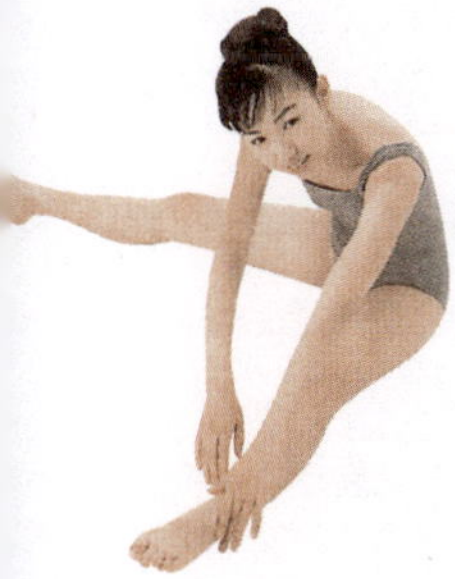

另一脚也以同样的方法伸展，当手指实在碰不到脚尖时，稍微将膝盖弯曲亦可。

坐着就能预防脚浮肿的 后脚跟伸直运动

长时间站立，而觉得脚部浮肿时，可试着伸直脚后跟看看。坐在椅子上，脚往前伸直，膝盖不能弯曲，尽可能地伸展脚后跟。让小腿肚肌肉得以完全伸展，即可使足部的血液循环变好。

间隔 1 ~ 2 小时做 1 ~ 2 分钟的后脚跟伸直运动，便可彻底告别脚部浮肿。

预防腰痛的 抱膝滚动身体运动

让我们利用睡前时间来消除腰痛吧！首先仰卧、双手轻抱膝，若没有疼痛感，双手可稍加用力，紧抱双膝。腰痛产生的原因往往是因为腰部肌肉紧缩而压迫到神经，因此，如果膝盖提得越高、越靠近肩膀，就越能达到伸直背部的效果。

如果没有可仰卧的空间，可以背部贴紧墙壁，单手抱膝，也具有同样的功效。

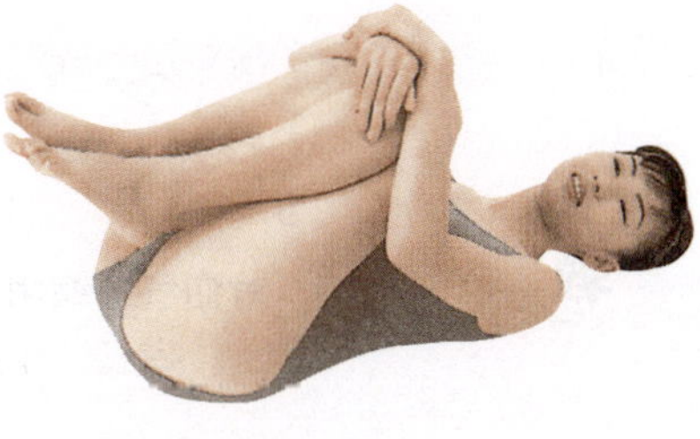

第五章

DIWUZHANG

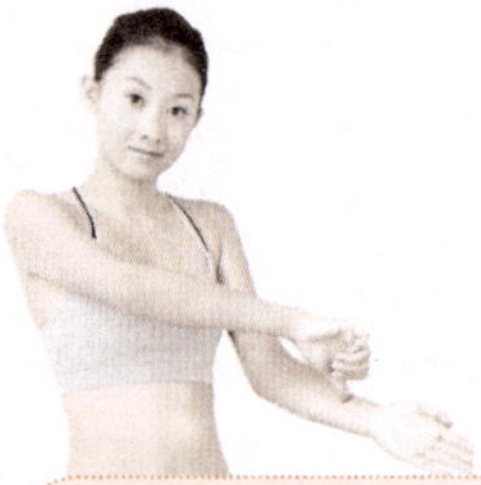

指压祛除消化系统病痛

日常生活的压力最能直接影响到内脏机能的正常运作，让食欲不振、呕吐、腹泻、便秘及腹痛等症状层出不穷。当你的身体出现这些症状时，是内脏因疲劳而向你发出的求救信号，此时，你可以马上进行穴位指压，使内脏机能尽快得到调理。脊椎两侧有一些以内脏命名的穴位，例如，胃俞穴就是治疗胃的穴位，这些穴位的功效很明显。由于内脏容易囤积压力，所以，当你觉得乏力或者是出现以上的症状时，就要赶快翻阅这一章。

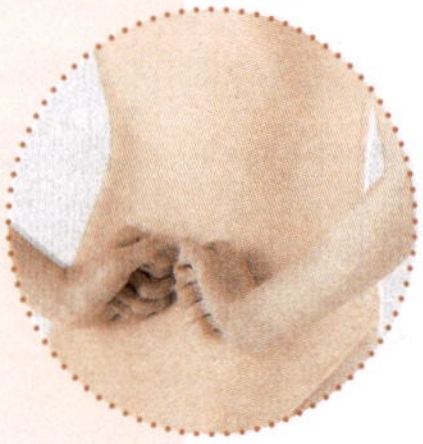

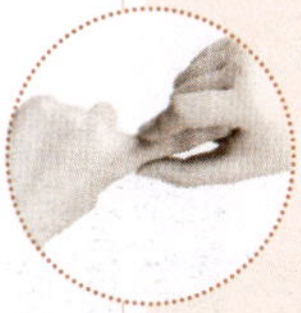

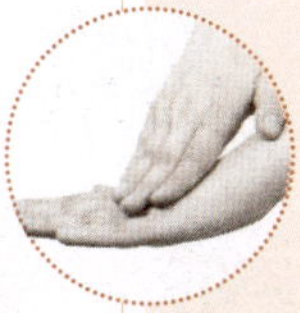

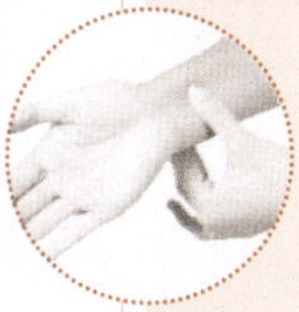

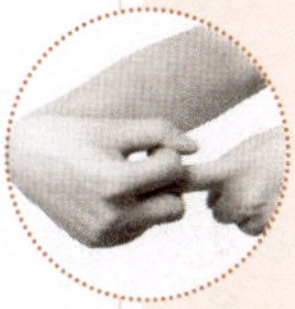

本章看点

- 消化不良、食欲不振

  指压中脘、胃俞，提升胃部机能

- 腹胀

  指压腹结、关元，促进肠胃蠕动，帮助排气

- 腹泻

  指压大肠俞、温溜，迅速缓解轻度腹泻

- 便秘

  指压大巨、大肠俞，有效促进排便

- 酒醉、宿醉

  指压期门、肝俞，增进肝脏功能

- 呕吐、晕车

  指压合谷、内关，保持出游好兴致

- 生理疼痛

  指压血海、三阴交，让女人月月轻松

- 尿频

  指压中极、膀胱俞，不必总往厕所跑

- 痔疮

  指压百会、肾俞，防止瘀血，畅快排便

038 消化不良、食欲不振

指压中脘、胃俞 提升胃部机能

对症穴位：中脘、胃俞

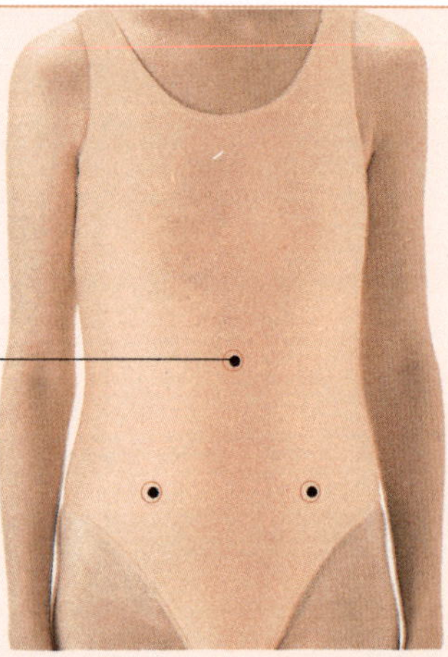

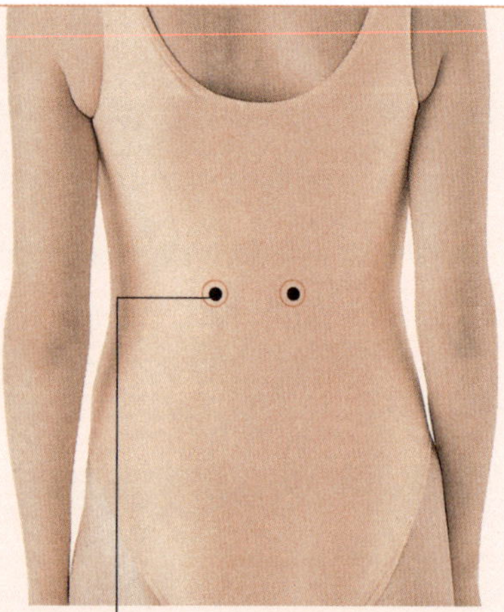

中脘

位于上腹部中线中央，正好是心窝和肚脐的中间，指压此穴位时必须配合着呼吸来进行。

胃俞

此穴位位于第十二胸椎棘突起下侧，脊椎骨左右两侧约两根手指头的宽度（3厘米）。

在腹部及背部有能提升胃部机能的特效穴位

▶消化不良、食欲不振怎么办： 胃是人体内脏中，最容易受到压力伤害的器官。胃只要一受到压力的侵害，它的活动能力便会减低，甚至无法消化所吃的食物，使食物一直停留在胃中，产生食欲不振。

▶见证奇迹疗效： 当你有这种症状的时候，就要仔细地指压腹部的中脘穴。中脘穴正好在胃的正上方，能有效治疗任何有关胃部异常的毛病。接着再试着指压背部的胃俞穴，这正是能调整胃部机能的穴位，指压方法是双手握拳置于背后，对准胃俞穴，上半身向后仰以身体重量来施力。

如此即可让疲乏的胃变得轻松，如能长期坚持，更可促进胃部健康。

手把手教你做指压

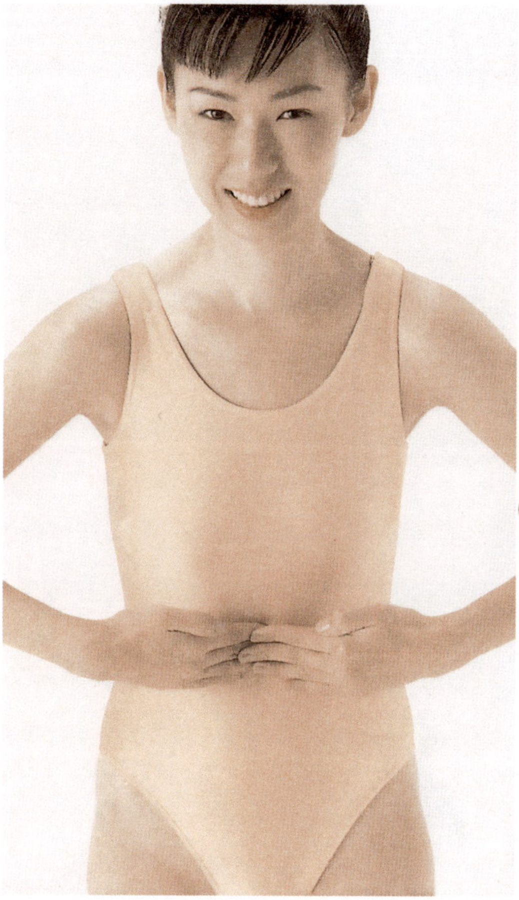

爱心小提示

利用暖暖袋来温热

对于腹部的中脘穴及背部的胃俞穴而言，温热治疗法也是相当有效的。以热毛巾或暖暖袋放在穴位上温热，并躺一会儿，待穴位温热后，你会发现胃部舒服不少。大约只要温热 3～5 分钟便足够了。

方法一

配合呼吸用双手指尖刺激中脘穴

力度	节奏	时间
中	长	3

指压手法

左右手并拢，两手指尖交迭在腹部的中脘穴上，并配合着呼吸，缓慢地施力做指压。做指压时上半身可稍微往前倾，会比较容易指压到腹部的肌肉。

方法二

将拳头置于背部的胃俞穴并以体重施力

力度	节奏	时间
中	中	5

指压手法

握紧双拳放在背部的胃俞穴上，依情况慢慢地向后仰，运用体重的力量来指压。

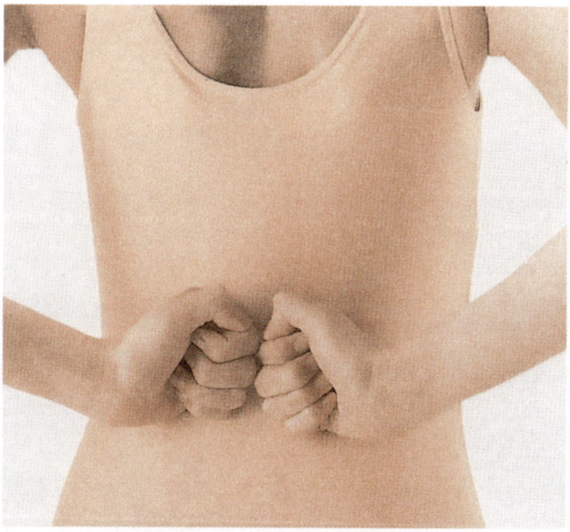

寻根究源记穴位

中脘穴

小议中脘穴

中，指本穴相对于上脘穴、下脘穴二穴来说位于中部；脘，空腔的意思。“中脘”的意思是指任脉的地部经水由此向下而行。本穴物质为任脉上部经脉的下行经水，在到达本穴后，经水继续向下而行，就像流入任脉下部的巨大空腔，所以叫做“中脘”。此穴又叫上纪、胃脘。上，是上部的意思；纪，是纲纪的意思。“上纪”的意思是指本穴对胸腹体表的气血有抓总提纲的作用。胃，是胃腑。“胃脘”的意思是指本穴内的气血直接作用于胃腑。

标准取穴的技巧

功效 和胃健脾、降逆利水。

配伍治病

腹水：配天枢穴、地机穴。

反胃呕吐：配内关穴。

浮肿：配脾俞穴、三阴交穴。

中脘

位于人体的上腹部，前正中线上，具体找法如下：胸骨下端和肚脐连接线中点即为此穴。

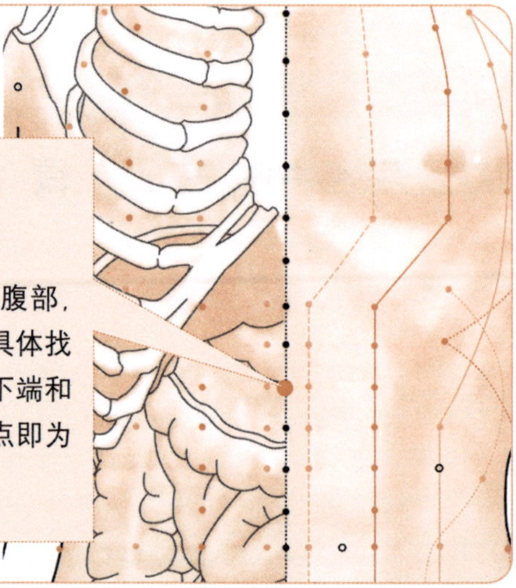

小穴位，大功效

中脘穴

- 此穴主治消化系统疾病，如腹胀、腹泻、腹痛、腹鸣、吞酸、呕吐、便秘、黄疸等。
- 此穴对一般胃病、食欲不振、目眩、耳鸣、青春痘、精力不济、神经衰弱也很有效。
- 此穴对恶心、烧心、嗳气、慢性肝炎、慢性胃炎、胃痛等疾病也有很好的调理作用。

寻根究源记穴位　胃俞穴

小议胃俞穴

胃，是胃腑；俞，是输的意思。“胃俞”的意思是指胃腑的湿热水气由此外输膀胱经。此穴的气血物质为湿热之气，运行规律是外散之热循膀胱经上行，冷降之液循膀胱经下行。此穴内与胃腑相应，是胃腑之气在背部输转输注之处，所以叫做“胃俞”。

此穴是足太阳膀胱经上的一个重要穴位，经常敲打、按摩此穴，可以帮助排除肠胃内的浊气，增强肠胃的蠕动能力，为身体营造一个健康清洁的环境，无形之中就减少了肠胃疾病的发生几率。

标准取穴的技巧

功效 和胃健脾、理中降逆。

配伍治病

腹水：配天枢、地机。

反胃呕吐：配内关。

浮肿：配脾俞、三阴交。

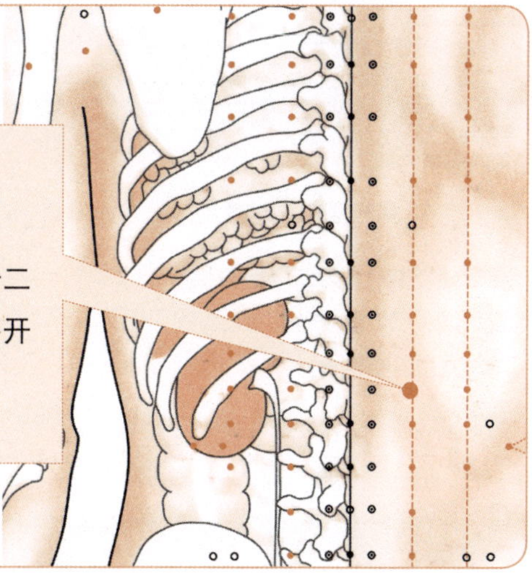

小穴位，大功效

胃俞穴

- 经常按摩此穴，可治疗多种消化系统疾病，如胃炎、胃溃疡、胃扩张、胃下垂、胃痉挛、肝炎、腮腺炎、肠炎、痢疾。
- 该穴位还可以配合治疗由于胃肠功能低下引起的身体消瘦、精神萎靡等疾病。
- 此穴还可治疗糖尿病、失眠等症。

039 腹胀

指压腹结、关元 促进肠胃蠕动，帮助排气

对症穴位：中脘、胃俞

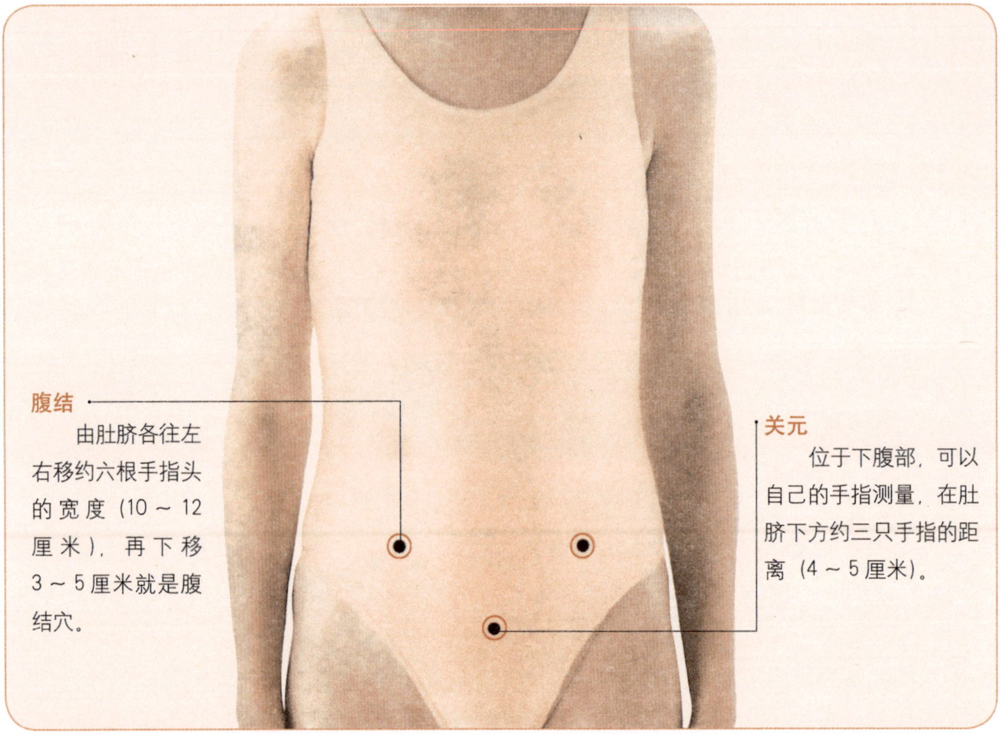

指压腹部穴位来刺激大肠以排出腹内的胀气

▶**腹胀怎么办**：办公室忙碌的工作，往往使你在用餐后又得马上坐下来继续工作，而这样就容易产生腹内胀气，如果你每次移动身体都会有疼痛感，问题就很严重了。

▶**见证奇迹疗效**：当位于肚脐斜下方的腹结穴是可以活化大肠运作的穴位。因左侧腹结穴靠近大肠终点，所以要仔细指压此处。接着，下腹部的关元穴能刺激肛门前的直肠，使排气更顺畅。

指压过这两处穴位后，两手手掌以画圆方式作腹部按摩，腹内胀气很快就能解决。

手把手教你做指压

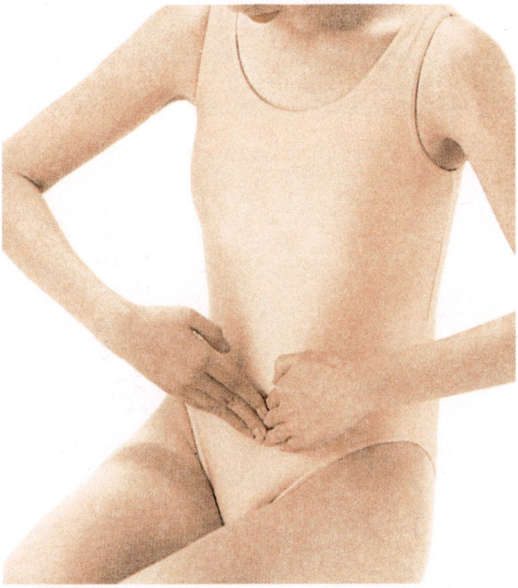

方法一

以下压的方式按压关元穴能刺激直肠

力度	节奏	时间
中	长	5

指压手法

左右手指并拢放在穴位上，为了能有效刺激直肠，应配合吐气，往斜下方指压，这样才能让腹内胀气行走到肛门附近。

方法二

以指压左侧的腹结穴为主可刺激肠胃蠕动

力度	节奏	时间
中	长	3

指压手法

能使大肠活动力旺盛的是左侧的腹结穴。首先将四根手指头并拢，以四指指尖指压左右两侧的穴位，尤其是左侧的腹结穴更要仔细地指压。

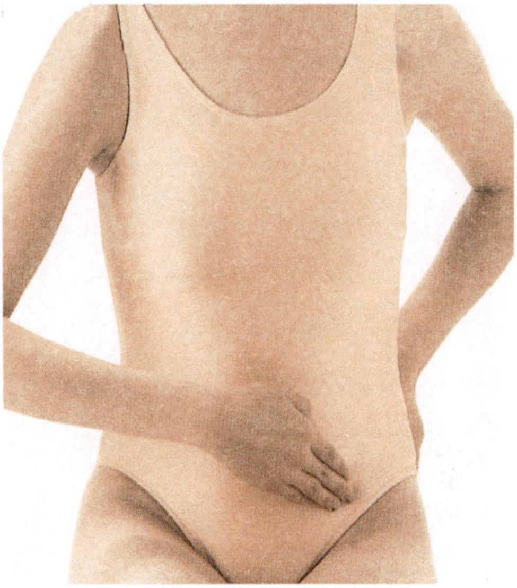

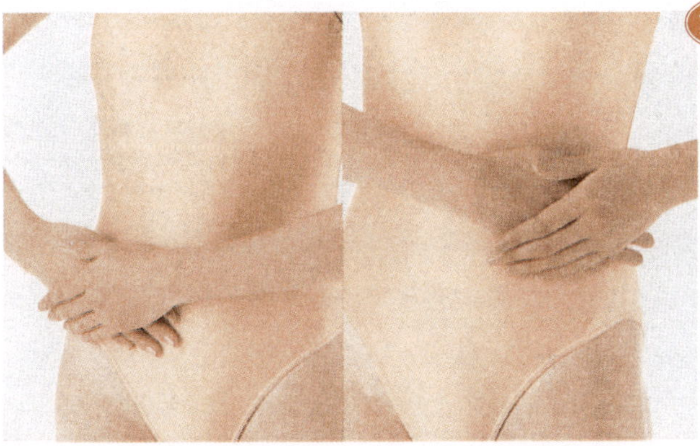

方法三

以顺时针方向按摩腹部

力度	节奏	时间
弱	长	3

指压手法

顺着食物在大肠内行经的方向以顺时针方向指压，如此就能顺利地排气。

寻根究源记穴位　腹结穴

小议腹结穴

腹，指腹部；结，集结的意思。“腹结”的意思是指脾经的气血在此集结。本穴物质为府舍穴传来的地部泥水混合物，因本穴位处于肉之凹陷处，泥水混合物流至本穴为聚集之状，所以叫做“腹结”。此穴又叫腹屈、临窟。屈，是亏的意思。“腹屈”的意思是指脾经气血在此亏缺。此穴为脾经的地部泥水混合物集结沉降之处，脾之气不足，如亏缺之状，故名腹屈。临，至、到的意思；窟，空窍的意思。“临窟”的意思是指本穴所处为气血物质空虚之处。

标准取穴的技巧

功效 健脾温中、宣通降逆。

配伍治病

腹部痛：配气海穴、天枢穴。

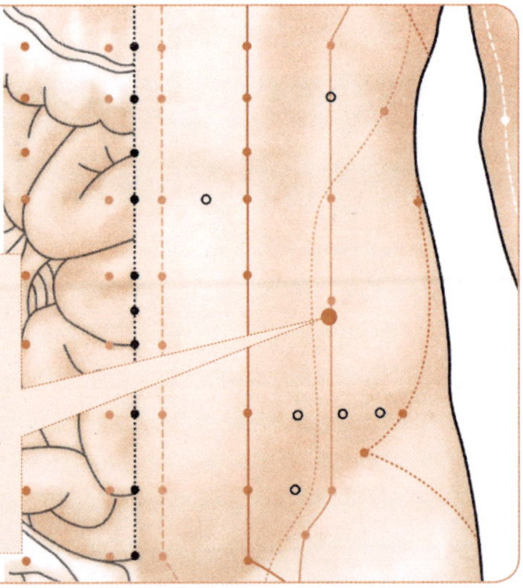

腹结

位于人体的下腹部，大横穴下 1.3 寸，距前正中线 4 寸即是。

小穴位，大功效

腹结穴

- 此穴主治消化系统疾病。如蛔虫症、肠炎、腹膜炎、痢疾等疾病。
- 还可治疗腹痛、腹泻、疝气等疾病。
- 经常按摩此穴，还可用来治疗支气管炎、阳痿、脚气。

小议关元穴

关，关卡的意思；元，元首的意思。“关元”指的是任脉气血中的滞重水湿在此处不得上行。因为本穴物质为中极穴吸热上行的天部水湿之气，到达本穴后，大部分水湿被冷降于地，只有小部分水湿之气吸热上行，此穴位就如同天部水湿的关卡一样，所以名“关元”。此穴又叫下纪。下，指任脉的下部气血；纪，为头绪、整理的意思。本穴为任脉水湿之气的降浊升清之地，任脉气血如同在此得到整顿一般，所以又叫“下纪”。

标准取穴的技巧

功效 募集小肠经气血、传导任脉水湿。

配伍治病

中风：配气海、肾俞和神阙。

虚劳、里急、腹痛：配足三里、脾俞和公孙。

关 元

人体关元穴位于下腹部，前正中线上，当脐中下3寸即是。

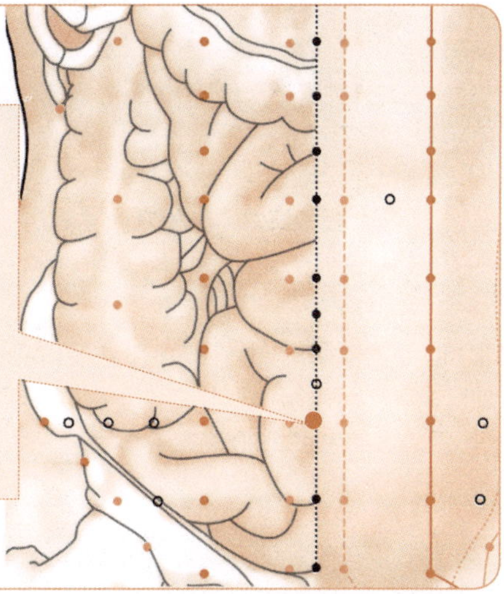

小穴位，大功效

关元穴

按摩这个穴位，有培肾固本、调气回阳的作用，能够治疗阳痿、早泄、月经不调、崩漏、带下、不孕、子宫脱垂、闭经、遗精、遗尿、小便频繁、小便不通、痛经、产后出血、小腹痛、腹泻、腹痛、痢疾、完谷不化等症状。

长期按摩这个穴位，对全身衰弱、尿路感染、肾炎、疝气、脱肛、中风、尿道炎、盆腔炎、肠炎、肠粘连、神经衰弱、小儿消化不良等疾患，都有很好的疗效，而且有调理、改善的功能。

040 腹泻

指压大肠俞、温溜 迅速缓解轻度腹泻

对症穴位：大肠俞、温溜

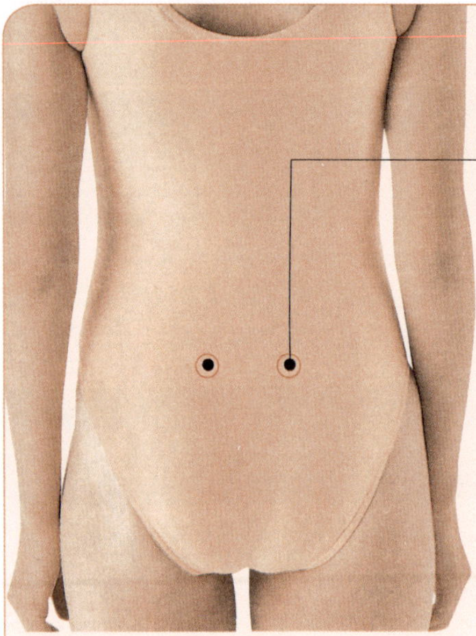

大肠俞

大肠俞位于腰骨也就是第四腰棘突起下，脊椎骨左右两侧约两根手指宽的地方。

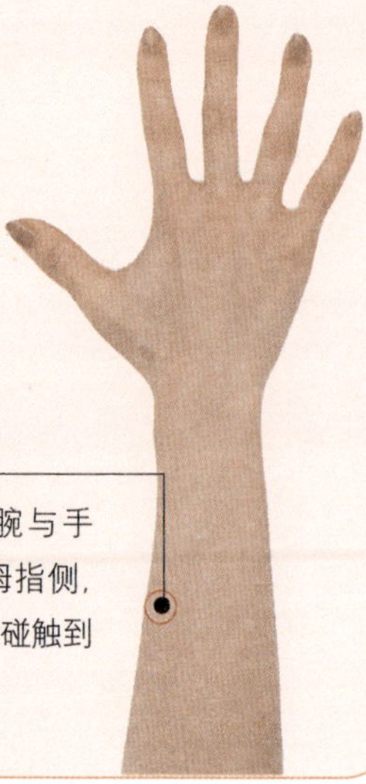

温溜

温溜位于手腕与手肘之间，靠近大拇指侧，指压此穴时可感觉碰触到筋脉。

温热腰部后，指压腰部与手臂的穴位来抑止腹泻

▶**腹泻怎么办**：腹泻往往是因为食物生冷、饮食不当所造成的，而更深层次的原因却是日常生活压力过大，肠胃机能在不知不觉中越来越脆弱。如果你觉得症状还不至于要吃止泻药那样严重，可刺激腰部的大肠俞穴及手部的温溜穴来舒解。特别是大肠俞穴，会让因压力而感到不适的大肠恢复正常。

▶**见证奇迹疗效**：腹泻时，臀部或腹部的肌肉往往会呈现冰冷状态，此时应先在浴缸里温暖腰部肌肉，再来进行穴位指压。可以躺下来按摩大肠俞穴，双手握拳置于大肠俞穴处，以体重来施压，当你腰部的血液通畅无阻时，就不会再有腹泻的烦恼了。

手把手教你做指压

方法一

刺激温溜穴时手掌及手肘会有刺痛感

力度	节奏	时间
弱	中	3

指压手法

手掌向上手肘略为弯曲，指压者的手轻轻托住弯曲的前臂，将大拇指正对着温溜穴作指压。

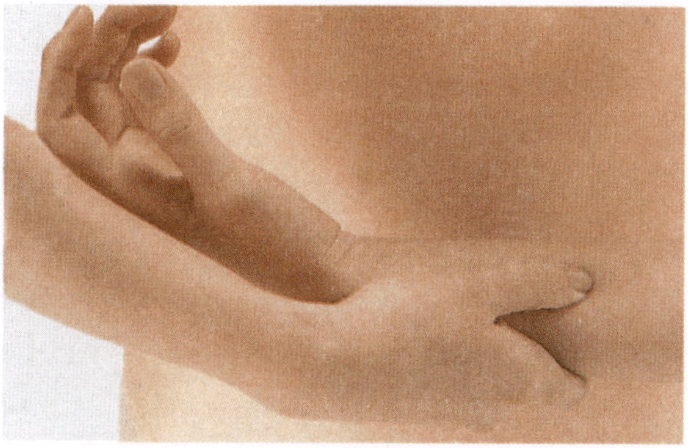

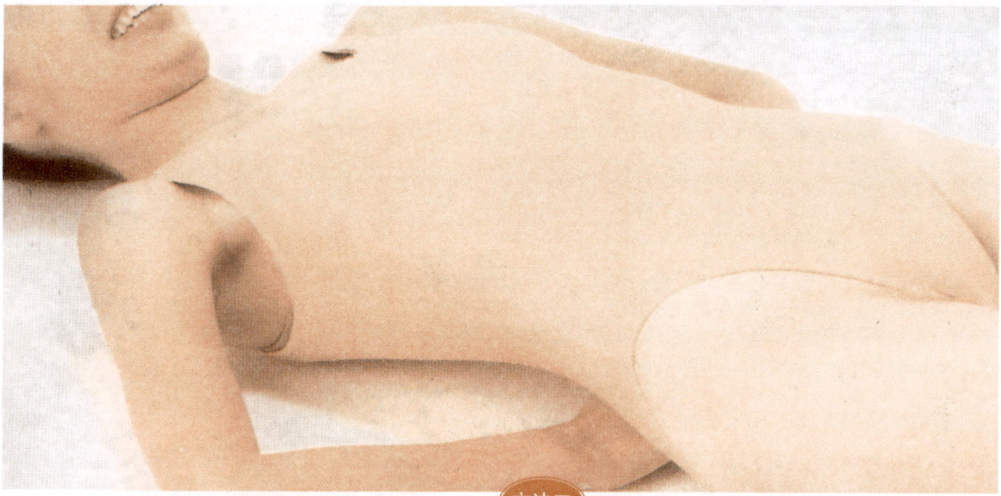

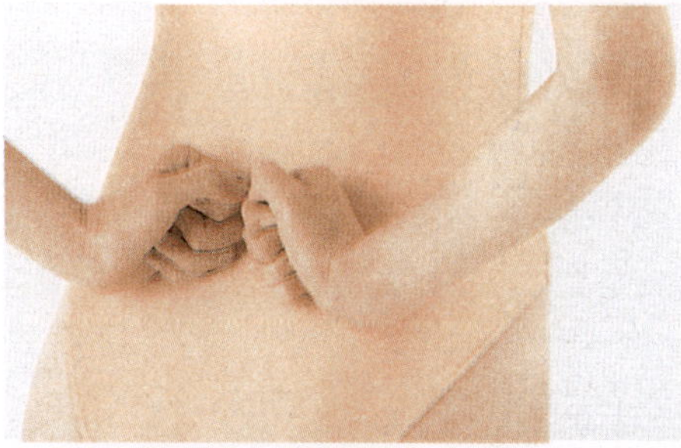

方法二

握紧拳头并屈膝来刺激穴位

力度	节奏	时间
强	长	5

指压手法

仰卧，拳头置于大肠俞穴处，以体重的力量来刺激穴位，如果你想有较强的刺激时，可握紧拳头并屈膝。

爱心小提示

预防腹泻

◎ 睡觉时要盖好被子，注意保暖。
◎ 注意饮食卫生，饭菜除了要洗干净，还要煮熟。
◎ 吃瓜果时，一定要清洗干净，能去皮吃的尽量去皮吃。

寻根究源记穴位

温溜穴

小议温溜穴

温，温热的意思，是对穴内气血物质性状的描述；溜，是悄悄地走失。“温溜”的意思是指偏历穴传来的天部之气在本穴悄悄地散失。本穴物质由偏历穴传来，为吸热后上升于天之天部的阳热之气。气血行至本穴后，因其所处为天之天部，外部环境对其的升温作用少，气态物质仍保留原来的余热而缓缓地散热蒸发，散失的情形就像悄悄地溜走一般，所以叫做“温溜”。

标准取穴的技巧

功效 清热理气。

配伍治病

扁桃体炎：配合谷、少商。

腹痛、肠鸣：配天枢、足三里。

牙痛：配内庭、颊车。

温溜

屈肘，在前臂背面桡侧，当阳溪穴与曲池穴连线上，腕横纹上5寸处即是。

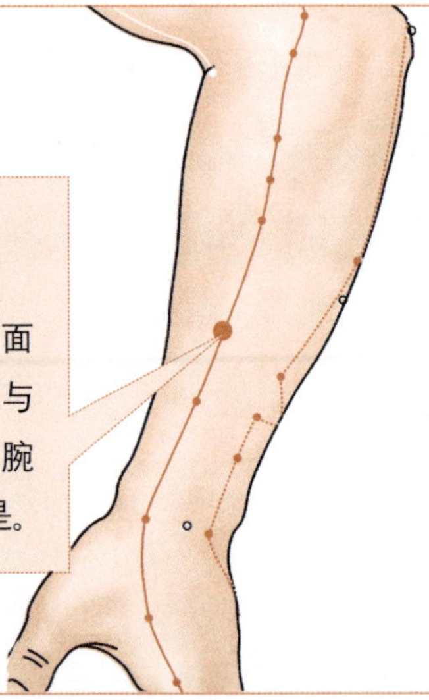

小穴位，大功效

温溜穴 ▶

- 经常按摩此穴，常被用来治疗五官科系统疾病，如口腔炎、舌炎、腮腺炎。
- 还可治疗扁桃体炎、面神经麻痹、下腹壁肌肉痉挛、前臂疼痛。
- 此穴还可治疗腹痛、肠鸣。
- 此穴还可被用来治疗头痛、面肿、肘臂酸痛等。

便秘

指压大巨、大肠俞 有效促进排便

对症穴位：大巨、大肠俞

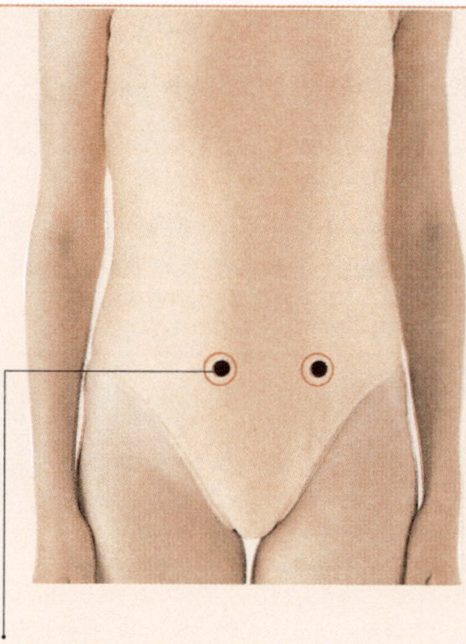

大巨

大巨位于腹部，肚脐斜下方约三只手指的地方。

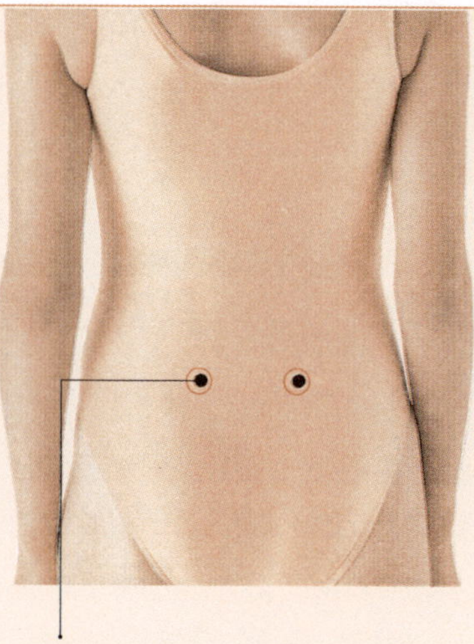

大肠俞

大肠俞位于弯腰时会显出的腰骨上，也就是第四腰棘突起下，脊椎骨左右两侧约两只手指宽的地方。

指压腹部及背部靠近大肠的穴位会有特殊的疗效

▶便秘怎么办：女性普遍都有便秘的毛病。而引发便秘的原因不外乎包括饮食太过于精致、纤维质摄取量不足或者是不常运动等。另外，还有一个最大原因就是压力。

▶见证奇迹疗效：一说到治疗便秘的特效穴位，就非腹部左右两边的大巨穴莫属了。特别是左边的大巨穴，因为那儿接近大肠终点，所以最具效果。此外，背部的大肠俞穴，也可调整大肠的异常现象。当然也是左边靠大肠终点的大肠俞穴最有效果。进行指压疗法时，先同时指压两侧，再仔细地按摩左侧，效果更显著。

因压力而造成的便秘也会带来腹泻，使便秘及腹泻不断地交替发生，此时如能追加刺激能改善腹泻的穴位会更好。

手把手教你做指压

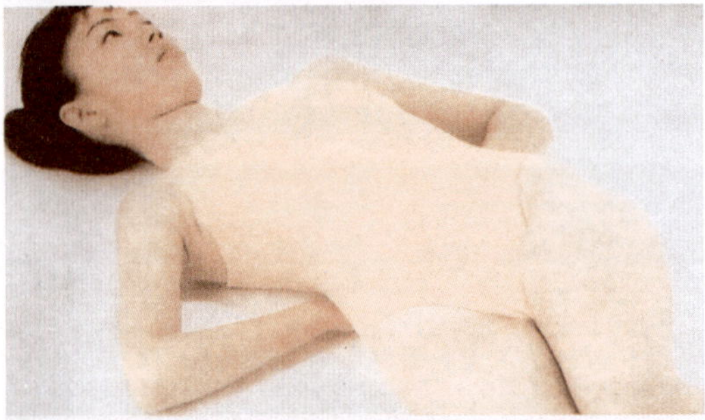

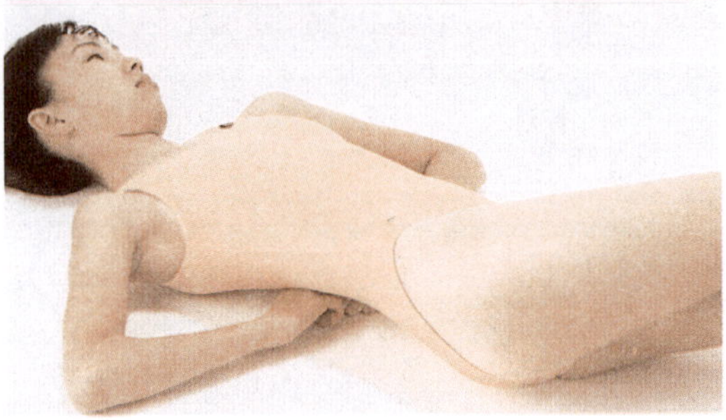

方法一

以膝盖左右侧倒来刺激背后的大肠俞穴

力度	节奏	时间
中	长	5

指压手法

仰卧曲膝，拳头置于后背的大肠俞穴，慢慢的加入体重的力量，再将两膝并拢左右侧倒，另外可集中火力加强刺激左边的大肠俞穴。

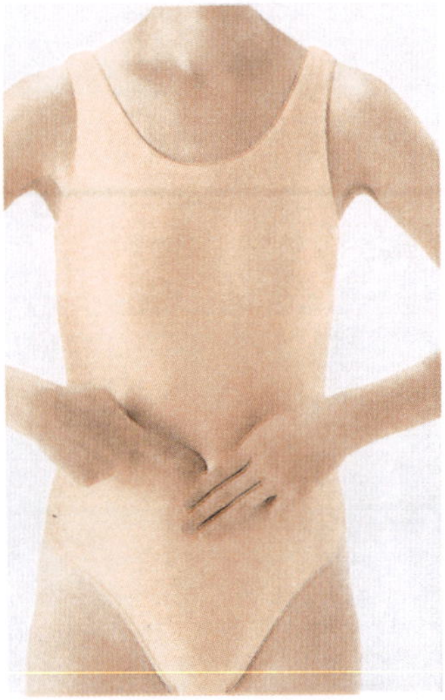

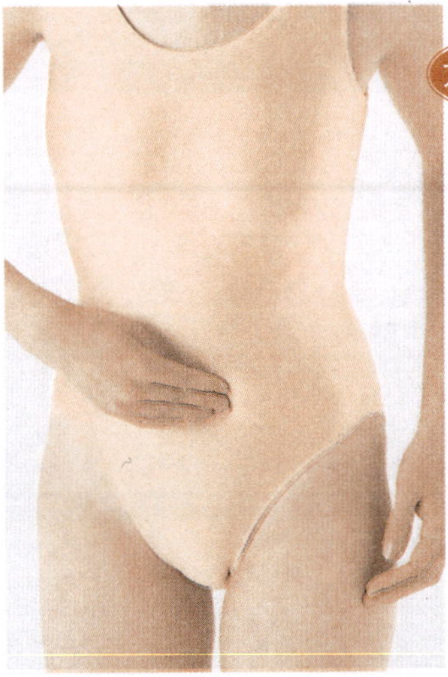

方法二

刺激左侧的大巨穴可预防便秘

力度	节奏	时间
中	中	3

指压手法

肚脐斜下方约三只手指的地方即是，找到大巨穴后，手指并拢置于穴位上，配合着呼吸来作指压。

爱心小提示

如何防便秘

- ◎ 少吃油腻的食物，多吃富含纤维的食物。
- ◎ 多吃一些根茎类的食物，如红薯、马铃薯等可以缓解便秘。
- ◎ 养成每天定时大便的习惯至关重要，如每天早起或早饭后。

寻根究源记穴位 大巨穴

小议大巨穴

大、巨，都是形容词，指该穴内气血物质所占据的区域巨大。此穴位于腹部隆起的最高、最大处，穴内物质为外陵穴传来的地部水液，其下传之水为脾土中的外渗之水，来源及流经区域巨大，如同巨大的浅溪，所以叫做“大巨”。此穴又叫腋门。腋，通“液”，指的是地部的水液；门，是出入的门户。“腋门”的意思是指本穴为胃经经水出入的门户，同大巨的意思是一样的。

标准取穴的技巧

功效 调肠胃、固肾气。

配伍治病

小便不利：配中极、次髎。

遗精、早泄：配关元、三阴交、肾俞、命门。

肠炎：配足三里。

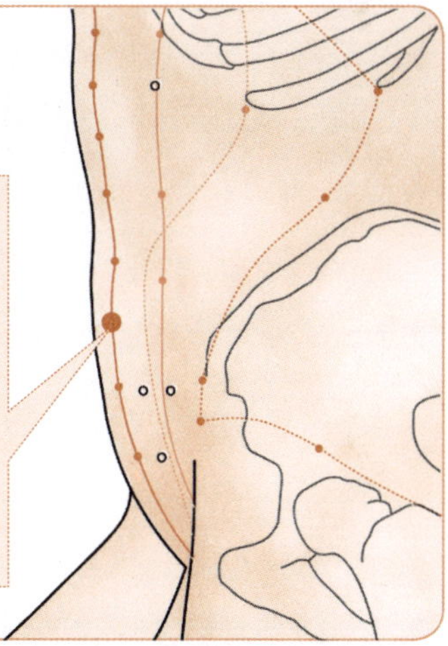

小穴位，大功效

大巨穴 ▶

- 此穴是腹部手术进行麻醉的常用穴之一。
- 常按此穴，可治疗消化系统疾病，如阑尾炎、肠炎、肠梗阻、便秘、腹痛。
- 可治疗泌尿生殖系统疾病，如尿潴留、膀胱炎、尿道炎、睾丸炎、遗精、阳痿、疝气。
- 按摩此穴，对失眠健忘等症也很有帮助。

042 酒醉、宿醉

指压期门、肝俞 增进肝脏功能

对症穴位：期门、肝俞

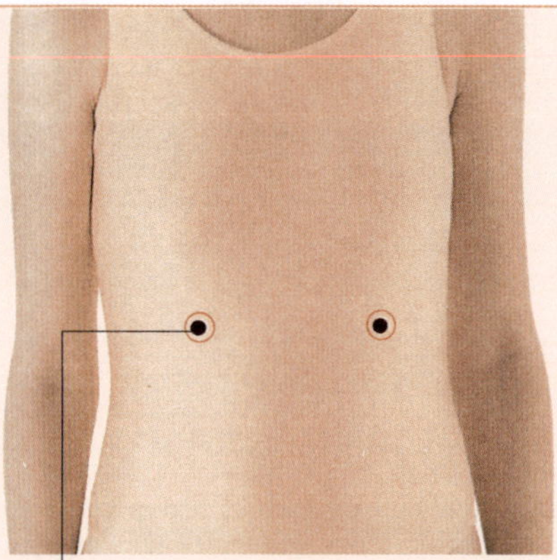

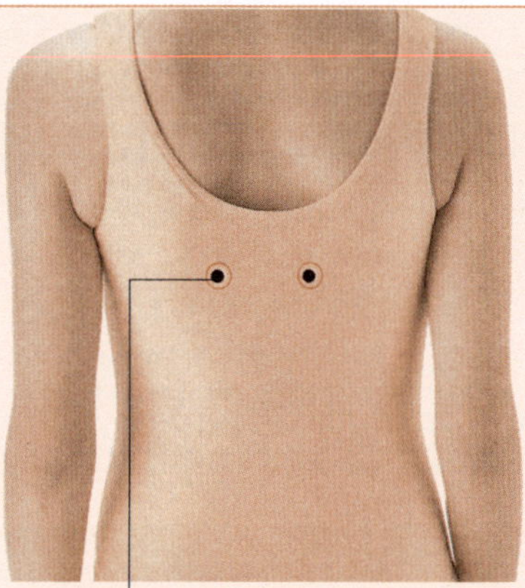

期门

期门正好位于心窝与胁腹的正中央，也就是由上数下来的第九根肋骨的下方。此穴位要配合呼吸来做指压。

肝俞

肝俞位于背部，第九胸椎棘突起下侧，脊椎骨左右两侧约两根手指宽（3 厘米）的地方。

指压腹部及背部的穴位可增进肝脏功能

▶酒醉、宿醉怎么办：酒醉的次日早晨，头脑总是不清晰，当你有严重的宿醉，就表示肝脏的负荷量过重。因此，宿醉不舒服时，若能指压有提升肝功能效用的穴位，可使你舒服许多。

▶见证奇迹疗效：腹部的穴位可以自己作指压，但背部的穴位则必须请人代为帮忙。坐在地板或是椅子上，采取上半身前倾的姿势虽然也可行，但是不容易施力，因此，建议你抱膝而坐，指压者才能对准穴位准确施力。指压者要边施力边找到让患者感到舒服且无压迫感的力道。

如果胃部有严重不舒服，可参照上节中介绍过的穴位指压法，让你在宿醉的第二天早晨也能毫无倦容，精神焕发。

手把手教你做指压

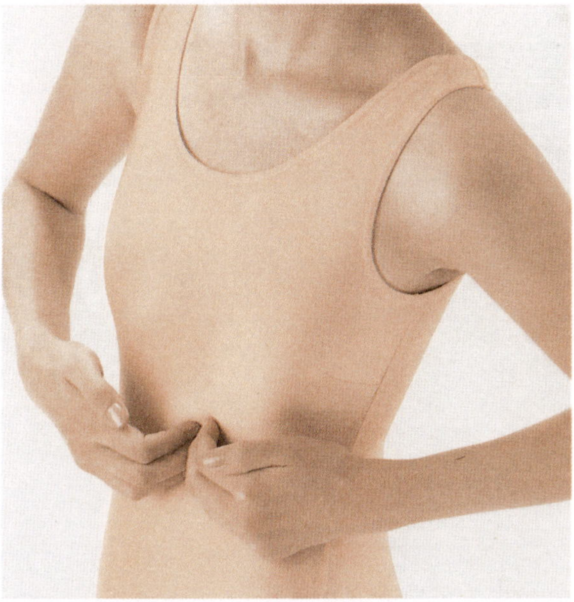

方法一

将期门穴正压入肋骨处能提升肝功能

力度	节奏	时间
中	中	3

指压手法

指压此穴位的重点是斜斜地从肋骨边缘往上按压，并且配合呼吸进行，由于肝脏位于右边期门穴之下，所以指压到右边时要特别仔细。

方法二

以稍强的力道一次一边来刺激肝俞穴

力度	节奏	时间
强	中	5

指压手法

双手的大拇指交迭，一次一边地指压肝俞穴。指压时，指压者的手肘要伸直以体重的力量来按摩，才不会伤到手指。

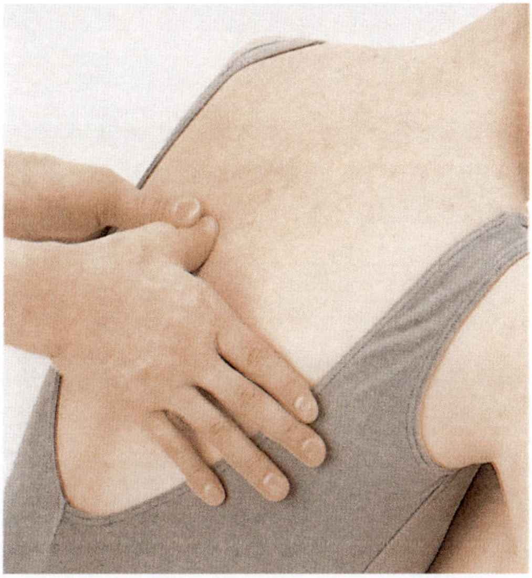

爱心小提示

以温水淋浴来刺激穴位

洗澡时，用温水冲淋背部的“肝俞穴”，记得水温要稍热，水流要强，并且一边吐气一边冲淋此穴位，才能达到刺激的效果。

寻根究源记穴位

期门穴

小议期门穴

期，期望、约会；门，出入的门户。“期门”是指天之中部的水湿之气从此穴位输入肝经。本穴为肝经最上穴，下部章门穴无物外传，使得本穴处于气血物质的空虚状态。但是，本穴因其位于人体前正中线及腋中线的中间位置，既不阴又不阳，既不高也不低，既无热气在此冷降，也无经水在此停住，所以，作为肝经募穴，尽管穴内气血空虚，却募集不到气血物质，只有期望等待，因此名“期门”，也称“肝募穴”。

标准取穴的技巧

功效 募集天之中部的水湿风气。

配伍治病

疝气：配大敦。

胆囊炎、胆结石：配肝俞、公孙、中脘和太冲。

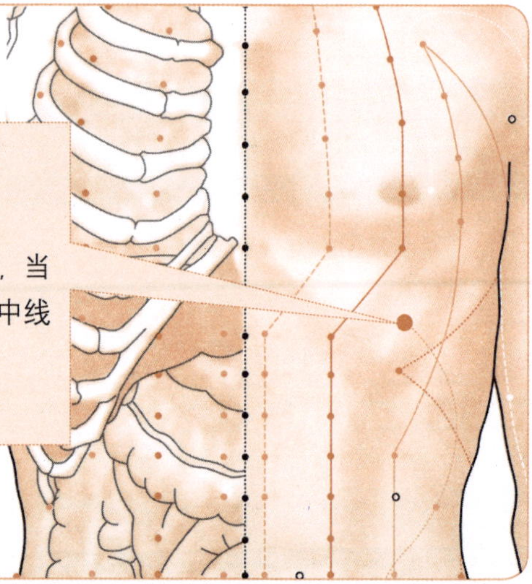

期门

位于第六肋间隙，当乳头直下，前正中线旁开4寸。

小穴位，大功效

期门穴

- 按摩此穴位有疏肝、利气、化积通瘀的作用，能治疗肋间神经痛、肝炎、肝肿大、胆囊炎、胸胁胀满等疾病。
- 长期按摩此穴位，对腹胀、呕吐、乳痛等症状，具有很好的缓解、改善作用。
- 配肝俞穴、膈俞穴，有疏肝活血化瘀的作用，能治疗胸胁胀痛；配内关穴、足三里穴，有和胃降逆的作用，能治疗呃逆；配阳陵泉穴、中封穴，有舒肝利胆的作用，能治疗黄疸。

寻根究源记穴位　肝俞穴

小议肝俞穴

肝，是指肝脏；俞，是运输的意思。“肝俞”的意思是指肝脏的水湿风气由此外输膀胱经。此穴的气血物质为阳热的水湿运风气，物质的运行规律是外散之热循膀胱经上行，冷降之液循膀胱经下行。因本穴内应于肝，是肝脏之气在背部输转输注之处，所以叫做“肝俞”。

标准取穴的技巧

功效 疏肝利胆、理气明目。

配伍治病

胁痛：配支沟、阳陵泉。

目眩：配太冲。

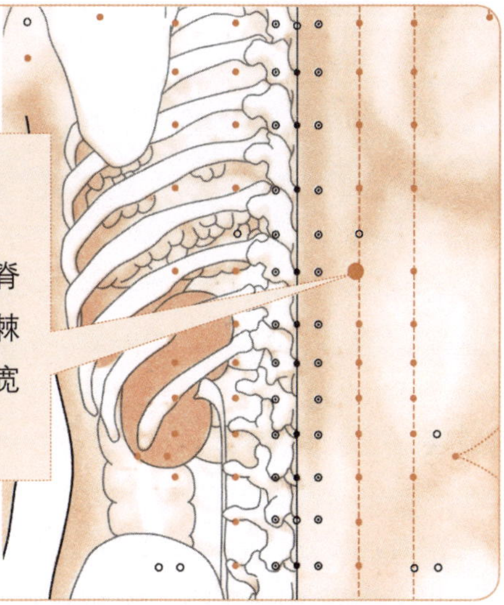

肝俞

位于人体的背部脊椎旁，第九胸椎棘突下，左右二指宽处即是。

小穴位，大功效

肝俞穴

- 经常按摩此穴，可治疗消化系统疾病，如急慢性肝炎、胆囊炎、慢性胃炎、胃扩张、胃痉挛、黄疸。
- 可治疗五官科系统疾病，如眼睑下垂、结膜炎、青光眼、夜盲症、视网膜炎。
- 可治疗神经系统疾病，如偏头痛、神经衰弱、肋间神经痛、精神病。
- 可治疗外科系统疾病，如淋巴结结核、胃出血、肠出血、胆石症、月经不调等。

043 呕吐、晕车

指压合谷、内关 保持出游好兴致

对症穴位：合谷、内关

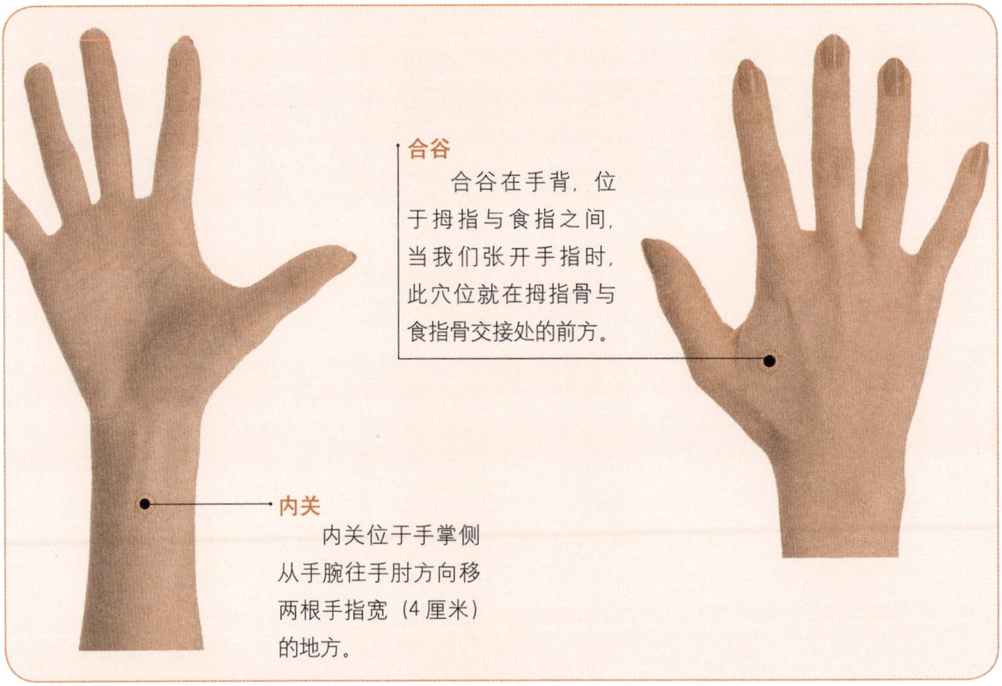

晕车时指压内关穴，呕吐时指压合谷穴

呕吐、晕车怎么办：搭乘交通工具时如果感到一阵晕眩，就要马上进行穴位指压疗法以克制不适感。指压内关穴可有效改善晕车带来的不舒服，而且会很快见效。不论哪只手先开始按摩都没关系，最重要的是两手都要按摩，因为这样子最有效，所以要耐心地确实做指压。

见证奇迹疗效：实际上市面上贩卖有一种可防止晕车像手表般的手带，这种手带通常都会覆盖住手腕上的一个凸出点，而这凸出点正是内关穴。当然你没有买这种神奇的手带也没关系，指压内关穴也可收到同样的效果。

另外，酒喝多想吐时可以刺激合谷穴，也是相当有效哦。

手把手教你做指压

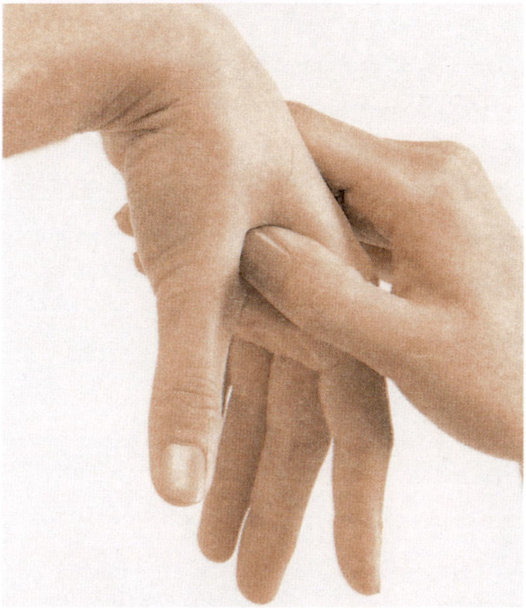

方法一

拇指根部的合谷穴用手指抓捏进行刺激

力度	节奏	时间
强	中	3

指压手法

将拇指按置于合谷穴，其他四指扶住手背，朝食指方向施力，如果用稍强的力量（让指甲痕迹留在皮肤上）指压的话，可以抑制住你想呕吐的感觉。

方法二

手掌侧的内关穴可用拇指或高尔夫球来刺激

力度	节奏	时间
中	中	5

指压手法

晕车时，手指与手腕平行测量出约两根手指宽的地方，拇指稍微立起指压此处，或用高尔夫球等圆形的物品按摩亦可。

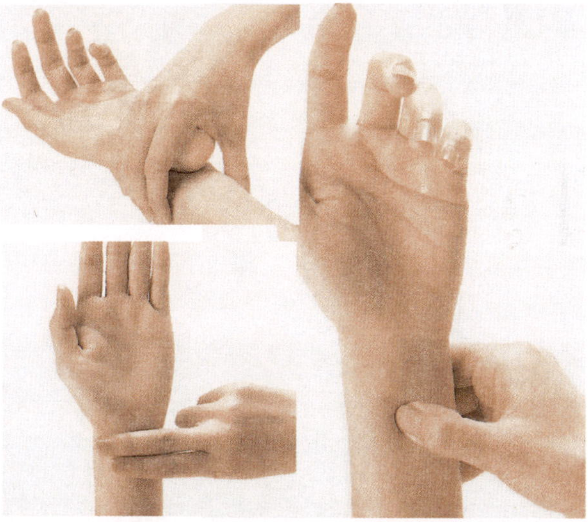

爱心小提示

预防晕车小妙招

◎ 乘车前喝一杯加醋的温开水，可以防止途中晕车。

◎ 取新鲜姜片，或鲜土豆片，用膏药贴在肚脐处，对晕车有一定的预防作用。

◎ 经常晕车的人，乘车前可食用一些酸辣开胃的食物，不要吃甜食或油腻的食物，也不要空腹或吃得过饱。

寻根究源记穴位 | 合谷穴

小议合谷穴

这个穴位名出自《灵枢·本输》，也称虎口，属于手阳明大肠经，原穴。它是古代全身遍诊法三部九候部位之一，即中地部，以候胸中之气。因为它位于大拇指与食指之间的陷凹处，犹如两山之间的低下部分。拇指与食指的指尖相合时，在两指骨间有一处低陷如山谷的部位，所以称“合谷”。虎口是指手张开之后它的形状就像大大的虎口一样。

标准取穴的技巧

功效 镇静止痛、通经活络、清热解表。

配伍治病

头痛：配太阳。

目赤肿痛：配太冲。

合谷

在手背第一、二掌骨间，第二掌骨桡侧的中点处即是。

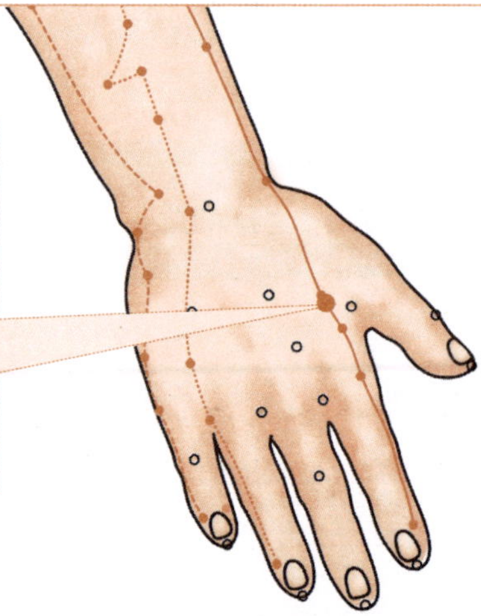

小穴位，大功效

合谷穴 ▶

- 可以降低血压、镇静神经、调整机能、开关节而利痹疏风，行气血而通经清瘀。
- 能治头面的各种症状，不但对牙齿、眼、喉都有良好的功效，还能止喘、疗疮等。
- 长期按压此穴，对反射性头痛、耳鸣、耳聋、鼻炎、蓄脓症、扁桃体炎、视力模糊、呼吸困难、肩胛神经痛、痰阻塞、窒息、虚脱、失眠、神经衰弱等症都有很好的调理保健效能。
- 能治疗一些妇科系统的疾病，如痛经、闭经、催产等。

寻根究源记穴位　内关穴

小议内关穴

内，内部；关，关卡；“内关”是指心包经的体表经水由此穴位注入体内。本穴物质是间使穴传来的地部经水，流至本穴后，由本穴的地部孔隙从地之表部注入心包经的体内经脉，心包经体内经脉经水的气化之气无法从本穴的地部孔隙外出体表，如同被关卡阻挡住了一样，所以名“内关”，也称阴维穴。

标准取穴的技巧

功效 疏导水湿。

配伍治病

痛经：配三阴交和素髎。

落枕：配外关。

内关

位于前臂正中，腕横纹上2寸，在桡侧屈腕肌腱同掌长肌腱之间即是。

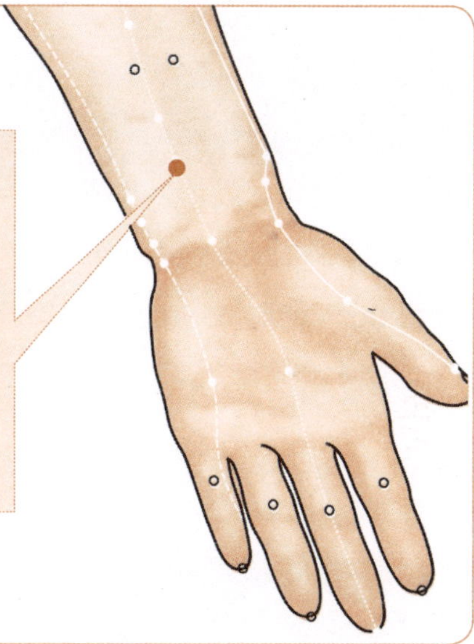

小穴位，大功效

内关穴

- 这个穴位对于因怀孕呕吐、晕车、手臂疼痛、头痛、眼睛充血、恶心想吐、胸肋痛、上腹痛、腹泻、痛经等症状，具有明显的缓解作用。
- 长期按压这个穴位，对心绞痛、精神异常、风湿疼痛、胃痛、中风、哮喘、偏瘫、偏头痛、产后血晕、忧郁症等，具有明显的改善和调理作用。
- 长期按压这个穴位，还能够治疗失眠、心悸等疾病。

044 生理疼痛

指压血海、三阴交 让女人月月轻松

对症穴位：血海 三阴交

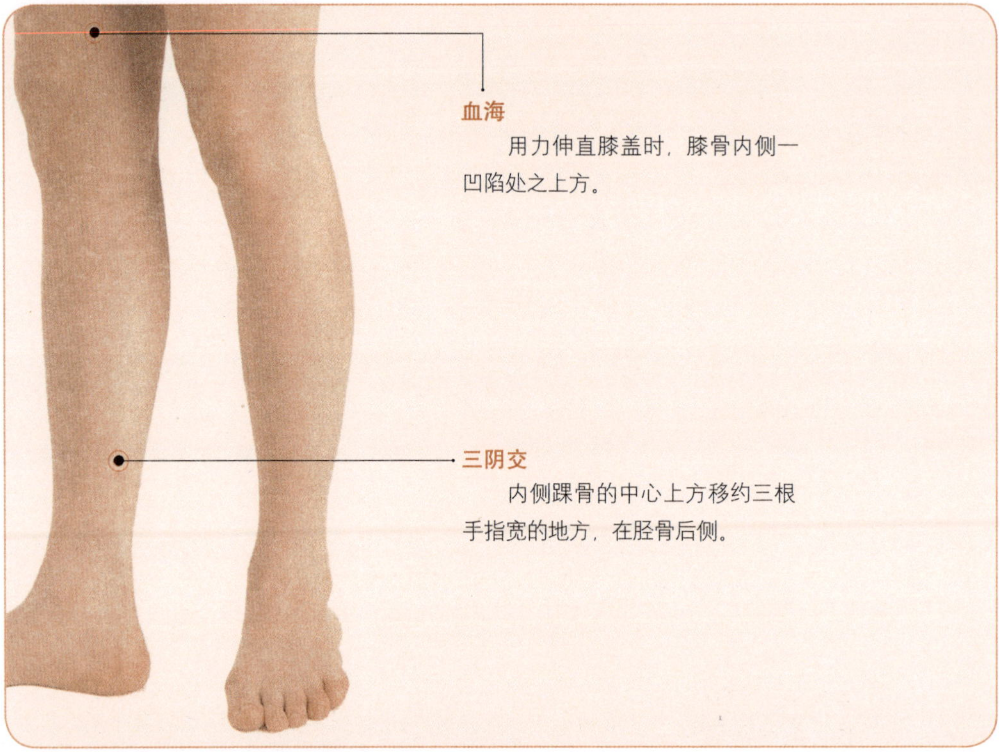

让停滞的血液通畅以消除生理痛

生理疼痛怎么办：女性对于生理疼痛往往是无可奈何的，在此为女性朋友们介绍对生理痛有特殊疗效的穴位，它位于脚部内侧，素有女性穴位之称的三阴交穴位，不管是对生理痛、生理不顺或是脚底冰冷甚或更年期障碍等妇女病都很有效。在中医范畴里，所谓的生理痛是因血液不顺而引起的，而对此穴位做指压能帮助血液流通，从而有效止痛。

见证奇迹疗效：另一血海穴也能治疗气血不通畅。通常有生理痛症状的人也一定有脚底冰凉的毛病，此时，可先温热双脚后，再依照图示做穴位指压，效果特别棒。

手把手教你做指压

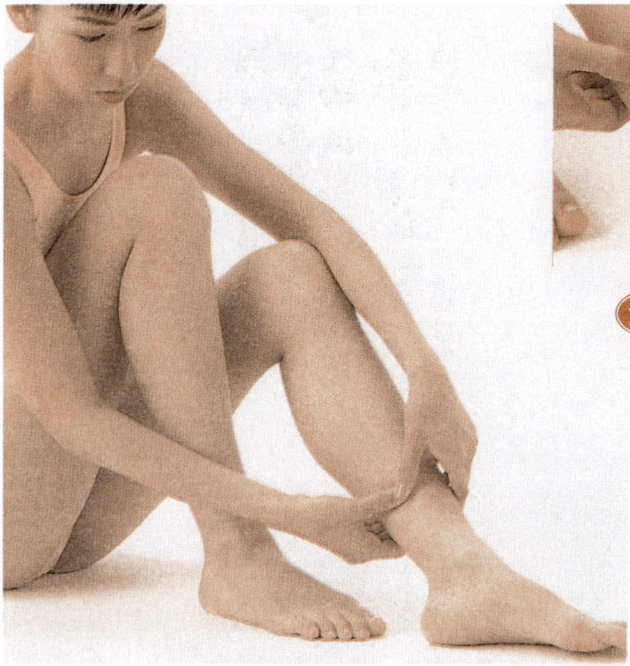

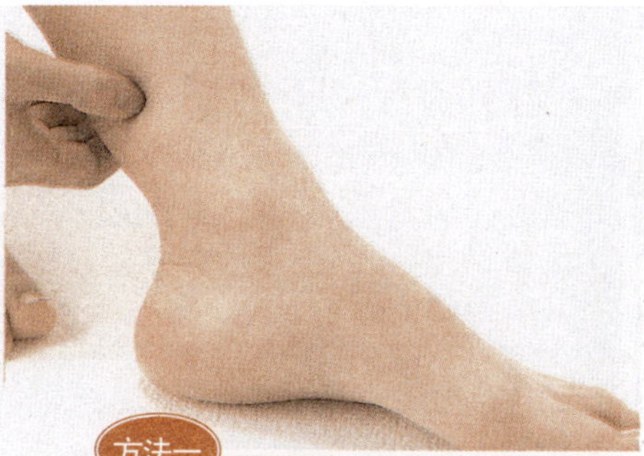

方法一

以惯用的那只手朝骨头方向刺激三阴交穴

力度	节奏	时间
中	中	5

指压手法

两手抓住脚，以左右拇指重叠的手姿来指压三阴交穴位，以惯用的那只手的拇指在下面朝骨头方向施力，会比较有效果。

方法二

用原子笔指压血海穴

力度	节奏	时间
中	中	5

指压手法

首先坐在地板上，一条腿弯曲，接着用手指按压血海穴或是用原子笔来加强刺激，当指压深入穴位时，大腿及膝盖都会有刺痛感。

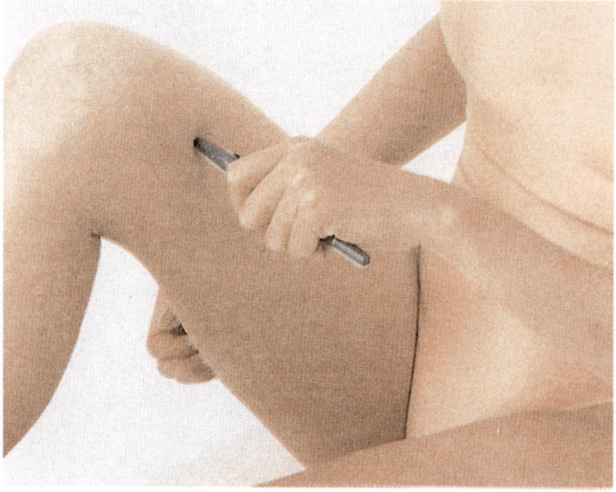

爱心小提示

温热双脚让症状减轻

指压前脚尖如果是冰冷的，可先将双脚泡在热水里，待脚部温热后再进行指压。将热水倒满小脸盆，慢慢地温热双脚。泡澡时，可调整水至适当温度，不论是用来温热双脚或是将腰部以下都泡在温水中，都相当有效，待脚温热后，日后的生理痛也会减轻许多。

寻根究源记穴位 | 血海穴

小议血海穴

血，指受热后变成的红色液体；海，大的意思。“血海”的意思就是说此处穴位是脾经所生之血的聚集之处。因为本穴物质是阴陵泉穴外流水液汽化上行的水湿之气，气血物质充斥的范围巨大如海，所以名为血海。此穴又名百虫窝、血郄。“百虫窝”是指此处穴位的气血物质为聚集而成的脾经之气，性湿热，而此处穴位所应的时序、地域又为长夏的中土，是百虫的产生之时和繁衍之地。“血郄”是指本穴内的物质为血。因为本穴物质为天部的水湿云气，其性既湿又热，穴内气血物质的出入为水湿云气，其量较小，犹如从孔隙中出入一样。

标准取穴的技巧

功效 清血利湿。

配伍治病

月经不调：配带脉。

荨麻疹：配曲池、合谷。

血 海

屈膝，在大腿内侧，髌底内侧端上 2 寸，股四头肌内侧头的隆起处即是。

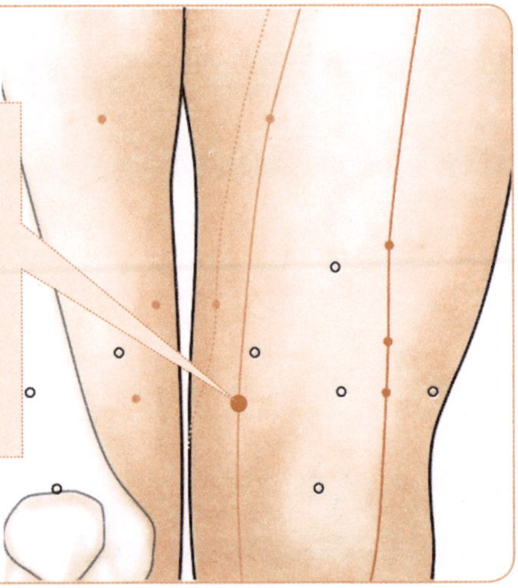

小穴位，大功效

血海穴 ▶

- 此穴是人体脾血的归聚之处，具有祛瘀血和生新血的功能，属于女子生血之海。
- 能够清血利湿，可以治疗一切血病及月经不调、崩漏（月经过多）、闭经等病症。
- 对荨麻疹、丹毒、湿疹、痈疮、膝痛等，具有很好的保健调理功效。

寻根究源记穴位　三阴交穴

小议三阴交穴

三阴，即足三阴经；交，交会的意思。“三阴交”的意思就是指足部的三条阴经中气血物质在此穴交会。此穴物质有脾经提供的湿热之气，肝经提供的水湿风气，肾经提供的寒冷之气。三条阴经气血交会于此，所以名为“三阴交”。

标准取穴的技巧

功效 通络止血、调经止痛。

配伍治病

肠鸣泄泻：配足三里。

月经不调：配中极。

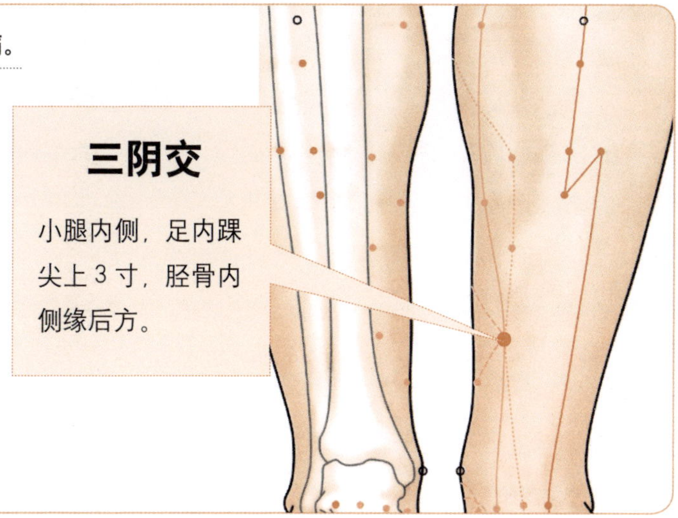

小穴位，大功效

三阴交穴

- 此穴是妇科主穴，对妇科疾病如子宫功能性出血、月经不调、经痛、带下、不孕、崩漏、闭经、子宫脱垂、难产、产后血晕、恶露不行等有很好的疗效。
- 按压此穴位也能治疗男性疾病，如遗精、遗尿、阳痿等。
- 按压此穴能够使腹胀、消化不良、食欲不振、肠绞痛、腹泻、失眠、神经衰弱、全身无力、下肢麻痹、神经痛、脚气病、更年期综合征等得到缓解。
- 三阴交穴还能排除瘀血，产生新血，经常按摩此穴能有效去除头皮屑。

045 尿频

指压中极、膀胱俞 不必总往厕所跑

对症穴位：中极、膀胱俞

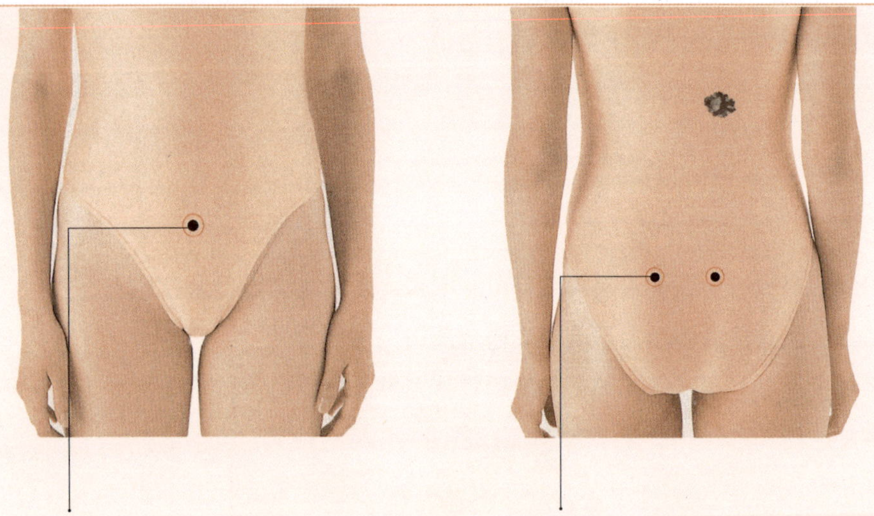

中极

位于肚脐正下方约四根手指宽的地方（6 ~ 7 厘米）。

膀胱俞

位于脊椎骨和尾椎骨连接线的中央，并往左右移约两根手指的宽度即是。

指压腹部及臀部的穴位以消除不适感

▶尿频怎么办：当压力及疲劳囤积时，体内较虚弱的部分就会出现异常。单纯只是因为压力带来的紧张感就能引发尿频症。而对女性而言，由于尿道靠近肛门及阴道，所以细菌很容易侵入尿道引发一些疾病，其中具代表性的有尿道炎、膀胱炎，而这些疾病也易引起尿频。

在办公室中工作一忙起来，憋尿的情形增加，如果你想尽速治好尿频的毛病，就要多刺激穴位、多喝水、常去上厕所才行。

▶见证奇迹疗效：在此教你指压下腹部的中极穴与臀部的膀胱俞，指压时你会感觉到膀胱及尿道会有刺痛感。此后只有尿意而无尿的情形就不再发生，心情也会变好。最后，如果能再温暖腰部的穴位，效果更佳。

手把手教你做指压

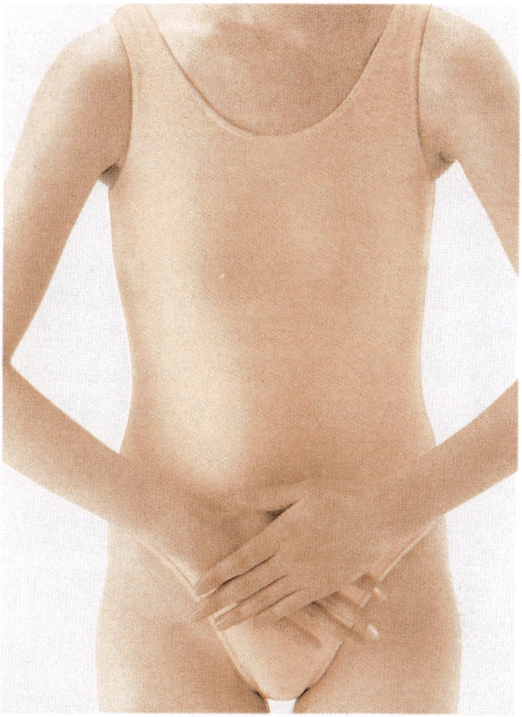

方法一

以温暖的手掌置于中极穴上
可治愈下腹部的不适

力度	节奏	时间
弱	长	5

指压手法

特意将双手温热后，两手掌交迭置于下腹部的中极穴之上，一直到下腹部感觉有温暖的刺激为止。

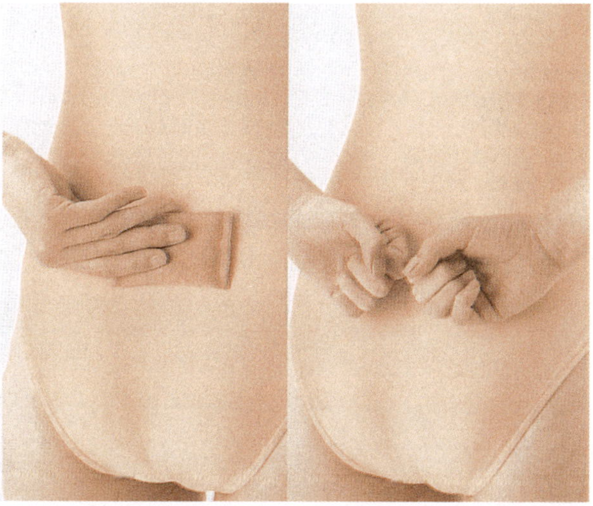

方法二

用暖暖袋温热腰部的膀胱俞穴

力度	节奏	时间
中	中	5

指压手法

用暖暖袋温暖左右两边的膀胱俞穴位，或是仰卧将拳头放在背后的穴位处，以身体的重量来指压。

爱心小提示

关于尿频

◎ 正常情况下，白天小便超过 6 次，晚上小便超过两次，可视为尿频。

◎ 保持好心情，学会给心灵解压，远离烟酒，不要过度劳累，可以保持身体弱碱性的体质，避免身体酸化而引起尿频。

寻根究源记穴位　中极穴

小议中极穴

中，与外相对，这里指穴内；极，屋的顶部横梁；“中极”的意思是指任脉气血在此达到了天部中的最高点。本穴物质为曲骨穴传来的阴湿水气，上升至中极时，达到其所能上升的最高点，所以名“中极”，也称气原穴、玉泉穴、膀胱募穴、气鱼穴。气，是指气态物；原，同“源”。“气原”的意思是本穴的水湿之气为任脉气血的生发之源。“玉泉”与“气原”名相似，玉指金性之气，泉指气血输出为源源不断。此穴又名“膀胱募”，是因为该穴气血为天部的高浓度水湿之气，散热冷缩后则外走膀胱经所处的天部层次，为膀胱经经气的募集之地，所以又名“膀胱募”。

据《针灸甲乙经》记载，中极穴是“足三阴、任脉之会”；《图翼》中说：“孕妇不可灸。”所以，怀孕的女性千万不可针灸这个穴位。

标准取穴的技巧

功效 募集膀胱经水湿。

配伍治病

阳痿、早泄：配大赫、肾俞和三阴交。

遗溺不止：配阴谷、气海和肾俞。

中极

位于下腹部，前正中线上，当脐中下4寸即是。

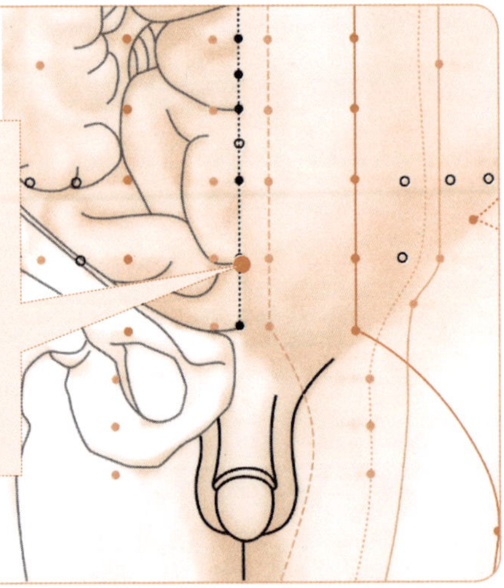

小穴位，大功效

中极穴

按摩这个穴位，有助气化、调胞宫、利湿热的作用，能治疗遗精、阳痿、月经不调、痛经、带下、子宫脱垂、早泄、产后恶露不止、胞衣不下、水肿等病症。

长期按摩这个穴位，对遗溺不禁、疝气、不孕、崩漏、白浊、积聚疼痛、阴痛、阴痒、阴挺等症状，也具有很好的调理和保健作用。

寻根究源记穴位　膀胱俞

小议膀胱俞

膀胱，指膀胱腑；俞，是输的意思。“膀胱俞”的意思是指膀胱腑中的寒湿水气由此外输膀胱经。此穴的气血物质为寒湿水气，物质的运行规律是大部分寒湿水气冷降归于地部，小部分吸热后循膀胱经上行。此穴内应膀胱，是膀胱之气在骶部输转之处，所以名为“膀胱俞”。

标准取穴的技巧

功效 清热利湿、通经活络。

配伍治病

小便不利：配肾俞。

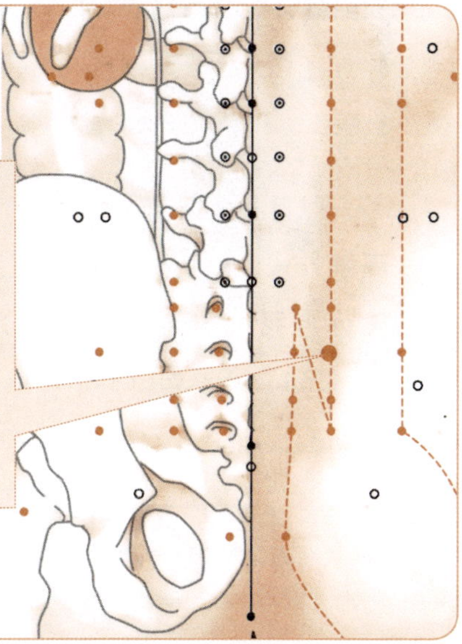

膀胱俞

位于人体骶部，第二骶椎左右二指宽处，与第二骶后孔齐平即是。

小穴位，大功效

膀胱俞

- 此穴可治疗消化系统疾病，如肠炎、便秘、痢疾。
- 可治疗神经系统疾病，如腰骶神经痛、坐骨神经痛。
- 可治疗泌尿生殖系统疾病，如膀胱炎、遗尿。
- 此穴还可治疗糖尿病、脚气、子宫内膜炎等。

046 痔疮

指压百会、肾俞 防止瘀血，畅快排便

对症穴位：百会 肾俞

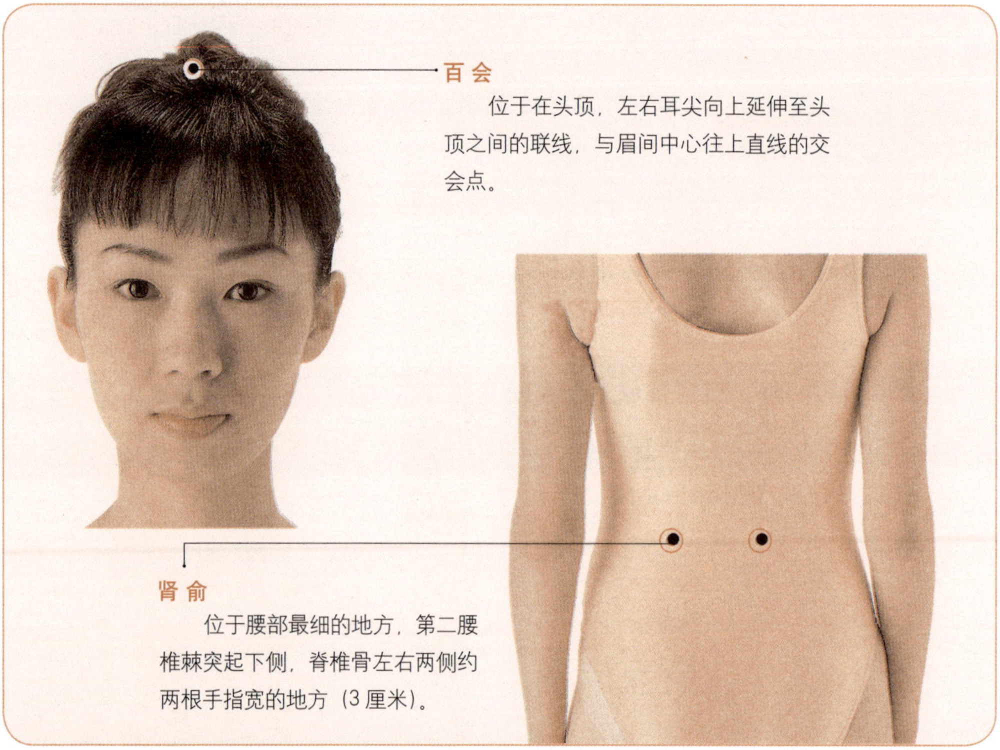

指压头、腰的穴位去除腰部淤血使排便顺畅

▶长痔疮怎么办：容易发生便秘的女性也较会有得痔疮的危险。特别是平时不常运动的人，骨盆容易积留血液，如再加上平日有便秘的毛病，就更容易形成痔疮。

▶见证奇迹疗效：除了平时多注意、常运动，尽可能让血液循环通畅之外，也可多指压肾俞穴，让腰部的血液通顺，以彻底预防腰部瘀血。如果有臀部冰冷症状的人，就要以更强的力量进行指压。

另外上厕所时，太过用力或太久都会使痔疮更加恶化，此时，可敲打头顶的百会穴，借由按摩头部，来刺激直肠、肛门以帮助排便。

手把手教你做指压

方法一

要放松身体来指压百会穴

力度	节奏	时间
中	短	3

指压手法

由于头部的刺激会传达到直肠及肛门，此时要伸直背肌放松全身，并边吐气边以拳头敲打头部的百会穴，此法对排便相当有帮助。

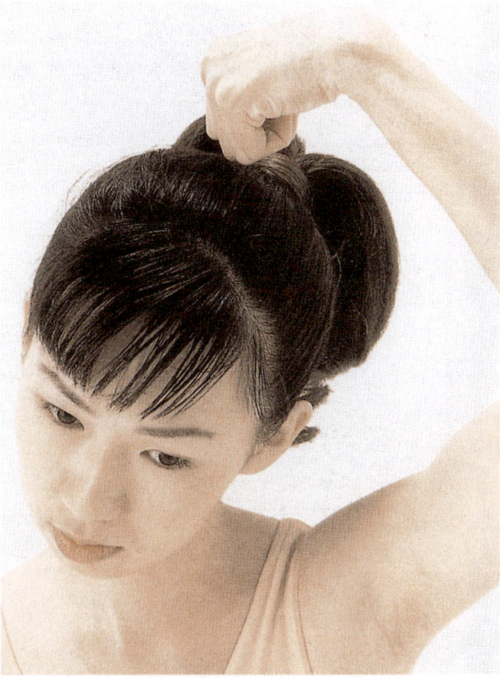

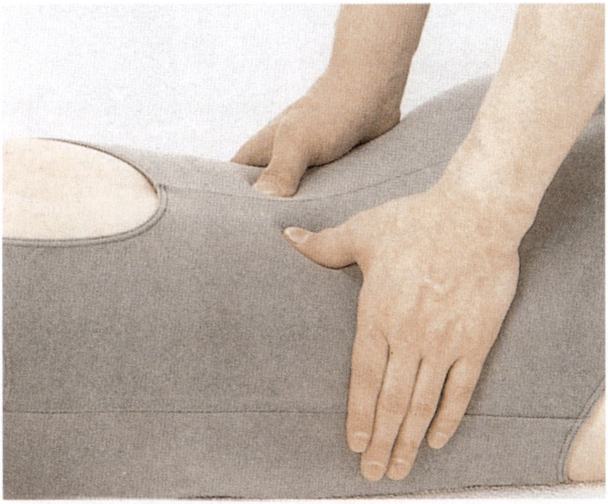

方法二

消除腰部疲劳时可请别人帮忙指压

力度	节奏	时间
强	中	5

指压手法

位于腰际的肾俞穴，可请别人代为帮忙指压。拇指置于左右穴位之上，以身体的重量来按压，如此刺激就会传达到腰部深处。

爱心小提示

如何预防痔疮

◎ 保持肛门周围的清洁，每天用温水冲洗，勤换内裤，可起到预防痔疮的效果。

◎ 每次蹲厕所时间超过 3 分钟，且大便干燥的，就应该引起注意，尽快调节饮食结构，多吃水果、蔬菜、豆类，少吃辛辣刺激性的食物。

◎ 患有痔疮的患者要忌饮酒、忌饱食、忌久坐、忌辛辣、忌束腰。

寻根究源记穴位

百会穴

小议百会穴

百，数量词，多的意思；会，交会。“百会”指手足三阳经及督脉的阳气在此交会。本穴在人的头顶，在人的最高处，因此人体各经上传阳气都交会于此，所以名“百会”。也称“顶中央穴”“三阳五会穴”“天满穴”“天蒲穴”“三阳穴”“五会穴”“巅上穴”。

标准取穴的技巧

功效 升阳举陷、益气固脱。

配伍治病

中风失音不能言语：配天窗。

小儿脱肛：配长强和大肠俞。

百会

位于头部，当前发际正中直上5寸，或两耳尖连线中点处即是。

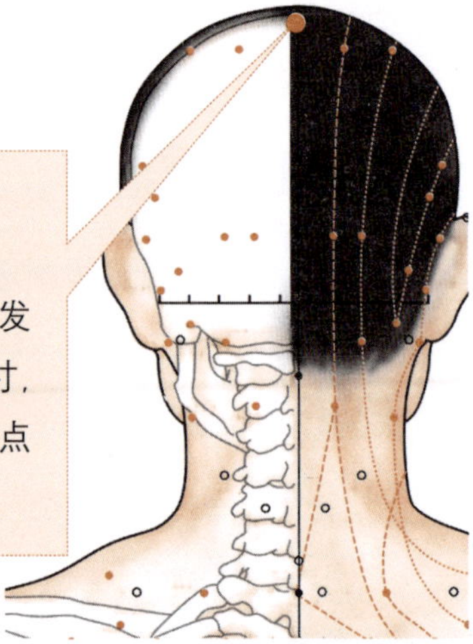

小穴位，大功效

百会穴 ▶

- 按摩这个穴位，具有开窍宁神的作用，能治疗失眠、神经衰弱。
- 长期按压这个穴位，有平肝息风的作用，能治疗头痛、眩晕、休克、高血压，中风失语、脑缺血、鼻孔闭塞等疾病。
- 长期按压这个穴位，还有升阳固脱的作用，能治疗脱肛、子宫脱垂等疾病。

小运动成就大健康

放松身心，远离疼痛

治疗生理痛

扭腰运动

仰躺，将膝盖弯曲并左右摆动。此时双手可稍微张开平放在地上，慢慢地扭动腰部。在生理期来的 2 ~ 3 天前开始做，每天做三回（共 30 次）。可解除生理期第一天的剧烈疼痛，使整个生理期轻松不少。

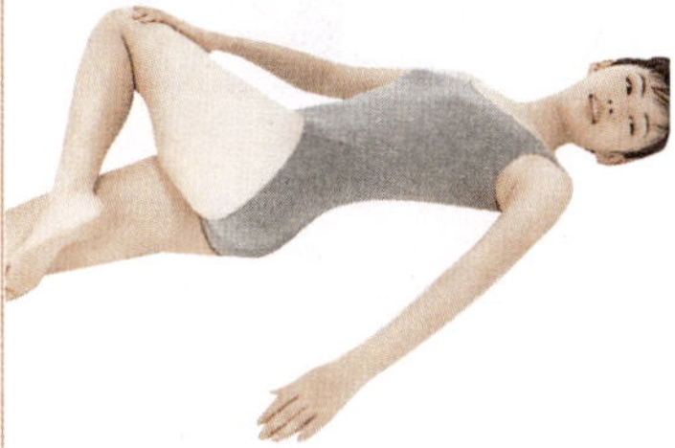

配合着呼吸，先往右侧倒，并尽量使膝盖碰地。

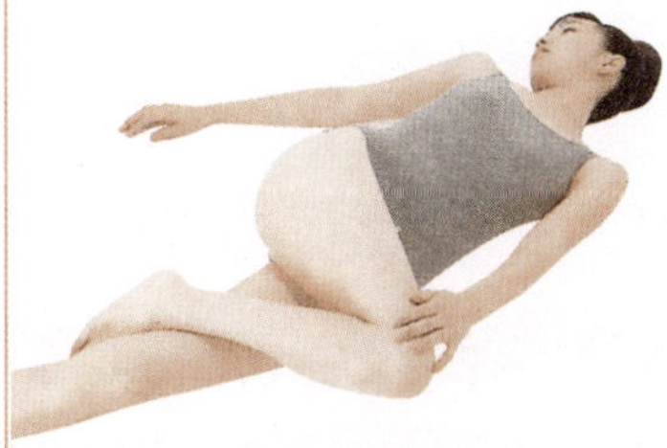

接着还是要配合呼吸，往左侧倒，重复这两个动作十次。

消除胃部疲劳

捶背运动

你是否常有到了吃饭时间却没有食欲的经验呢？建议你，敲打背部心窝到肚脐之间的部位，也就是胃的后侧，便可达到治疗效果。

当你听到咕噜咕噜的声音，就表示胃部已开始活动，已由疲惫转为轻松，食欲也就呼之欲出。

放松全身刺激肠胃

单脚跳运动

构成便秘的主要原因通常是运动不足。就算家中没有运动器械，也可做单脚跳来运动。一天三次，每一次约 3 分钟即可。

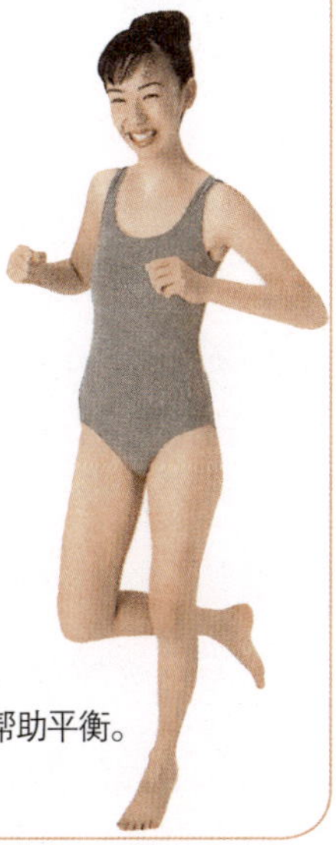

如果平衡感很差，可以借助墙壁或手来帮助平衡。

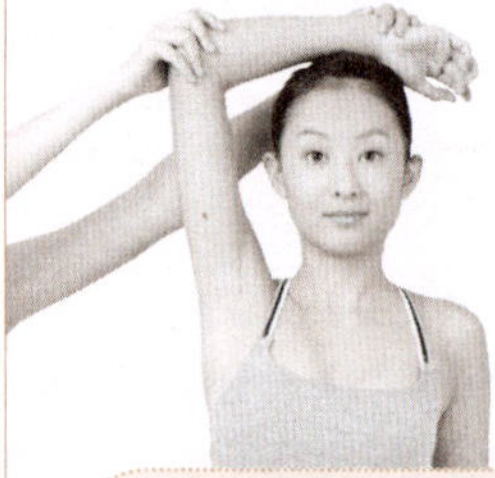

第六章

DILIUZHANG

指压消除心理不适

容易受到压力影响的不光只是身体，那些烦躁、失眠、无精打采等心理上的疾病也不容小觑，由于心与身是相连的，所以要以轻松的心情来进行心灵的穴位指压疗法。

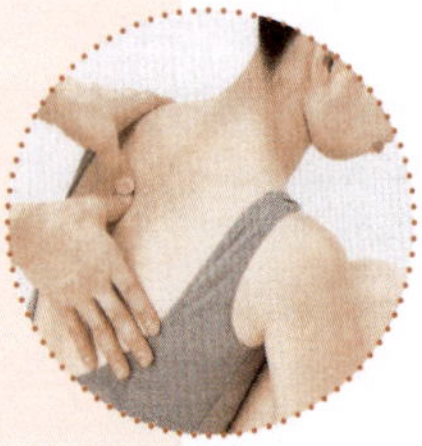

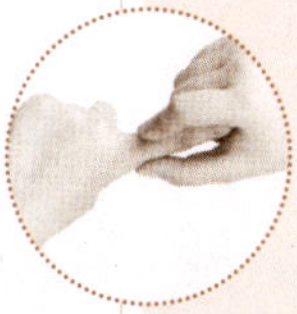

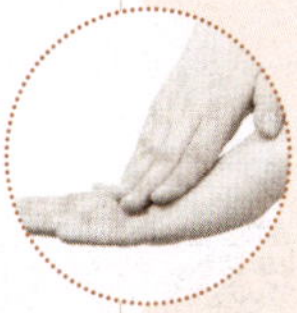

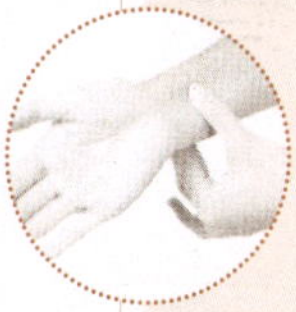

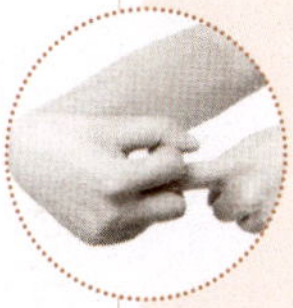

本章看点

- 心情烦躁

  指压巨阙、神道，安定情绪，平心静气

- 心悸、紧张

  指压心俞、郄门，消除紧张感

- 无精打采

  指压身柱、背部俞穴，放松背部，振奋精神

- 失眠健忘

  指压隔俞、三阴交，一觉睡到大天亮

- 眩晕

  指压手三里、外关、颈肌，头脑迅速冷静

047 心情烦躁

指压巨阙、神道 安定情绪，平心静气

对症穴位：巨阙、神道

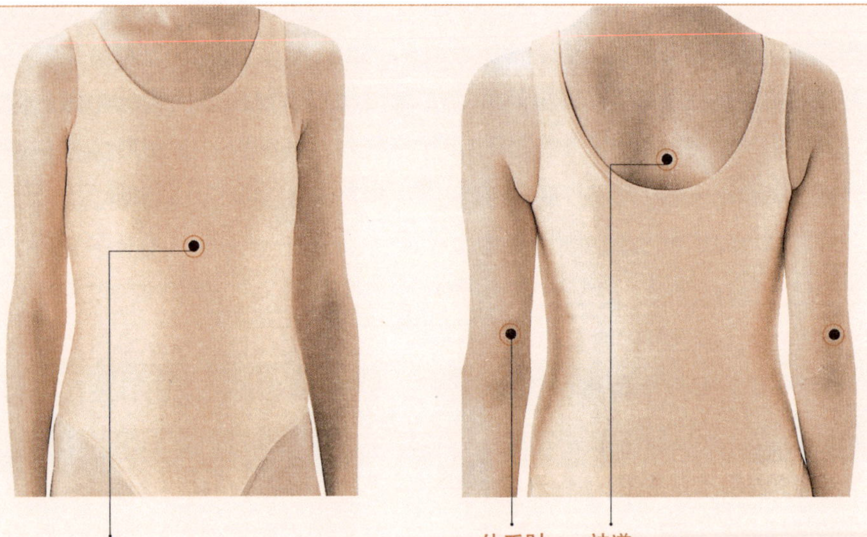

巨阙 位于心窝中央，胸骨中央的凹陷处下方约两根手指宽的地方。

神道 位于背部，第五胸椎棘突下侧。

以温热刺激来调整自律神经可安定情绪

▶**心情烦燥怎么办：**烦躁大部分是由于头脑及身体的自律神经失衡所导致。当你心情烦躁时，就要赶快动一动身体，不论是什么运动都可以，只要能尽量伸展身体肌肉，让肌肉疲累即可。这样烦躁感便会自然消失，情绪也会安定许多。

▶**见证奇迹疗效：**如不想运动的话，可以自行调整呼吸。边采取腹式呼吸边伸直背部肌肉，接着再慢慢进入温热穴位的阶段。

首先以吹风机温热背部的神道穴、心窝的巨阙穴及手肘外侧。温热刺激可说是相当舒服的一种疗法。待自律神经逐渐调整好后，心情便会好转。如果吹风机不好操作，可以只刺激巨阙穴及手肘外侧，但指压巨阙穴时要边吐气边进行；而手肘部位则以手掌来温热即可。

手把手教你做指压

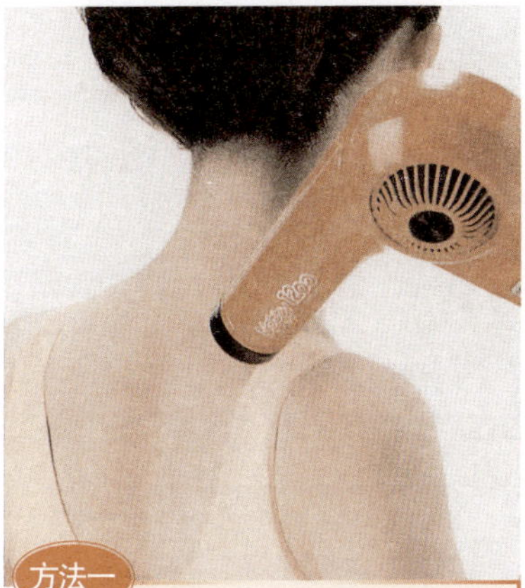

方法一

用吹风机慢慢温热背部的神道穴

力度	节奏	时间
中	短	5

指压手法

左右摇动吹风机，让热风温热神道穴，待穴位温热后，就要马上将吹风机移开，重复此动作几次即可。

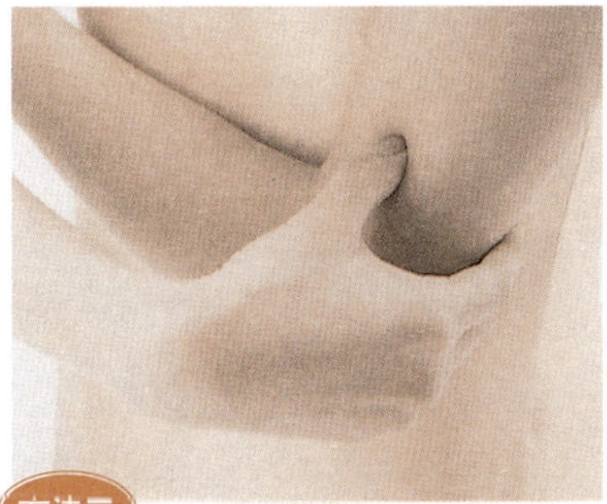

方法二

用手掌温热外手肘

力度	节奏	时间
中	长	5

指压手法

重点是要先温热手掌，然后再用手掌温热外手肘数分钟。

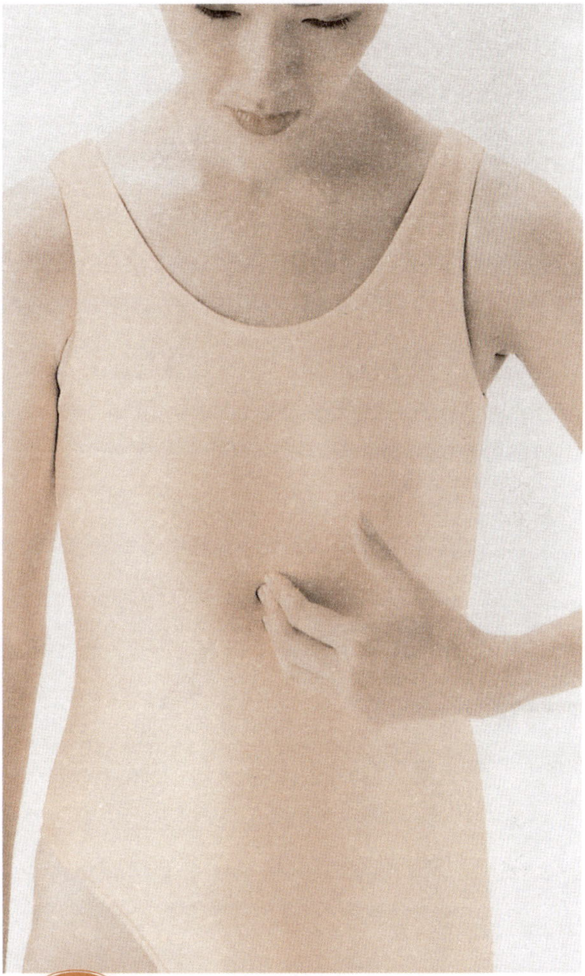

方法三

配合呼吸刺激心窝的巨阙穴

力度	节奏	时间
中	中	5

指压手法

四指并拢指压心窝处的巨阙穴，技巧是身体稍微往前倾，并配合呼吸做指压。

寻根究源记穴位

巨阙穴

小议巨阙穴

巨，大的意思;阙，通“缺”，亏缺之意。“巨阙”的意思是指胸腹上部的湿热水气在此聚集。本穴位处胸腹交接处的凹陷部位，任脉上、下二部皆无气血传至本穴，穴内气血为来自胸腹上部的天部湿热水气，此气因其热，既不能升又不能降，在本穴为聚集。此穴如同巨大的空缺一般将外部的水气聚集，所以叫做“巨阙”。此穴又名巨送穴。送，是送出的意思。“巨送”的意思是指本穴聚集的天部之气全部输向心经所在的天部层次。本穴物质为来自胸腹上部的湿热水气，因其性湿热，既不能循任脉上行又不能循任脉下行，唯有输向与此气血同性的心经天部层次，本穴气血的变化特点是来多少送多少，所以又名“巨送”。

标准取穴的技巧

功效 和胃降逆、宁心安神、补中益气。

配伍治病

反胃、吞酸：配膈俞、内关。

癫痫：配间使、心俞。

胸胁痛：配阳陵泉、日月。

巨阙

位于人体的上腹部，左右肋骨相交之处，再向下二指宽即是。

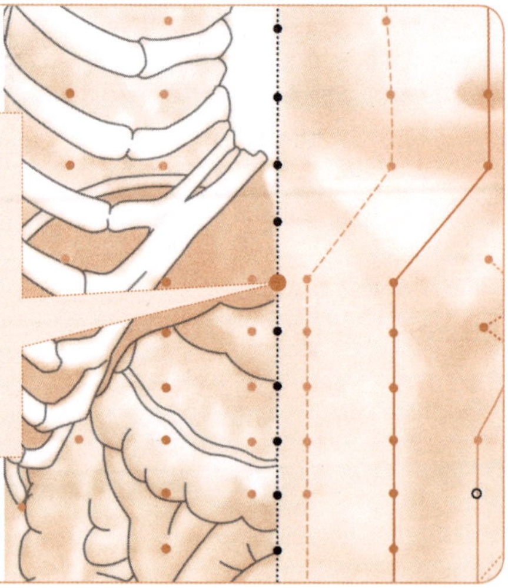

小穴位，大功效

巨阙穴 ▶

- 此穴可治疗消化系统疾病，如胃痛、反胃、胸痛、吐逆不食、腹胀、蛔虫引起的腹痛。
- 可治疗神经性系统疾病，如惊悸、尸厥、健忘、胃痉挛、膈肌痉挛、心绞痛、癔病、癫痫等。
- 还可治疗呼吸系统疾病，如咳嗽、支气管炎、胸膜炎等。

寻根究源记穴位　神道穴

小议神道穴

神，天之气；道，通道的意思。“神道”的意思是指督脉阳气在此循其固有通道而上行。本穴物质为灵台穴传来的阳气，在上行至本穴的过程中，此气由天之上部冷降至天之下部并循督脉的固有通道而行，所以叫做“神道穴”。此穴又名冲道、脏俞穴。冲，为冲行之意。脏，指内部脏腑；俞，是输的意思。“脏俞”的意思是指心脏的高温热气由此外输督脉。本穴位处脊背上部，与体内的心脏相邻，心脏的高温热气由此外传体表督脉，所以又名“脏俞穴”。

标准取穴的技巧

功效 祛风止痛、镇惊安神、清头泻热。

配伍治病

发热恶寒：配太阳、风池。

失眠、健忘，神经衰弱：配神门、上星、百会。

心悸：配心俞、厥阴俞。

神道

位于人体的后背部，当后正中线上，第五、第六胸椎中央处即是。

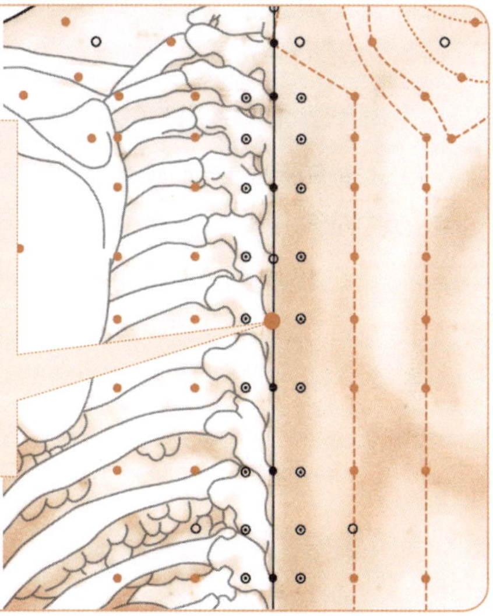

小穴位，大功效

神道穴

此穴可治疗神经系统疾病，如心惊、心悸、小儿风痫、心脏神经官能症、神经衰弱、肋间神经痛。

此穴还可治疗肩背痛、咳喘、健忘、增生性脊椎炎、疟疾。

048 心悸、紧张

指压心俞、郄门 消除紧张感

对症穴位：心俞、郄门

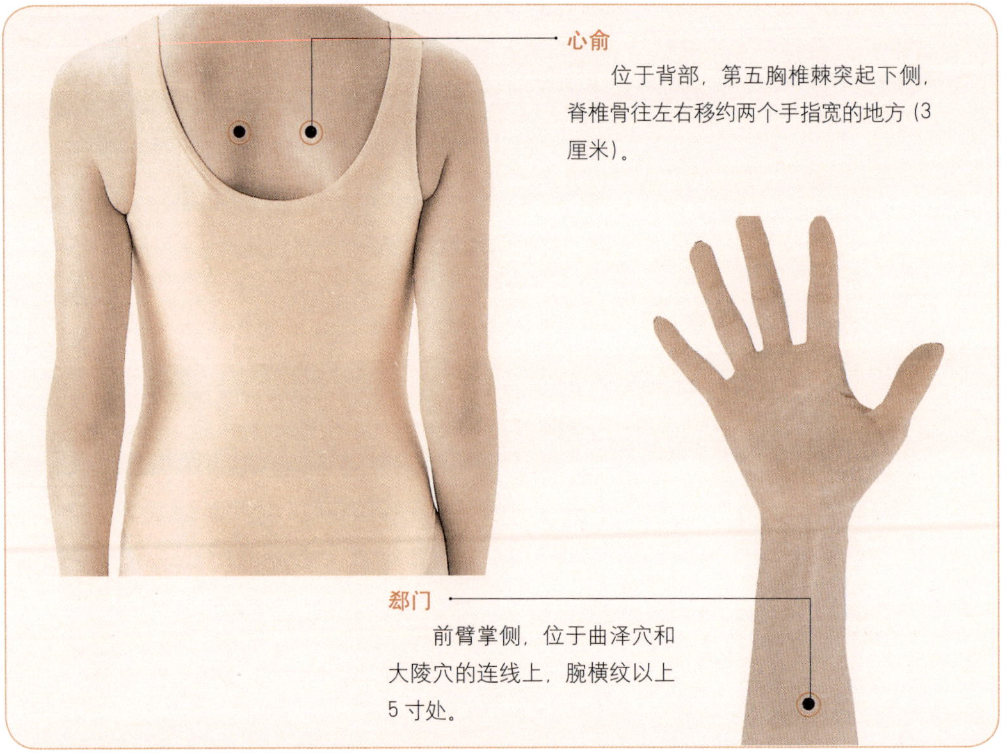

临场时指压手部穴位可消除紧张感

▶**心悸、紧张怎么办**：重要会议或是大考前，容易心跳加速，以致影响临场发挥，从而造成你人生中的遗憾，为了让你在重要时刻也有稳定的情绪，可刺激本节所介绍的穴位。

▶**见证奇迹疗效**：背部的心俞穴具有调整心脏机能的功效。在重要日子的早晨，可请别人代为指压此穴位，让心情平静下来。

临场时，如果还是很紧张，则可以指压在手臂上能缓和心悸的郄门穴。它必须用拇指仔细指压并配合呼吸来进行，这样更能使心情平静下来。

手把手教你做指压

方法一

左右拇指交叠对准心俞穴指压

力度	节奏	时间
强	中	5

指压手法

坐在地上双手抱膝。保持这个姿势指压者的力道才能集中，有助于指压，指压者必须重叠左右拇指，一次按压一边。

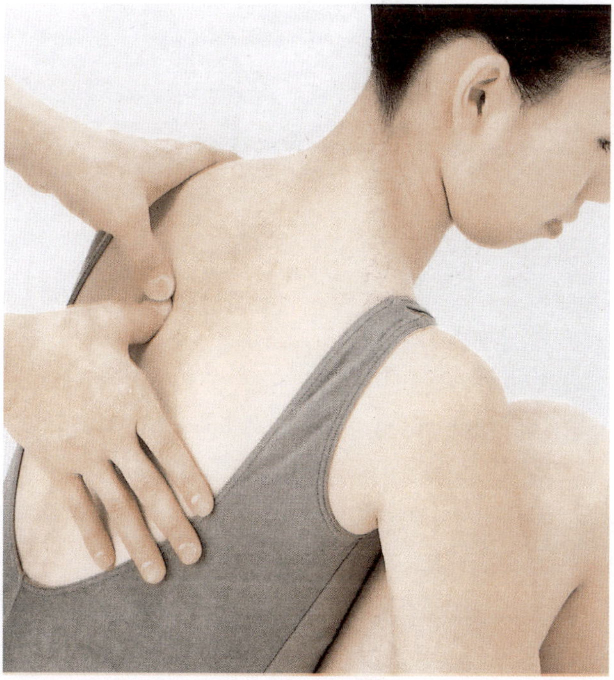

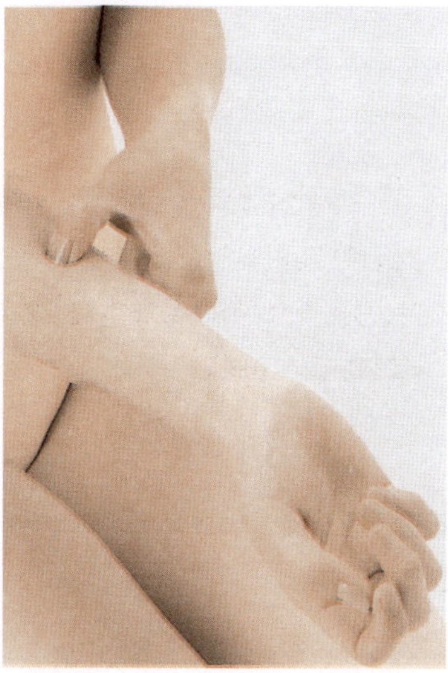

方法二

推拿手臂的粗筋以刺激郄门穴

力度	节奏	时间
中	中	3

指压手法

手扣住前手臂，大拇指压住穴位，待找到粗筋后，再立起指尖来刺激。

爱心小提示

使情绪平静的丹田呼吸法

情绪紧张时，呼吸会呈现浅平而急促的状态，因此临场时，可改为腹式呼吸法，这样，心情就会在不知不觉中慢慢平稳下来。首先深呼吸，将气慢慢地推到丹田，这样腹部就会慢慢地暖和起来，紧张的情绪也由此逐渐平静。

寻根究源记穴位　心俞穴

小议心俞穴

心，指心脏；俞，运输的意思。“心俞”的意思是指心脏中的高温湿热之气由此外输膀胱经。此穴的气血物质为高温态湿热水气，物质的运行规律是湿热水气一方面散发热量循膀胱经向上传输，另一方面水湿散热冷降后循膀胱经下行。此穴内应心脏，是心脏之气在背部输转输注的部位，所以叫做“心俞”。

标准取穴的技巧

功效 疏经理血、宁心安神。

配伍治病

癫痫：配间使、大陵、百会；

心脏疾病、心悸：配厥阴俞。

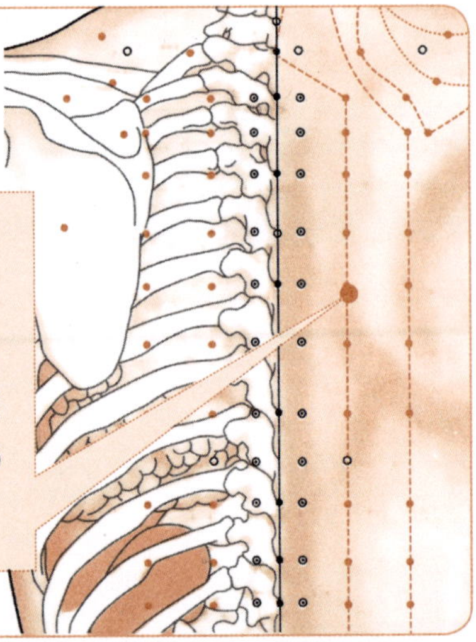

心俞

位于人体的背部，当第五胸椎棘突下，左右旁开1.5寸处即是。

小穴位，大功效

心俞穴 ►

- 此穴可治疗循环系统疾病，如冠心病、心绞痛、风湿性心脏病、心房纤颤、心动过速。
- 可治疗精神神经系统疾病，如失眠、神经衰弱、肋间神经痛、精神分裂症、癫痫、癔病。
- 经常按摩此穴，还可治疗胃出血、食道狭窄、背部软组织损伤等。

无精打采

指压身柱、背部俞穴 放松背部，振奋精神

对症穴位：身柱、背部的俞穴

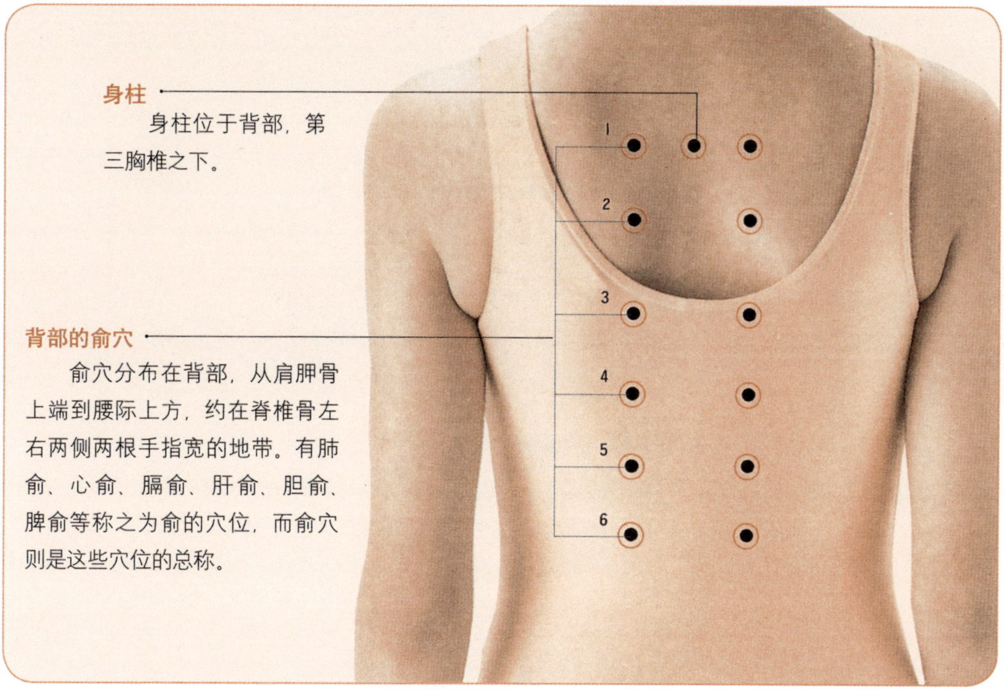

刺激背部的俞穴来调整自律神经，恢复活力

无精打采怎么办：也许有人会怀疑刺激穴位真的有让人精神振奋的功效吗？事实上，背部如果能放松，精神就能集中，进而再刺激背部穴位，的确可达到令人精神为之一振的效果。

见证奇迹疗效：人体中能让精神集中的穴位是位于背部的身柱穴及在脊椎两侧的俞穴。

脊椎骨两侧有支撑背部的大肌肉，而自律神经也由此经过。所以，如能充分刺激俞穴，背部肌肉自会轻松不少，自律神经也会因此得到平衡。

背部的身柱穴，本身就具有治愈小儿惊风的功效，在针灸治疗时，针灸此处可镇定神经，提高注意力。

手把手教你做指压

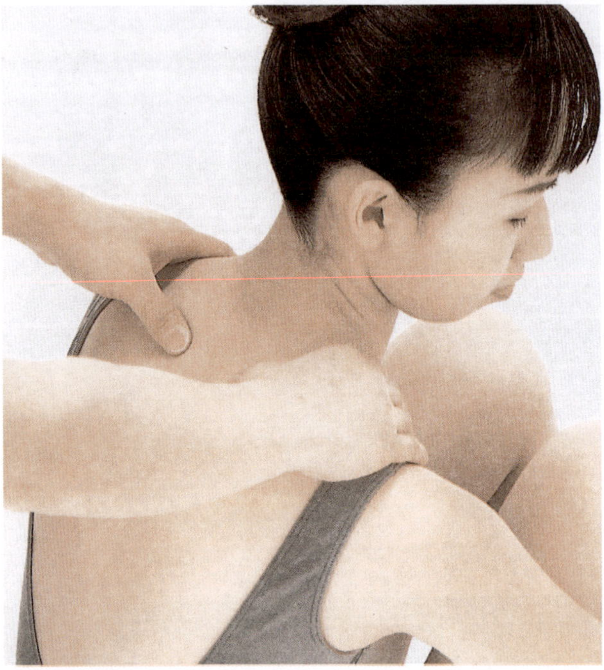

方法一

四指并拢置于左右两肩再指压穴位

力度	节奏	时间
中	中	5

指压手法

手放在左右两肩，大拇指向下张开，置于第一个穴位之上（肺俞），指压者必须伸直手肘同时指压左右两个穴位。

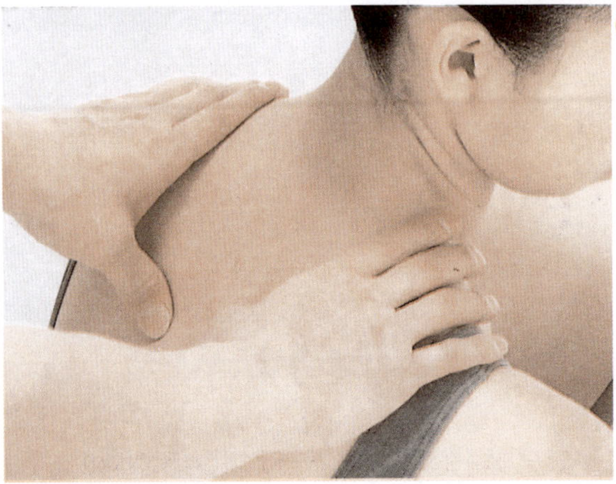

方法二

慢慢地移动拇指来交叉按摩第 2 ~ 6 个穴位

力度	节奏	时间
中	中	5

指压手法

右手的大拇指压在第二个穴位之下，左手大拇指放在第二穴位，接着，右手指压住第三穴位而左手压在第三穴位之下，如此交叉作指压。

爱心小提示

消除身心的疲劳

分布在背部两侧的俞穴是应用范围较广的穴位，即使不知道该指压哪个穴位，只需沿着脊椎骨两侧指压，就会觉得舒服不少。在指压进行的同时，发现哪个地方特别僵硬的话，就要加强指压哪里，如此对身体的疲惫及无力感均有意想不到的功效。

寻根究源记穴位

胆俞穴、脾俞穴

小议胆俞穴、脾俞穴

胆，指胆腑；俞，是运输的意思。“胆俞”是指胆腑的阳热风气由此外输膀胱经。此穴的气血物质为阳热风气，物质的运行规律是外散之热循膀胱经上行，冷降之液循膀胱经下行。此穴内应胆脏，是胆腑之气在背部输转输注之处，所以名为“胆俞”。

“脾俞”指脾脏的湿热之气由此外输膀胱经。此穴的气血物质为湿热之气，物质的运行规律是外散之热循膀胱经上行，冷降之液循膀胱经下行。此穴内应脾脏，是脾脏之气在背部输转输注之处，所以名为“脾俞”。

标准取穴的技巧

脾俞

在人体背下部，第十一胸椎棘突下，旁开 1.5 寸即是。

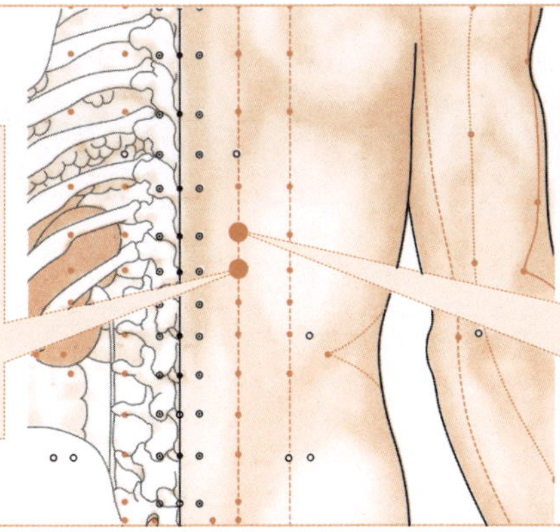

胆俞

在人体背下部，在第十胸椎棘突下，旁开 1.5 寸即是。

小穴位，大功效

胆俞穴

- 此穴可治疗消化系统疾病，如胆囊炎、肝炎、胃炎、溃疡病、呕吐、食道狭窄。
- 可治疗精神神经系统疾病，如肋间神经痛、失眠、癔病。
- 可治疗外科系统疾病，如胆石症、胆道蛔虫症、胸膜炎。
- 此穴还可治疗高血压等。

脾俞穴

- 此穴可治疗消化系统疾病，如胃溃疡、胃炎、胃下垂、胃痉挛、胃扩张、胃出血、神经性呕吐、消化不良、肠炎、痢疾、肝炎等。
- 还可治疗贫血、进行性肌营养不良、肝脾肿大、慢性出血性疾病、肾下垂、月经不调、糖尿病、肾炎、小儿夜盲、荨麻疹等病症。

寻根究源记穴位

小肠俞穴、三焦俞穴

小议小肠俞穴、三焦俞穴

“小肠俞”指小肠腑的湿热之气由此外俞膀胱经。此穴的气血物质为湿热之气，物质的运行规律是散之热循膀胱经上行,冷降之液循膀胱经下行。此穴内应小肠，是小肠之气在骶部输转之处，所以称名为“小肠俞”。

三焦，即三焦腑。关于三焦的具体所指，历代医家多有争论，据《黄帝内经》记载，三焦中的上焦指心、肺，中焦指脾、胃，下焦指肾脏。“三焦俞”是指三焦腑的水湿之气由此外输膀胱经，此穴的气血物质为湿热之气，物质的运行规律是外散之热循膀胱经上行，冷降之液循膀胱经下地。常按此穴，即可外散三焦腑之热。此穴内应三焦，是三焦之气在背部的输转之处，故称“三焦俞”。

标准取穴的技巧

三焦俞

在腰部，第一腰椎棘突下，旁开1.5寸即是。

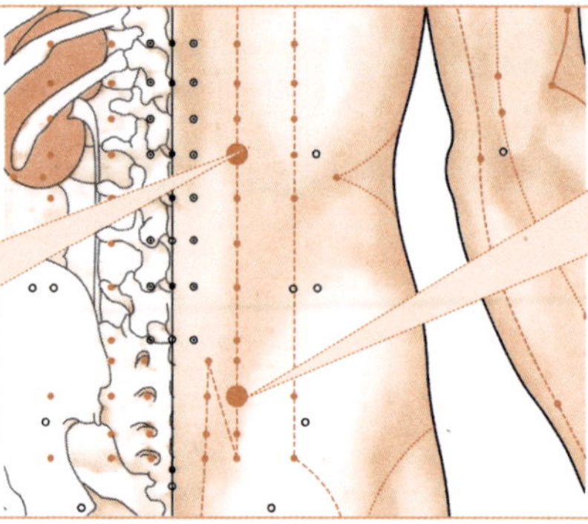

小肠俞

在骶部，第一骶椎棘突下，旁开1.5寸即是。

小穴位，大功效

小肠俞穴

- 此穴可治疗消化系统疾病，如肠炎、痢疾、便秘。
- 还可治疗泌尿生殖系统疾病，如遗尿、遗精。
- 还可治疗妇产科系统疾病，如盆腔炎、子宫内膜炎。
- 还可治疗骶髂关节炎、痔疮。

三焦俞穴

- 此穴可治疗肠鸣、腹胀、呕吐、痢疾等消化系统疾病。
- 常按此穴，还可治疗水肿、腰背强痛等病症。
- 此穴配合气海、足三里治疗肠鸣、腹胀，效果尤其显著。

寻根究源记穴位

背部的俞穴

背部的其他俞穴

背部的俞穴分布在背部脊柱的两侧，联系着人体的五脏六腑，是人体的关键穴位，在经脉上属于足太阳膀胱经，以下穴位前面已经介绍，在此不再赘述。

标准取穴的技巧

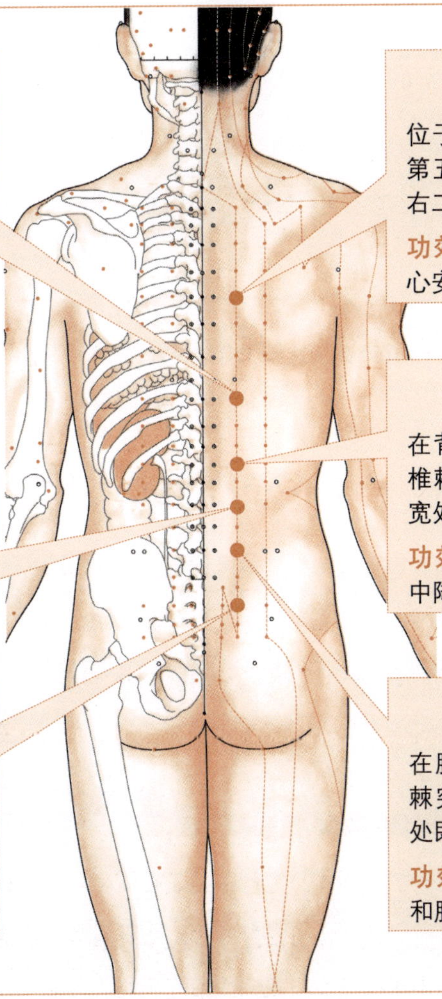

肝 俞

位于人体的背部脊椎旁，第九胸椎棘突下，左右二指宽处即是。

功效：疏肝利胆，理气明目。

心 俞

位于人体的背部，在第五胸椎棘突下，左右二指宽即是。

功效：疏经理血、宁心安神。

肾 俞

位于人体的腰部，在第二腰椎棘突下，左右二指宽处即是。

功效：益肾助阳，强腰利水。

胃 俞

在背下部，第十二胸椎棘突下，左右二指宽处即是。

功效：和胃健脾，理中降逆。

膀胱俞

位于人体骶部，第二骶椎左右二指宽处，与第二骶后孔齐平即是。

功效：清热利湿，通经活络。

大肠俞

在腰部，当第四腰椎棘突下，左右二指宽处即是。

功效：理气降逆，调和肠胃。

050 失眠健忘

指压膈俞、三阴交 一觉睡到大天亮

对症穴位：膈俞、三阴交

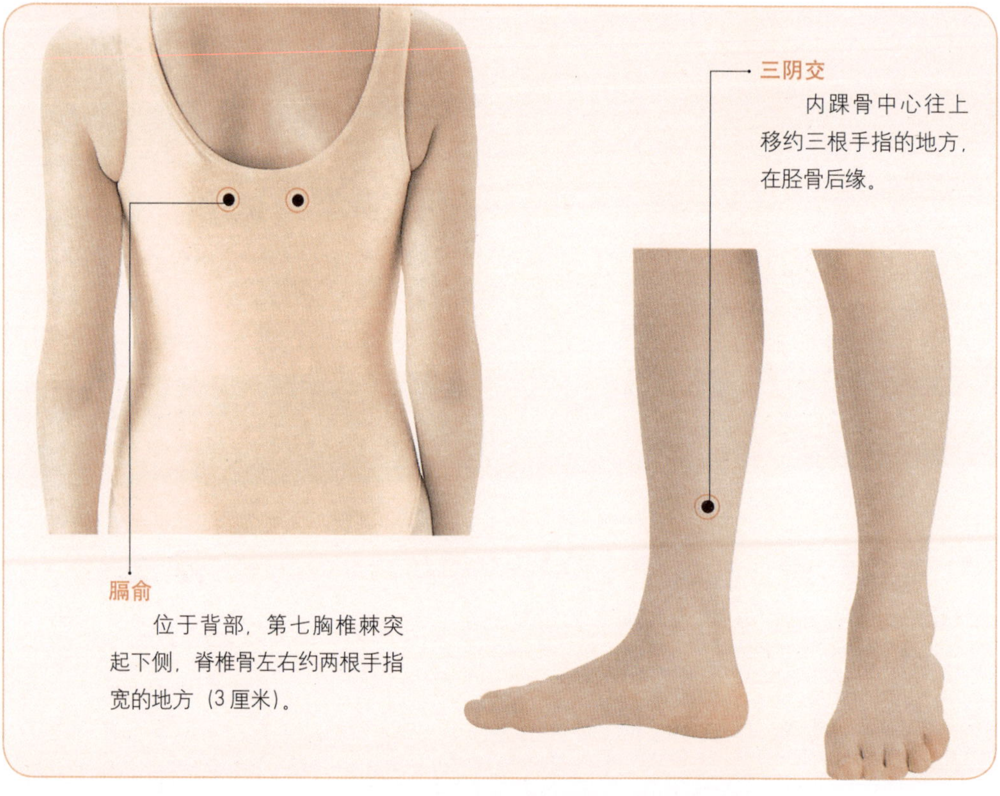

温暖双足并刺激背与足的穴位来消解一天的紧张

失眠健忘怎么办： 对于很好睡的人来说，也许会认为失眠并不是什么大不了的问题，但对有失眠毛病的人而言，却是痛苦难耐的。由于工作及人际关系的压力，夜晚往往难以入睡，以下的方法可以帮助你消除白天的紧张感。

见证奇迹疗效： 首先，洗个热水澡，并将室内灯光调柔，完成一切睡前的准备后，再来指压穴位。指压背部的膈俞穴可使紧绷的神经获得舒解，放松心情，而且待双脚温热后，就会比较容易入睡，此时别忘了再刺激脚部的三阴交穴位，如此就能一夜好眠。

手把手教你做指压

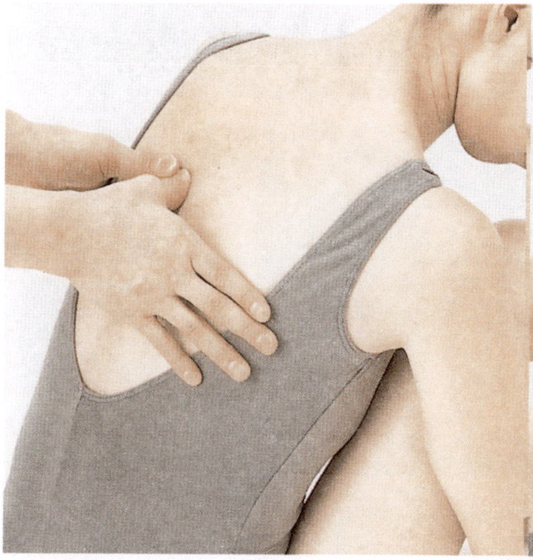

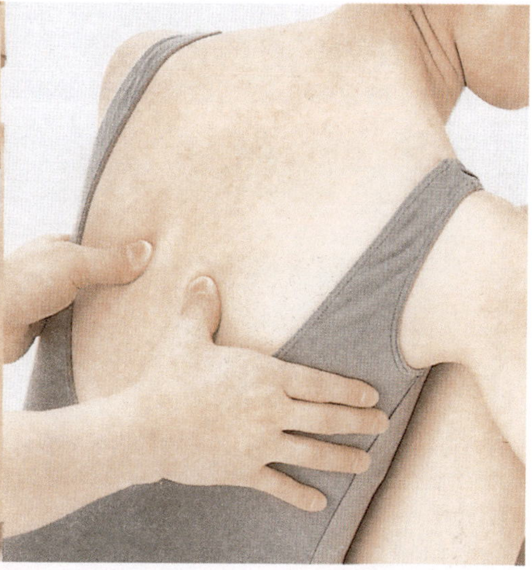

方法一

同时指压左右的膈俞穴，若肌肉严重僵硬时可分次进行

力度	节奏	时间
中	中	5

指压手法

坐在地上，请别人代为指压，如图所示同时指压左右两侧的膈俞穴，但如果肌肉有严重僵硬的情形，可一次一边仔细地指压。

方法二

双脚温热后以原子笔指压三阴交穴位

力度	节奏	时间
中	中	5

指压手法

三阴交穴位是解决女性朋友们脚底发冷的特效穴位，从骨头后面往前面施力指压即可。

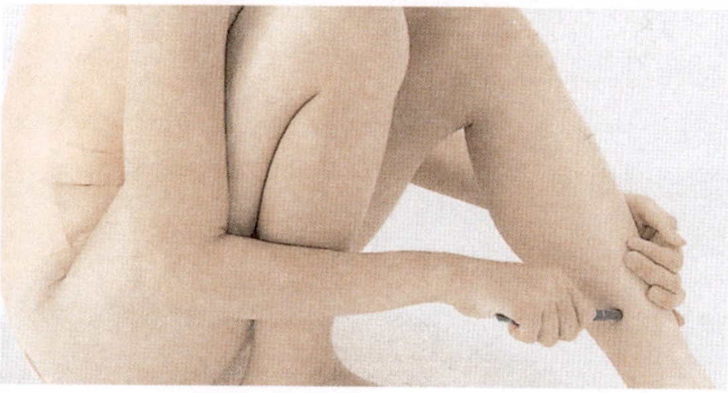

爱心小提示

怎样睡个好觉？

睡前饮食要注意：牛奶、面包、饼干类食物有助于睡眠；过饱对睡眠不利；咖啡、可乐、茶等有刺激性的饮料，尤其不利于睡眠。

营造舒适的睡眠环境：睡前洗澡、床被舒服可帮助迅速入眠且睡得香甜。

心情要放松：白天的事情不管做完还是没做完，一律都放下，待第二天醒来后再去考虑，如果怕忘了，不妨先用纸记下来。

051 眩晕

指压手三里、外关、颈肌 头脑迅速冷静

对症穴位：手三里、外关、颈肌

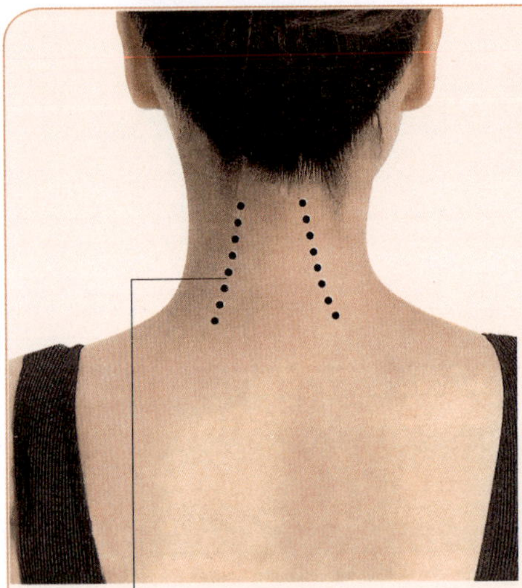

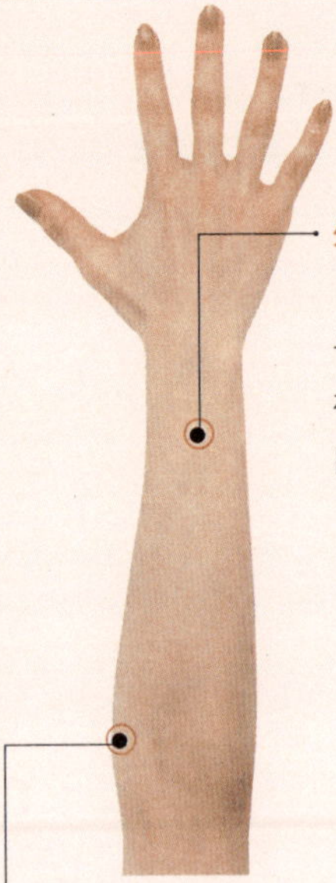

外关

位于手臂的手背侧，手腕往手肘方向移约有两根手指宽的地方（3 厘米）即是。

颈肌

沿着颈骨的左右侧有颈肌经过，指压时要特别针对僵硬的肌肉做重点指压。

手三里

弯曲手肘时，会产生一些横纹，靠近大拇指侧往手指方向移约有两根手指宽（3 厘米）的地方即是。

头昏眼花时按压颈部，晕眩时指压手部的特效穴位

▶眩晕怎么办：自律神经一失调就容易造成脑部充血及晕眩。当脑部充血时可试着按摩颈部及手部的穴位，让头部的血液能够往下走，并使血液正常循环，这样就不再头昏眼花，头脑才能够冷静清晰地判断事物。

▶见证奇迹疗效：晕眩也是由于自律神经失调所引起的，先轻轻转动脖子之后，再指压手部的穴位，特别是手三里穴位及外关穴，左右手的这两个穴位皆要仔细指压，症状才会消除。

手把手教你做指压

方法一

四指并拢推拿颈部僵硬的肌肉

力度	节奏	时间
弱	中	5

指压手法

手指并拢，以指尖左右同时指压颈肌，并以每次下移两厘米的方式进行。

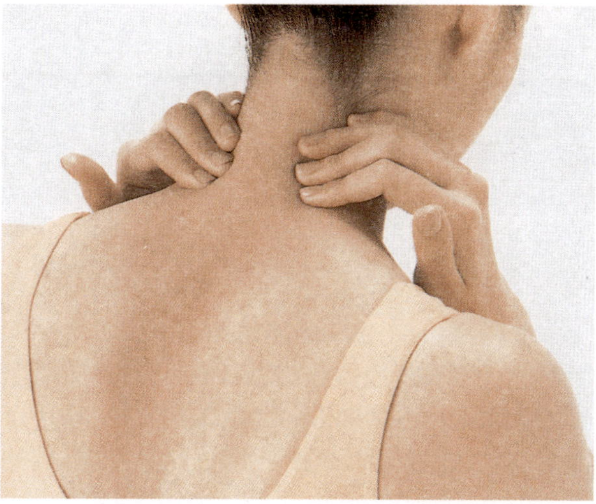

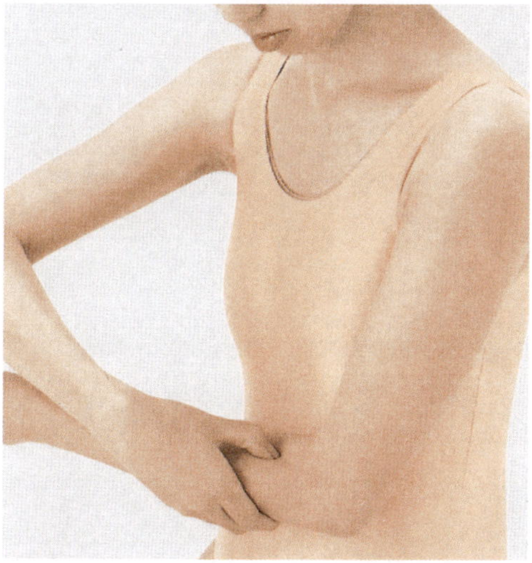

方法二

加强刺激手臂的手三里穴才有疗效

力度	节奏	时间
中	中	3

指压手法

抓住手臂前部，然后将拇指放在手三里穴上，立起指尖，以似乎要嵌入肌肉似地指压，效果更佳。

方法三

抓住手腕，以大拇指揉动外关穴

力度	节奏	时间
中	中	5

指压手法

量出距手腕约两根手指的地方，以拇指指压外关穴。立起指尖与肌肤成垂直方向揉动穴位，可消除晕眩感。

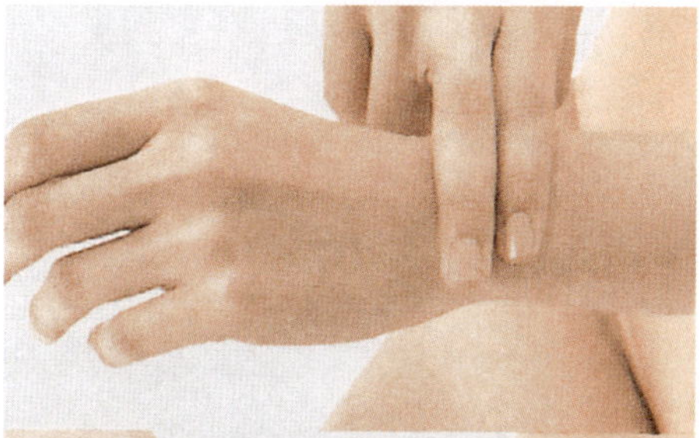

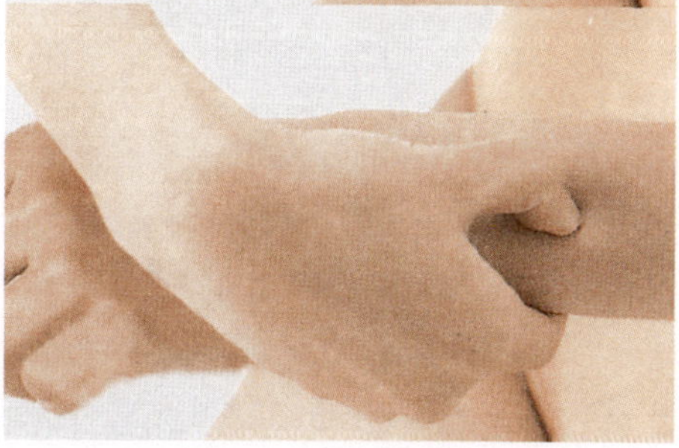

寻根究源记穴位　手三里穴

小议手三里穴

手，是指穴所在部位为手部；三里，指穴内气血物质所覆盖的范围。“手三里”指大肠经冷降的浊气在此覆盖较大的范围。本穴物质由上廉穴传来，上廉穴的水湿云气化雨而降，在该穴处覆盖的范围如三里之广，所以叫做“手三里穴”。此穴又名上三里，含义与手三里一样。又名鬼邪穴。鬼，与神相对，指本穴的气血物质所处为地部；邪，指邪气。“鬼邪”指穴内物质为地部的水湿。本穴物质为大肠经经气中浊降于地的经水，脾土受之，脾土喜燥而不喜湿，今受之水湿，实为受邪之害，所以又名“鬼邪穴”。

标准取穴的技巧

功效 通经活络，清热明目，调理肠胃。

配伍治病

牙齿疼痛、口腔炎：配合谷。

高血压：配太冲。

上肢不遂：配曲池。

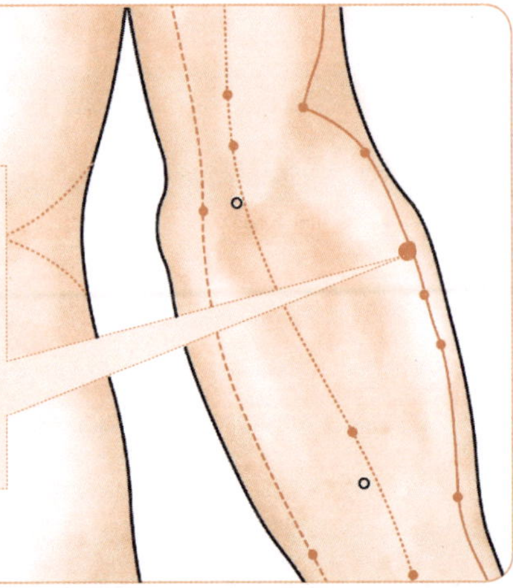

手三里

在前臂背面桡侧，当阳溪与曲池连线上，肘横纹下 2 寸。

小穴位，大功效

手三里穴 ▶

- 此穴可治疗运动系统疾病，如腰痛、肩臂痛、上肢麻痹、半身不遂。
- 还可治疗消化系统疾病，如溃疡病、肠炎、消化不良。
- 还可治疗五官科系统疾病，如牙痛、口腔炎症。
- 还可治疗颈淋巴结核、面神经麻痹、感冒、乳腺炎。
- 弹拨手三里对消除针刺不当引起的不适感有较好疗效。
- 此外，指压手三里对镇定精神有很好的效果，可治疗精神性阳痿。

寻根究源记穴位　外关穴

小议外关穴

外，指外部；关，是关卡的意思。“外关”指三焦经气血在此胀散外行，外部气血被关卡不得入于三焦经。本穴物质为阳池穴传来的阳热之气，在到达本穴后因吸热而进一步胀散，胀散之气由穴内出于穴外，穴外的气血物质无法入于穴内，外来之物如被关卡一般，所以叫做“外关穴”。

标准取穴的技巧

功效 疏经止痛、调理三焦、理气通络。

配伍治病

感冒发热：配大椎、曲池。

目生云翳、视物模糊：配足临泣。

头痛：配角孙。

外关

位于前臂背侧，腕背横纹上2寸，桡骨与尺骨之间即是。

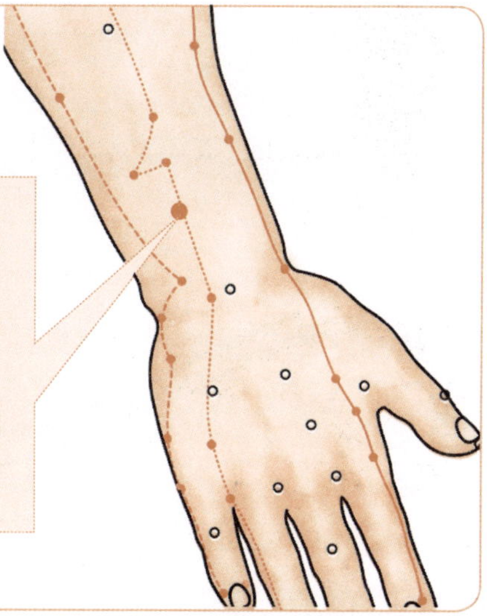

小穴位，大功效

外关穴 ▶

- 此穴可治疗头面五官科疾病，如目赤肿痛、耳鸣耳聋、鼻衄牙痛。
- 还可治疗运动系统疾病，如上肢关节炎、桡神经麻痹、急性腰扭伤、颞颌关节功能紊乱、落枕等。
- 还可治疗消化系统疾病，如腹痛便秘、肠痈霍乱。
- 经常按摩此穴，对热病、感冒、高血压、偏头痛、失眠、脑血管后遗症、遗尿等也有很好的调理作用。

附录一　灵活利用身边的道具刺激穴位

雨伞把手的另类用途

对容易疲劳的人而言，没有比按摩更令人舒服的事了。如果自己按摩时，手指力道无法让你有满足感，就试试雨伞的把手吧！你将会发现它的另类用途，也许你会爱上它。

雨停了或没下雨时，雨伞是不是让你觉得很碍手碍脚？然而，如果你懂得使用此方法来按摩肩膀酸痛，你将会视其为珍宝了。

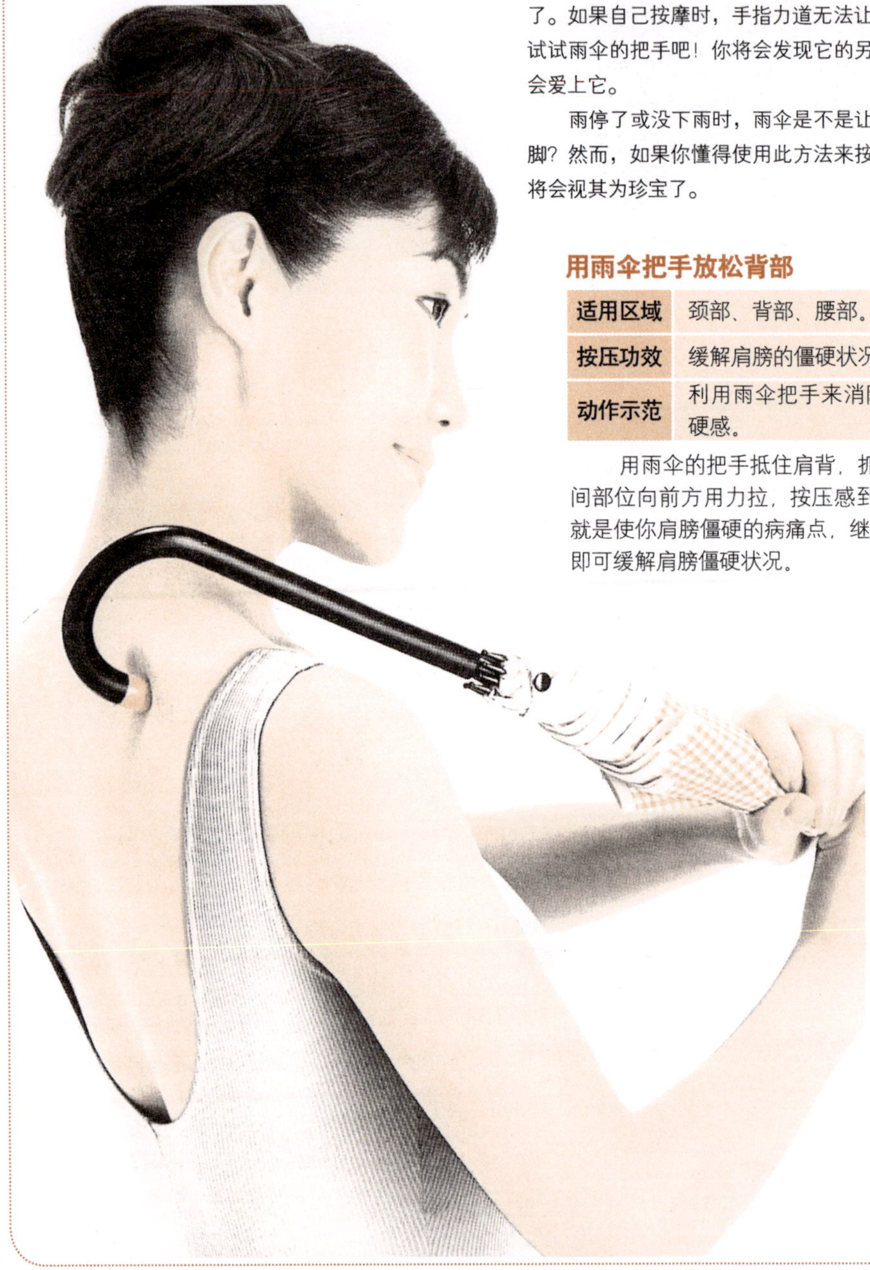

用雨伞把手放松背部

适用区域	颈部、背部、腰部。
按压功效	缓解肩膀的僵硬状况。
动作示范	利用雨伞把手来消除肩部的僵硬感。

用雨伞的把手抵住肩背，抓住雨伞的中间部位向前方用力拉，按压感到舒服的地方就是使你肩膀僵硬的病痛点，继续按压此处，即可缓解肩膀僵硬状况。

指甲油瓶盖、原子笔笔端等均可用来刺激穴位

工作闲暇之余可利用原子笔的笔端来消除疲劳，它可是最佳的“穴位之友”。

材质坚硬且细长的东西最适合用来做穴位按摩的道具。当你觉得头痛、眼睛疲倦、工作效率无法提高时，只要随手拿起桌上的笔进行穴位指压，便可提升工作效率。

指甲油的瓶子也是很好的穴位按摩工具，利用指甲油未干的这段空当来做按摩，将会非常舒服，而且还能消除脸部疲劳，你不妨试试看。

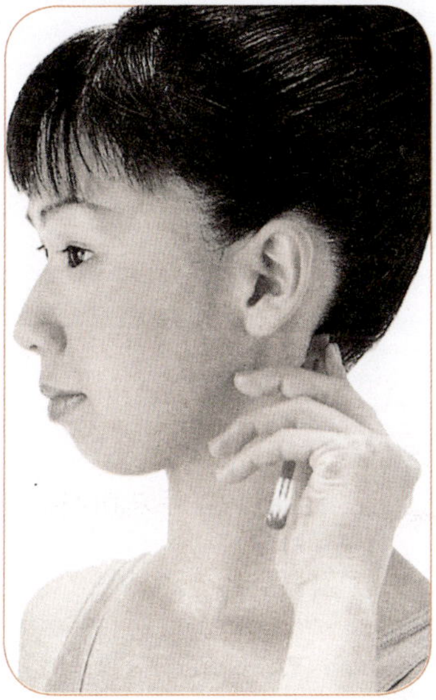

其他如筷子、笔帽等前端较钝且质地光滑、坚硬的物品都可以用来刺激穴位，这类方法可以随时随地进行。

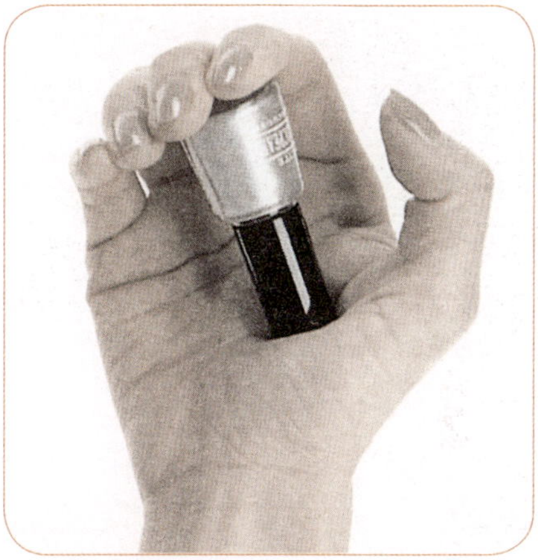

指甲油瓶盖按压手掌

适用区域	手掌。
按压功效	可消除脸部疲劳。
动作示范	将指甲油瓶盖盖紧，如图中那样用力按压手掌，会有一种舒服的感觉。

用瓶盖抵住掌心，用四指关节压住瓶底使力，这样就能刺激手心穴位，达到预期的功效。

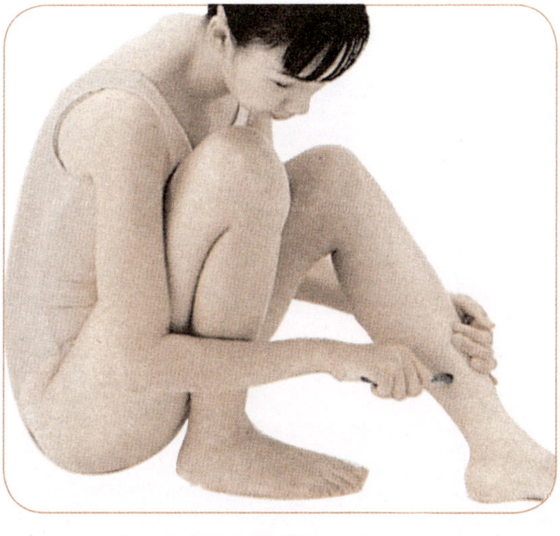

原子笔笔端刺激全身穴位

适用范围	全身双手可及的各处穴位。
按压功效	依刺激穴位的不同而不同。
动作示范	用手握住笔杆，将笔端压在穴位上，用力刺激穴位。

手指应尽可能地握住笔的前端来使力，这样不但可使施力平均，而且还有固定施力方向的作用。按压穴位的节奏是 3～5 秒钟后休息 3 秒钟，如此重复几次即可。此外，牙刷手柄等均可用来按摩。

小小牙签用处大

在穴位治疗中最为普遍的便是针灸。而在针灸治疗中也有针对婴儿、小孩及老年人等体力较弱的人，实行不扎针的针灸疗法。在你的家中也有许多具有这种针灸疗效的道具。首先，厨房的牙签、叉子或是刷毛坚硬的梳子等都可作为不扎针针灸治疗法的道具。

特别是头部及脸部、脊椎骨上方、手指等对刺激特别敏感或细微的部分，更适合用这些工具。

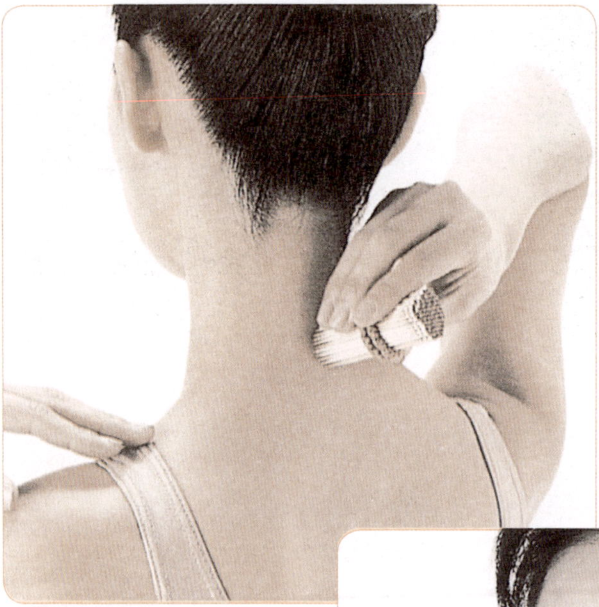

用牙签改善体质

适用范围	孩子及体力较弱的人，刺激颈后穴位。
按压功效	帮助改善体质。
动作示范	将牙签捆成一团，用橡皮胶固定。

用橡皮胶皮筋将 20 ~ 30 根牙签捆成一团，再用其刺激穴位。这样比针灸方法更加温和一些，适合一般的患者。

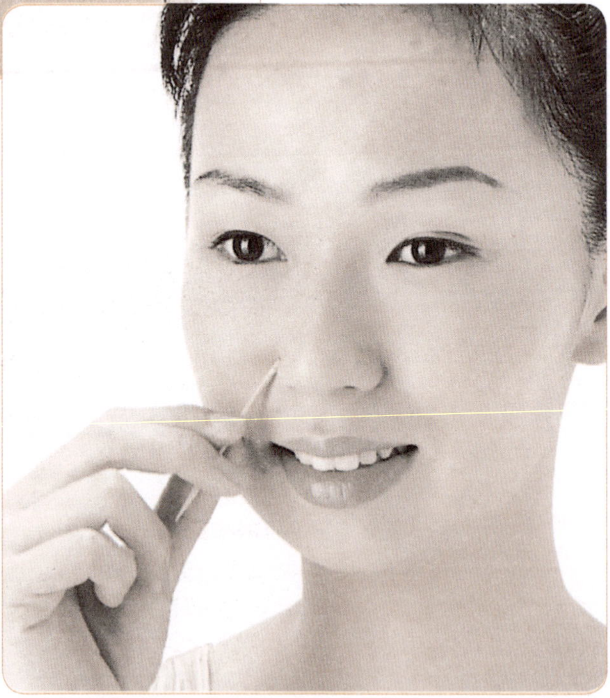

用牙签改善鼻塞

适用区域	脸部，鼻翼两侧。
按压功效	缓解鼻塞症状。
动作示范	用牙签刺激鼻翼两侧的穴位。

使用牙签虽然不是针灸扎针，但同样有很好的疗效。用牙签比较平的一端来刺激鼻翼两侧的穴位，可以有效地消除鼻塞带来的困扰。

其他较为尖锐的物体

叉子可用来刺激手脚及头部。先用叉子碰触皮肤，再慢慢地使力，为避免划伤皮肤，请先参照说明后再做尝试。

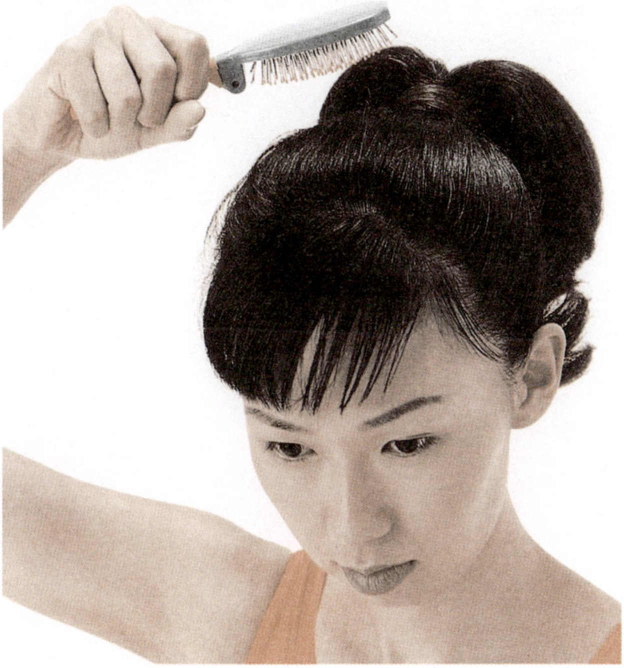

梳子也是有效的按摩工具

适用范围	头部，其他部位也可。
按压功效	可有效解除头痛及烦恼。
动作示范	将梳子以垂直的方式来弹打头皮。

用梳子有节奏地垂直弹打头皮，一开始可以慢且轻，然后逐渐增加强度，其技巧在于要有节奏感。

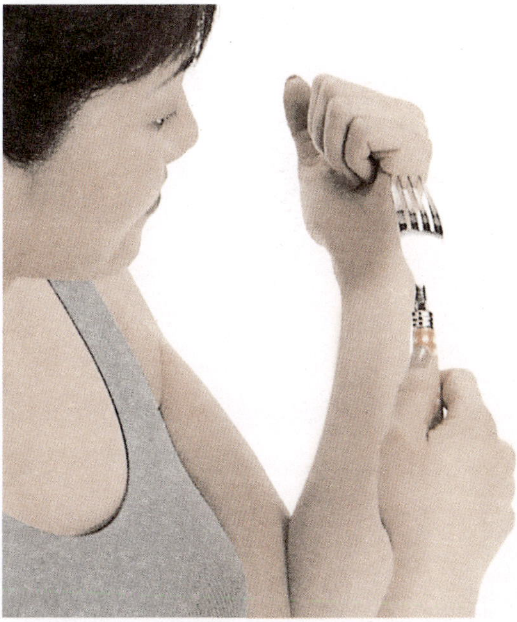

用叉子预防感冒

适用范围	儿童、老年人。
按压功效	可预防感冒。
动作示范	用叉子刺激小指根部穴位。

刺激小指根部的穴位可以预防感冒，使用时用叉子触压此处，每做3秒，休息2秒，如此反复几次即可。

球体可以对穴位进行温和的刺激

一提到刺激穴位的工具，首先大家会想到的是有棱有角的东西，其实只要材质够硬，圆形的东西也可方便使用。材质若够坚硬，圆形物体与有棱角的工具比较起来，前者产生的刺激效果较为温和。譬如，不论是硬度或大小，高尔夫球都是很理想的指压工具。

在手心下放置一颗高尔夫球，试着进行按压。一开始，将高尔夫球放在手腕部位，以惯用手的手心向下按压，按压的力道以让你觉得舒服为基准来斟酌强弱。

虽然如此就能达到功效，如果你再试着前后转动球体，则将会有意想不到的舒适感。为了获得更好的效果，将球以同一方向画圆似的滚动，当球转到想按摩的地方，垂直压下后轻转球体，注意以不压到骨头为要点，亦可试着以同样方式刺激腹部及小腿部分。刺激背部时则沿着脊椎两侧的肌肉上下滑动按摩。如此正在按摩的手心也可得到刺激，岂不事半功倍、一举两得?

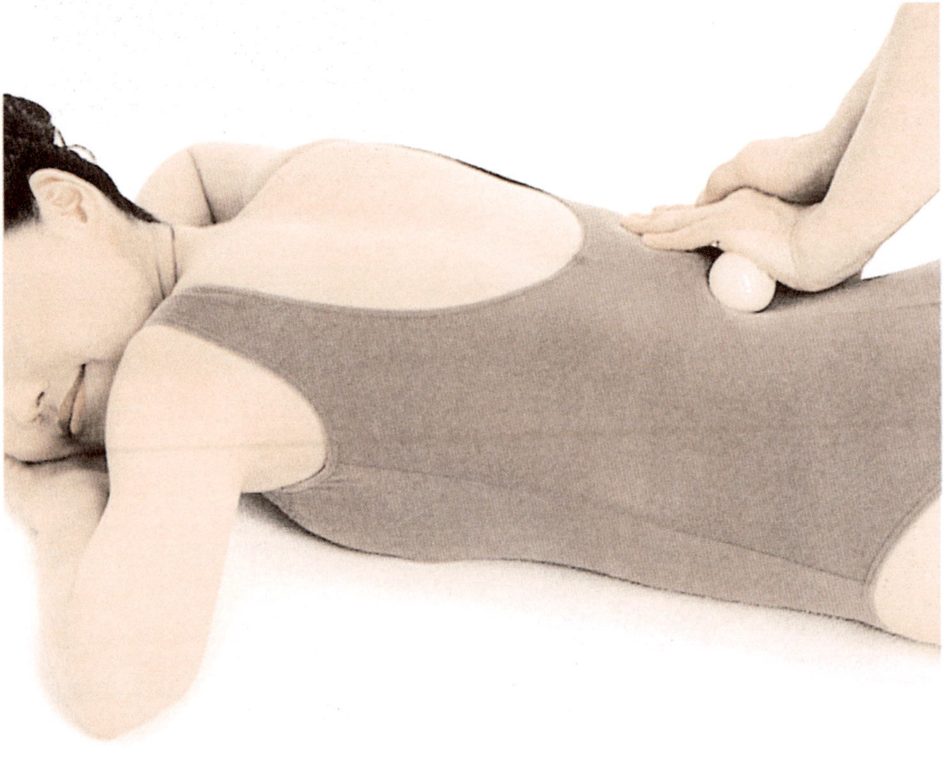

用高尔夫球按摩背部

适用范围	腰背部。
按压功效	放松腰部，缓解腰部酸痛症状。
动作示范	沿着脊椎两旁的肌肉来按摩腰背。

从腰部开始向肩膀方向按压施力，以距离脊椎两侧5厘米的间隔为按摩处，先按摩左边，再按摩右边。

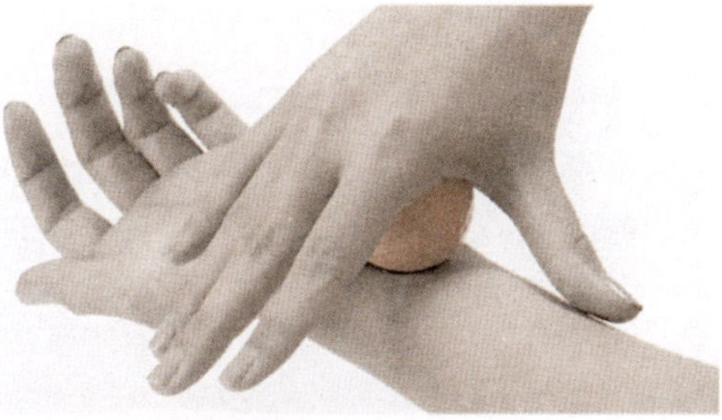

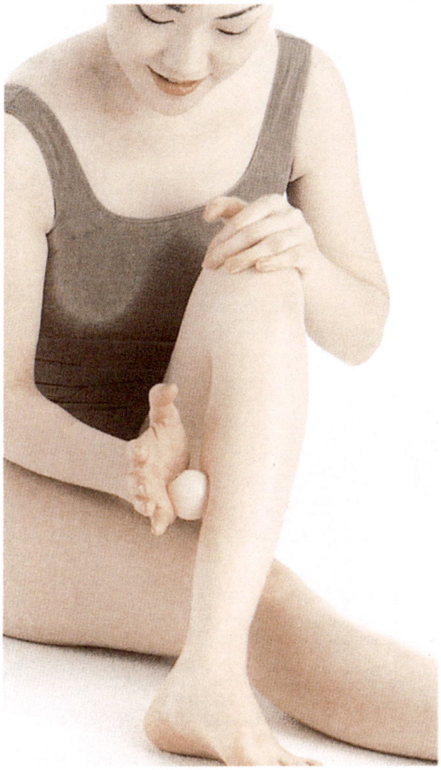

用高尔夫球按摩腿部

适用范围	腿部。
按压功效	放松大腿和小腿。
动作示范	将大腿分成4个点，小腿分成3个点来按摩。

在按摩大腿时，可将膝盖伸直。按摩小腿时，可用较轻的力道来进行。

用高尔夫球按摩手臂

适用范围	前臂。
按压功效	消减前臂的疲劳感。
动作示范	一次指压一个点，到肘部共4个指压点。

如此按摩可以有效消除前臂的疲惫感。按摩时需要注意，靠近手腕的部位比较狭窄，所以要用手稳住球体，以免球体滑落。

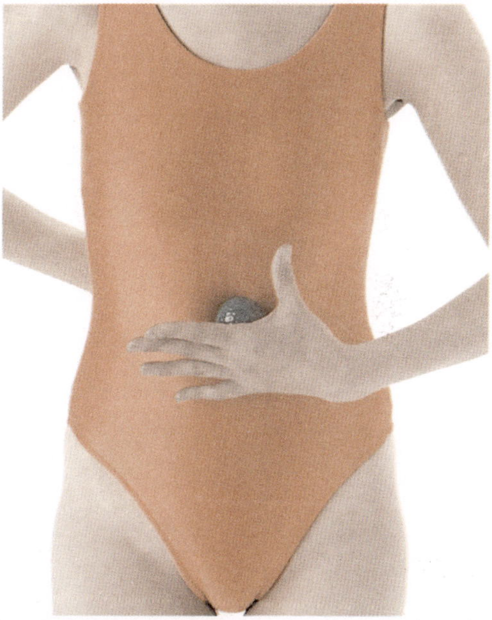

用高尔夫球按摩腹部

适用范围	腹部。
按压功效	可以减轻胃部消化不良的毛病。
动作示范	在腹部以画圆的方式来按摩

在肚脐的上方用高尔夫球以画圆的方式来进行按摩，但要注意，按摩时不要碰到肋骨。

你的手臂、毛巾都可以用来按摩

背部、大腿及脖子等不易按摩到的地方，如果能巧妙地利用自己身体重量，也能对穴位进行有效的刺激。

例如，指压按摩大腿前侧时，先坐在椅子上，将前臂放在大腿前侧，利用全身的重量来指压大腿。依施加身体重量的方法力道不同，所能达到刺激的程度亦不同。

另外，脖子也是一处不易让人得到舒适感的部位。但是，你只要利用毛巾就能达到轻松按摩的效果。如图所示，将毛巾放在颈后，头向后倾，利用颈部的重量来达到刺激的效果。

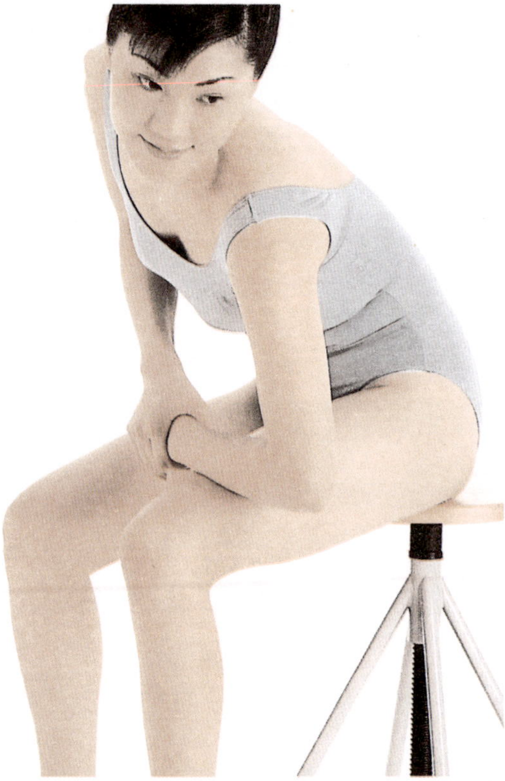

用手臂按压大腿

适用范围	大腿。
按压功效	可以促进大腿变细。
动作示范	将上半身的力量集中在前臂上，按压大腿需要刺激的部位。

将前臂置于大腿需要刺激的部位，要指压左侧就将左臂放在大腿上，这样就会比较容易发力。刺激时，从靠近膝盖的地方向腰部缓慢移动。

用毛巾、手巾刺激后颈

适用范围	后颈部。
按压功效	解除头痛、头晕症状。
动作示范	用毛巾支撑头颈向左右摇摆。

先拉紧毛巾，头向后仰，以毛巾支撑头颈部向左右摇摆，以此刺激颈部穴位，从而达到解除头痛的效果。

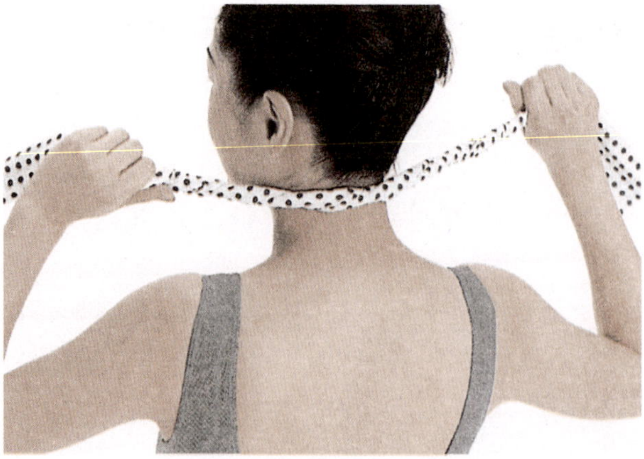

拳头按压腰背，很安适

而按摩背部时，有一种利用拳头和身体重量给予刺激的方法。首先仰躺着，将拳头放在脊椎两侧，此时腰部自然而然抬起上半身的重量，就成为强有力的指压力道。

此外你还可以移动拳头变换指压点，是不是很方便呢?

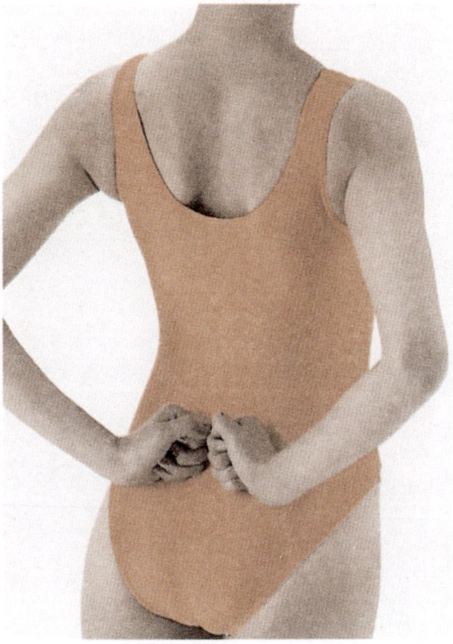

用拳头按摩腰部

适用范围	腰部、背部。
按压功效	放松腰背，缓解腰痛症状。
动作示范	仰卧屈膝，将手握成拳放在背部下方。

如图所示，握住双手成拳，用拳头抵住腰部，手背的关节向上。拳头放在背后，自然抬起腰部，以身体的重量进行指压，刺激力道强度根据拳头抬起腰部的程度来调整。

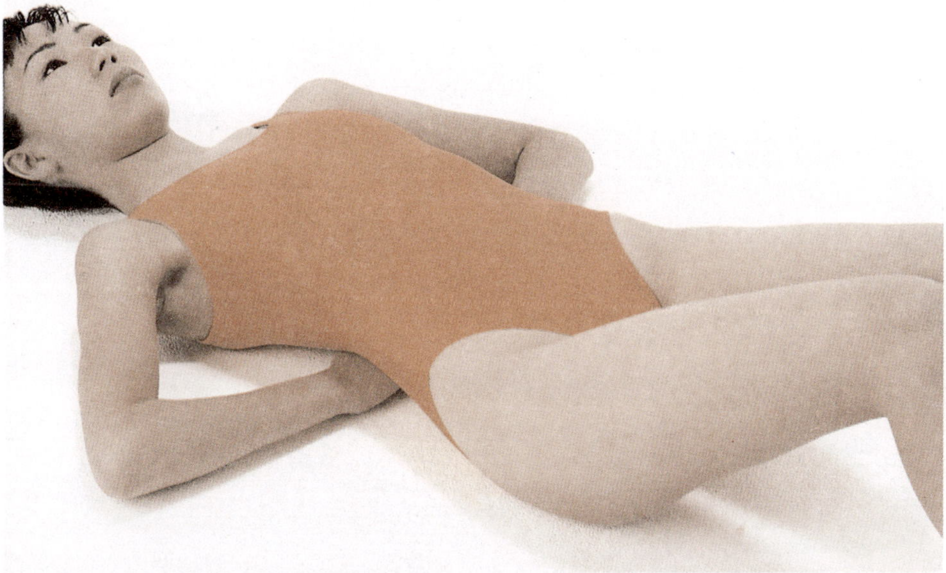

用吹风机进行温热刺激

专业的治疗法中，温热刺激法也是能使人感到无比舒畅的治疗法之一。温热刺激的特色在于它能使怕冷及酸痛的毛病从身体中自然消失。

若在自己家里，我们推荐的温热刺激法是利用吹风机。用吹风机不但不须任何技巧，而且没有被烫伤的顾虑。在距离皮肤 10 厘米处对着穴位吹热风，此时左右微微摇动吹风机来刺激穴位，是任何人都办得到的最佳刺激法。

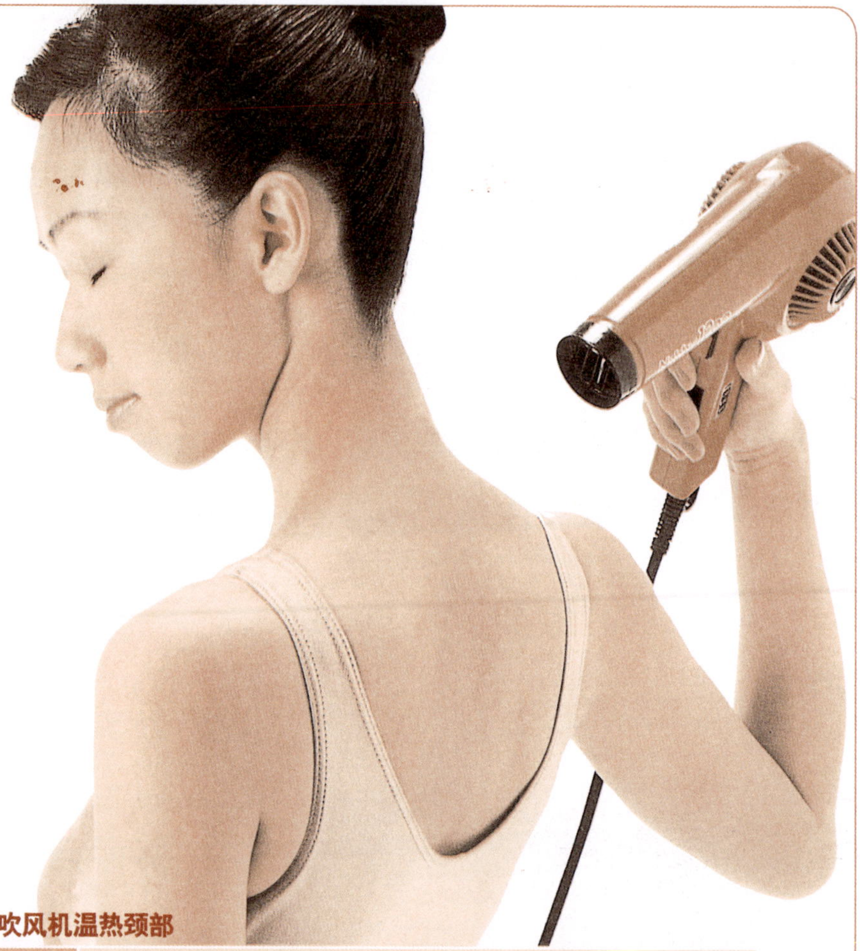

用吹风机温热颈部

适用范围	身体任何部位。
温热功效	刺激皮肤及穴位，使身体更舒畅。
动作示范	用吹风机温热颈部下方。左右轻摇吹风机，不可让热风一直固定地吹同一处地方。

用吹风机温热颈部下方，脊椎感受到的温暖能让背部筋骨完全伸展开来，能有效预防或缓解感冒、风寒症状。

其他温热刺激工具

另外，市售的暖暖袋及留有余温的杯子也是方便的温热刺激道具之一。在喝完茶或咖啡后，请试着将尚有热度的杯子放在眼睛上方、脸颊或脖子处，顿时能让你感受到一股温热刺激到穴位深处的舒畅感。

如果杯子变凉了，可再次用热水温热杯子，依上述步骤再施行一次。

如果身边有香，用它来定点刺激穴位也是极有效的方法之一。让穴位保持温热能使长年的酸痛远离你的身体。

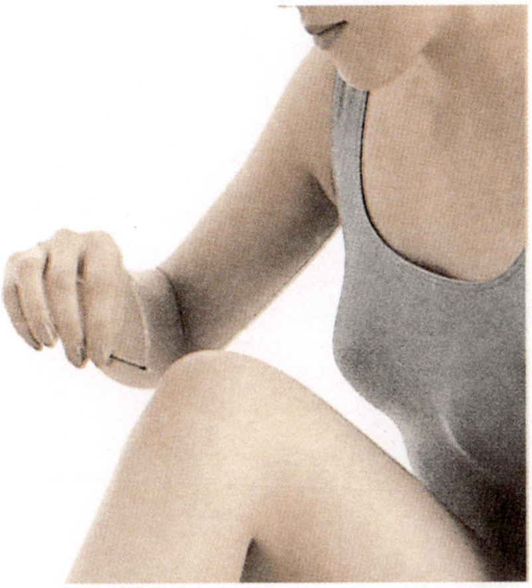

燃香温热穴位

适用范围	身体任何部位。
温热功效	刺激穴位，放松心情。
动作示范	燃香刺激膝盖。

点燃香，在离皮肤 2 厘米的地方开始温热，待发热之后持续温热两秒钟移开。照此步骤不断重复，直到刺激能传达到膝盖内部，让人有一种放松的感觉为止。

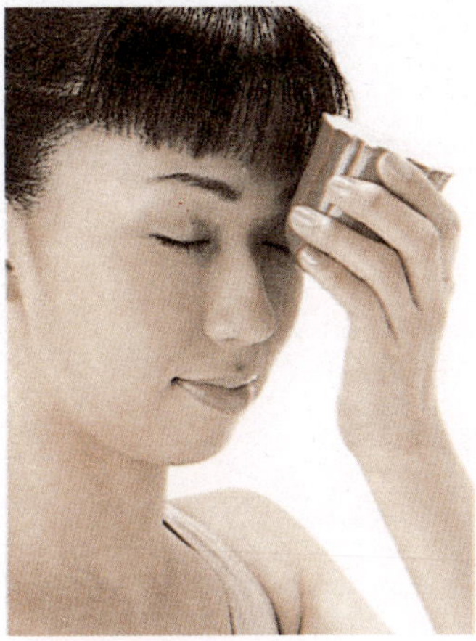

热茶杯温热穴位

适用范围	身体任何部位。
温热功效	减轻局部疲劳症状。
动作示范	用热茶杯缓解眼部疲劳。

在空闲时间，可利用尚有热度的杯子贴在眼部周围，温暖一段时间，当热气传入眼中时，即可有效消除眼部疲劳。

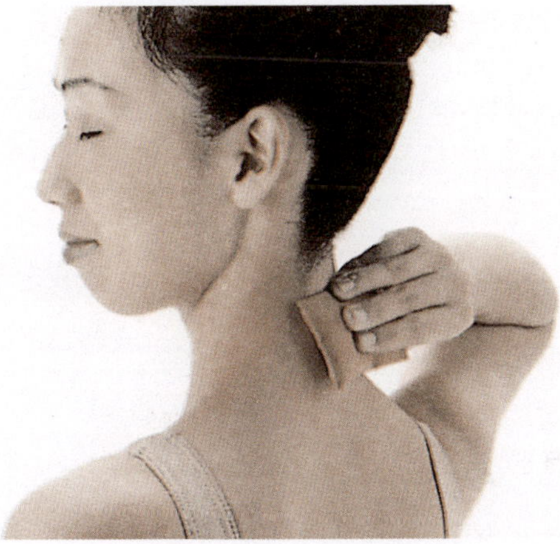

暖暖袋温热穴位

适用范围	身体任何部位。
温热功效	放松肌肉，缓解局部疲劳。
动作示范	用暖暖袋消除肩膀酸痛。

将暖暖袋放在颈部及肩膀处，温热一下，如果觉得很烫就赶紧移走以免烫伤，这样的动作反复做几次即可。

附录二 各种有趣的按摩工具

在进行穴位刺激时，如果手指的力道太弱或手指很快疲倦，就无法达到预期的效果。为此许多发明家制造了许多形态各异的按摩工具，借助这些小工具，我们就可以轻轻松松地进行按摩。

在选购时，最好当场试用，看看是否方便自己的使用。不过使用工具来刺激穴位时不可过度，一般一次最长以 5 分钟为宜。

刺激足部的工具

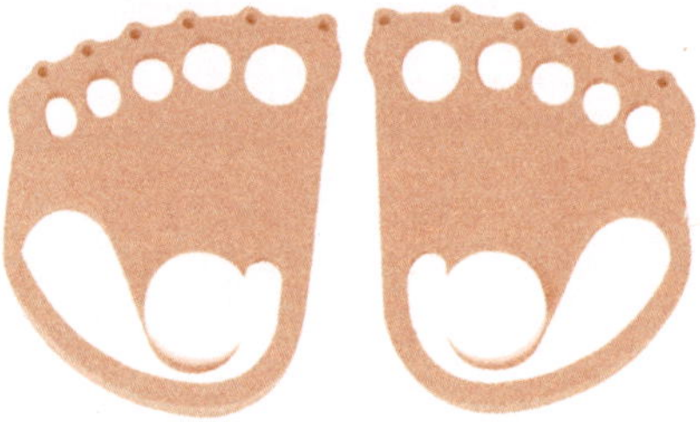

脚趾放松器

张开脚趾解放足部

被束缚一天的双脚已疲劳不堪，此器具可以将被束缚住的脚趾张开让双足得到解放。是可以保持趾间通风良好，又不用打赤脚就能得到刺激的好工具。

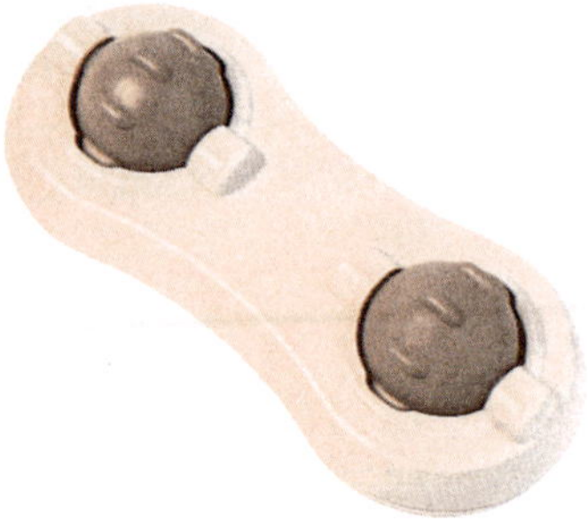

健足球

随着球转动轻松地按摩

坐在椅子上就能操作，所以不论是在家里还是办公室，或者在旅行途中的车子里，简简单单就能达到刺激脚底的功效，最能有效消除脚部水肿。

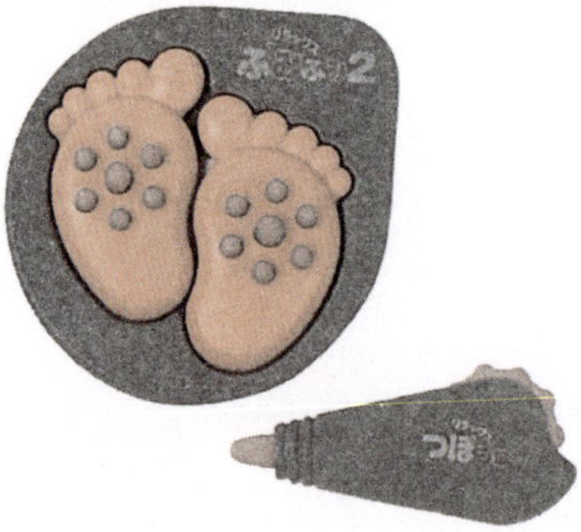

悠闲的放松工具

带给你转动刺激及脚底刺激

刺激脚底的踏板及会转动的穴位按摩此两样为一组。轻巧且携带方便，能放进手提袋中随时想到就可以用。

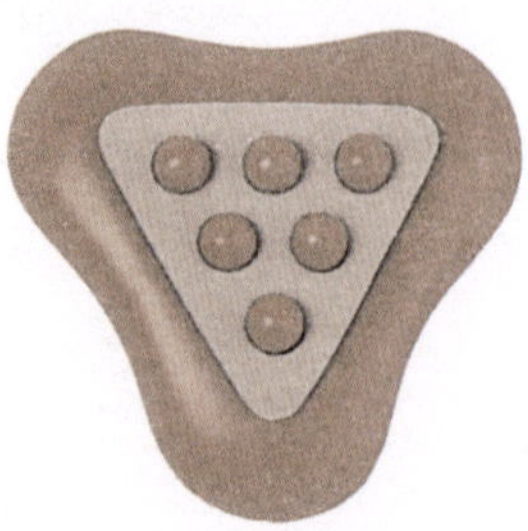

足部按摩器

如口袋大小、随时可用的按摩器

造型可爱、多彩且小巧的设计，放入旅行袋中方便携带，能帮助你随时解除旅游带来的疲惫，是你最佳的旅游伴侣。

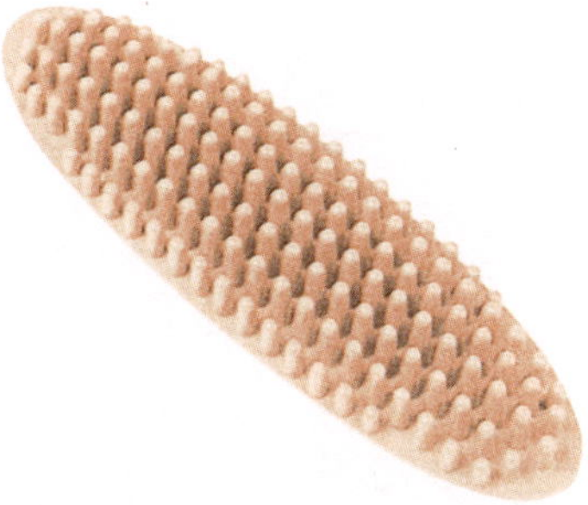

按摩踏板

踏脚板的足部按摩法

双脚站在表面凹凸不平的板子上，利用凸出部分刺激脚底。在厨房做菜时，脚踏此板会让你全身轻松、舒畅无比。

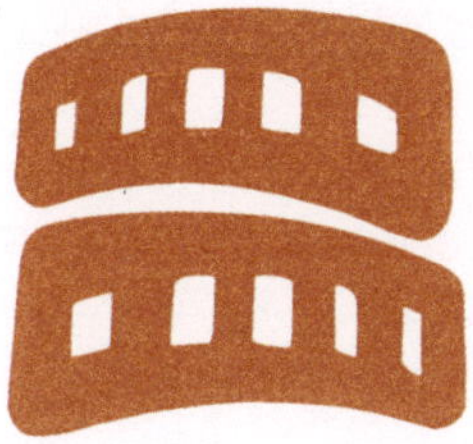

健康脚趾器

套上它行走能使脚趾舒展

将脚趾套进此器具使脚趾全部张开，可迅速消解足部疲劳。长期使用的话，能改善拇指侧弯及脚气等病症。

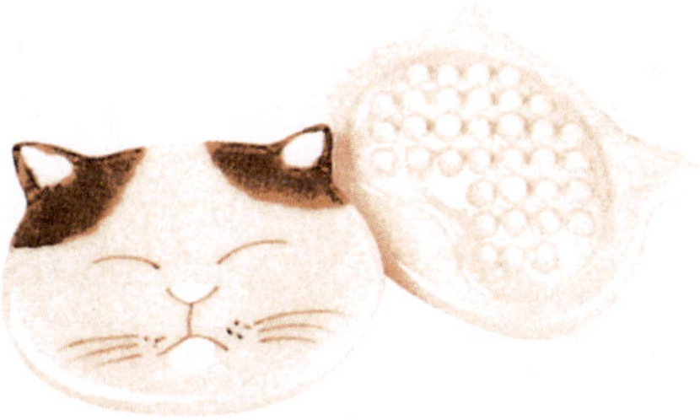

猫脸踏板

利用小凸起物来按摩

这是陶制且表面有许多小凸起的按摩器，背后还有猫脸的造型。脚踩上去会带给你清凉的感觉。

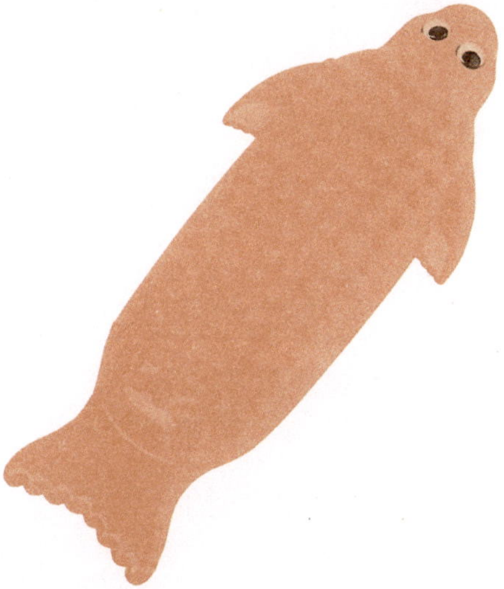

小海獭按摩器

踩踏之间使你血液通畅

这是一个类似脚形的脚底按摩器。上面凸起部分能充分刺激脚底，使你十分舒服。

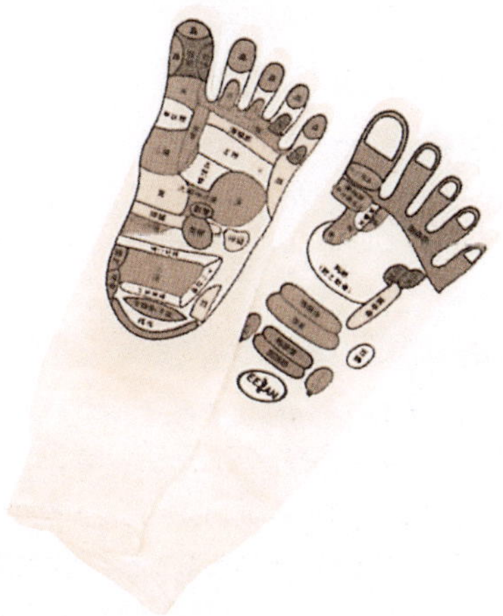

穴位袜

由袜子便可得知穴位所在

这组袜子能帮助你找到各穴位正确的所在位置。由于脚底下有许多攸关身体各部位的穴位，所以，刺激这里的穴位，就能消除身体各种病痛。

各种按摩滚轮

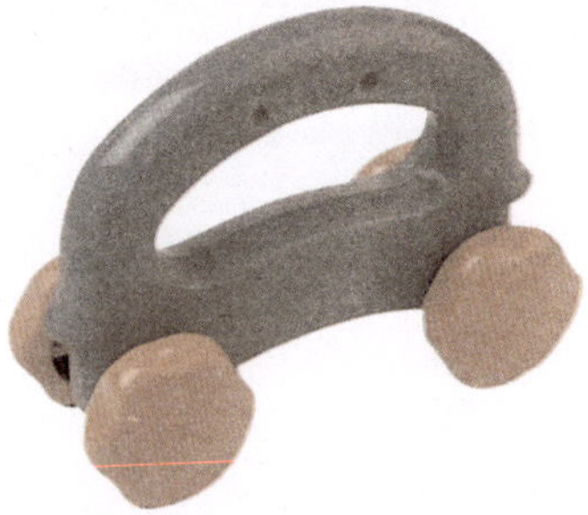

滚滚乐

在肌肤上滚动

握住粉红色的把手，让黄色的轮子在皮肤上滚动，能消除肌肉酸痛、解除疲劳。你可以边看电视边按摩，让你随时保有轻松的心情。内附有抗菌剂能随时保持清洁。

按摩滚轮

原木的触感有着自然的感觉

双手握住两侧把柄，轻轻地滚动，用它来按摩手脚会有令人意想不到的舒坦。由于是以天然木制成，故能带给你一流的触感及适度的刺激。

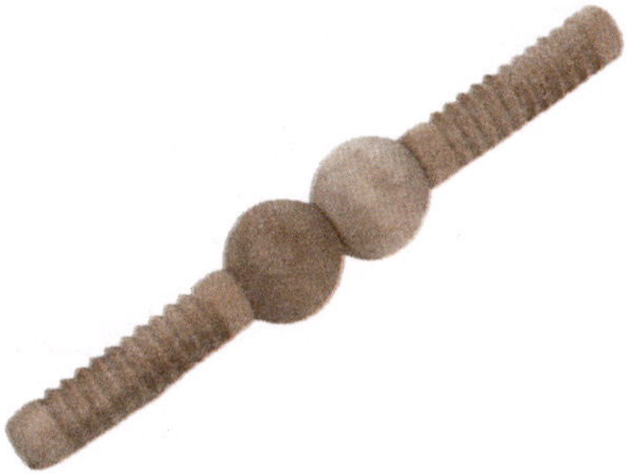

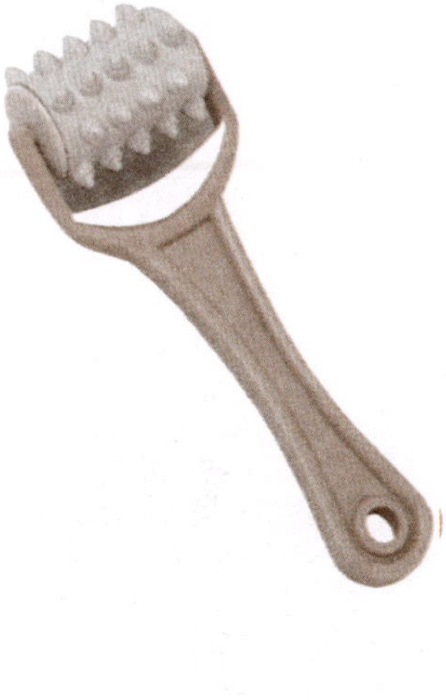

脸颊滚轮

让脸部看起来清秀小巧

具有弹性的凹凸滚轮在脸部做来回滚动时，能使皮下组织的血液畅通，让皮肤看起来更光滑，而且还有瘦脸的功效哦。

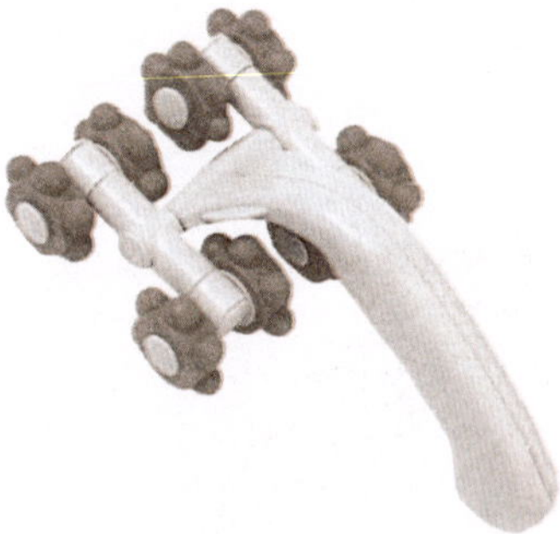

瘦身轮

凹凸不平的轮子可以消除赘肉

在大腿、背部、手臂等你觉得胖的地方滑动，这是不论各种体形都适用的身体按摩器。

刺激颈、肩、背的工具

颈部按摩器

能紧紧夹住颈后

自己很难按摩到的颈部产生酸痛时，可利用两颗小球夹住颈部，便能达到消除酸痛的功效。此外，它还具有让头脑清醒、消除眼睛疲劳的功效。

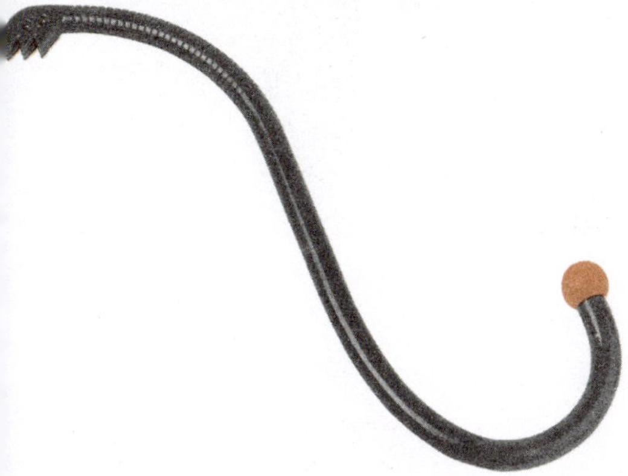

肩膀按摩球

消除肩膀酸痛的有效利器

将圆形球体置于肩膀处，只要拉紧柄端便能轻松地刺激穴位。另一侧的爪状部分，可当做抓痒器具使用。

按摩浴枕

洗澡时可刺激颈部与肩部

这是能消解酸痛及疲劳的浴枕，将背后的吸盘附着在浴缸中，把颈及肩靠紧此处，再利用身体的力量来按摩，即可达到松弛、解压的目的。

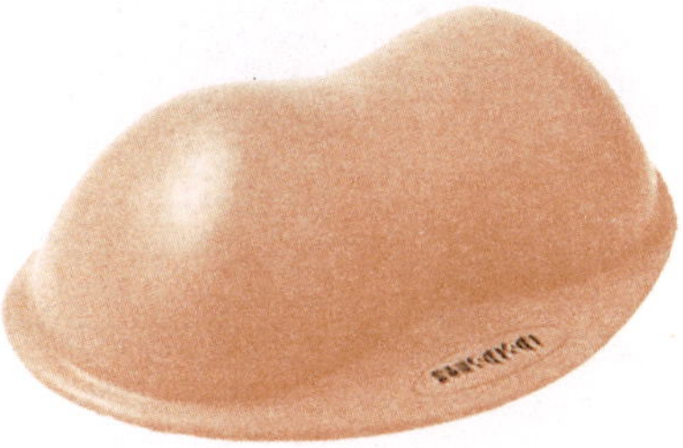

其他刺激穴位的工具

按摩手套

从手套便可得知穴位所在

这是能帮助你迅速得知穴位所在位置的手套。如果戴上它对手部进行指压，就不会压错地方了。

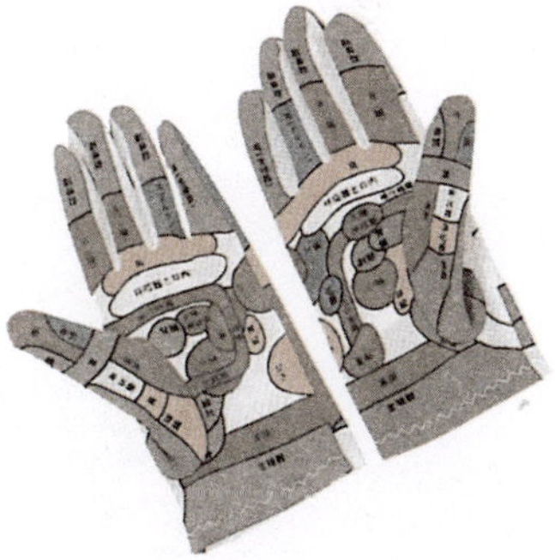

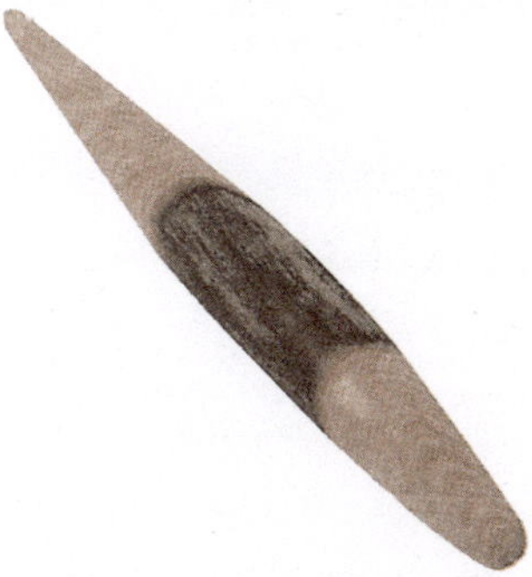

指压棒

轻松消除皮下脂肪

是以木桩制成的指压棒。由于是木头制品，所以能像手指般地给予肌肤适当的刺激。

附录三 本书穴位回顾

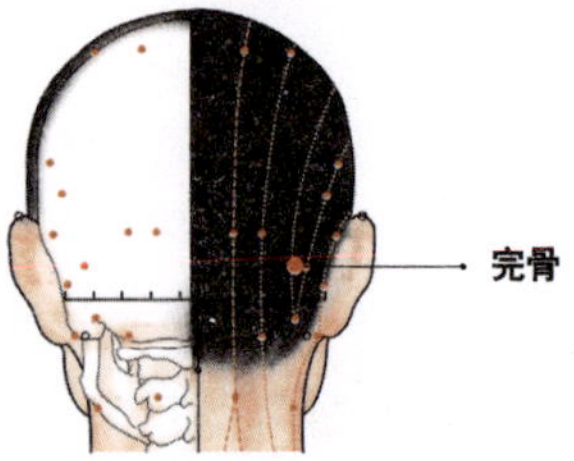

完骨

所在位置：头部，耳后凸骨处后下方上移两厘米左右的地方。

可治疗：耳鸣

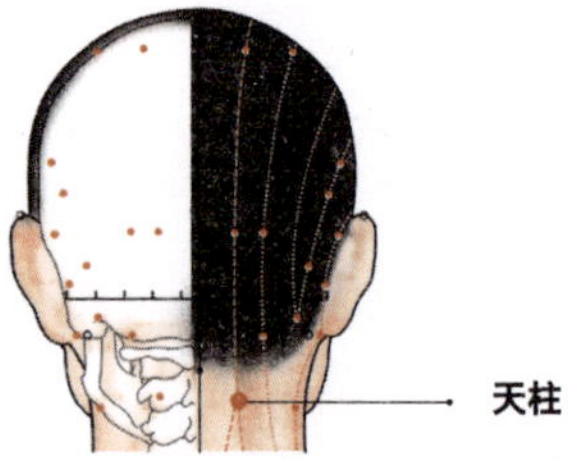

天柱

所在位置：头部，头后面发根近颈部处，位于颈部两块大肌肉（僧帽肌）的外侧凹陷处。

可治疗：头痛

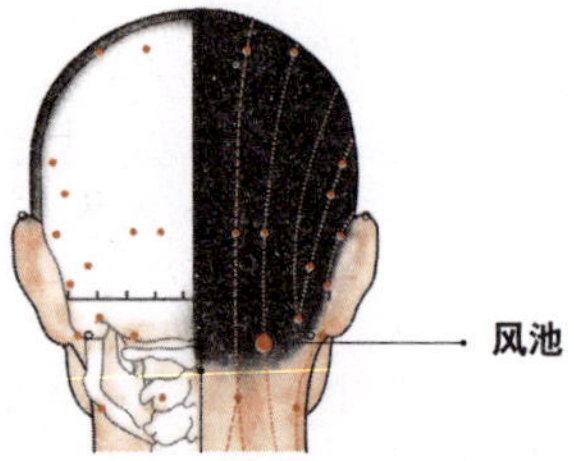

风池

所在位置：头部，头后面的发根部分。天柱穴往外移两厘米的地方。指压时，头部与颈部会有刺痛感。

可治疗：嗜睡

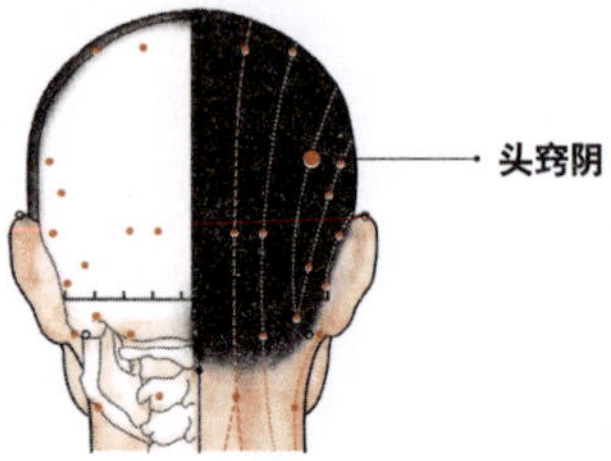

头窍阴

所在位置：头部，耳后，在耳朵硬骨部分与耳垂根部之间的凹陷处。

可治疗：头晕、目眩

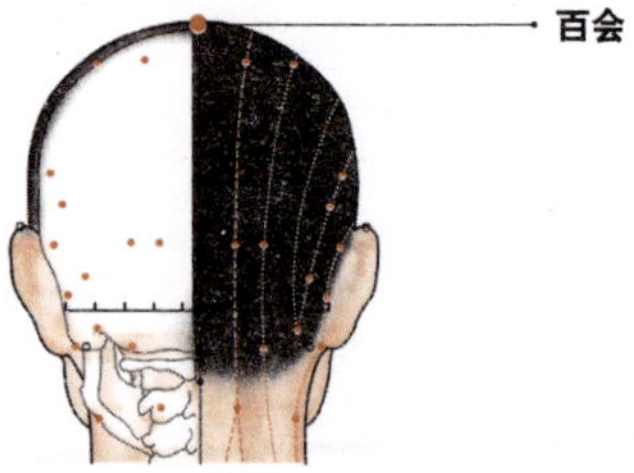

百会

所在位置：头部，头顶，左右耳尖向上延伸至头顶之间的联线，与眉间中心往上直线的交会点。

可治疗：痔疮

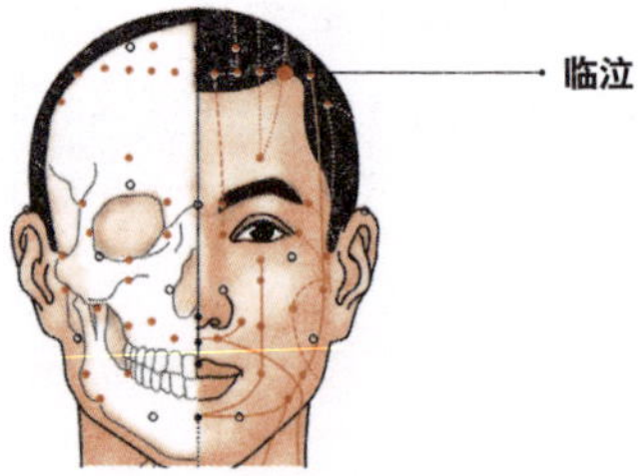

临泣

所在位置：头部，眼睛瞳孔正上方，距前额发际往内约 1 厘米的地方，指压时，能将刺激传递到眼睛深处。

可治疗：眼睛痒

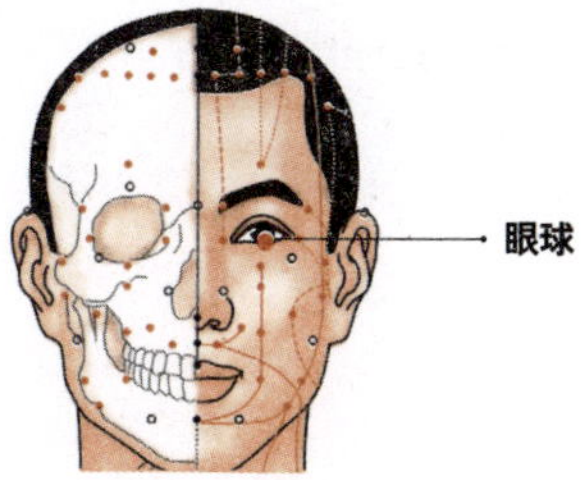

眼球

所在位置：脸部，以眼球全体为重点，轻轻压住眼球，左右上下转动，可加强血液循环，改善眼睛充血的情形。

可治疗：眼睛充血

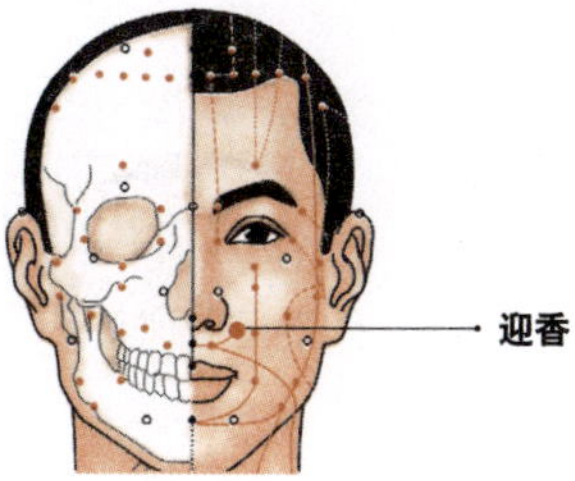

迎香

所在位置：脸部，鼻子两侧。能有效治疗鼻塞，因鼻子主要是用来嗅闻气味的，故有此名。

可治疗：流鼻水、鼻塞

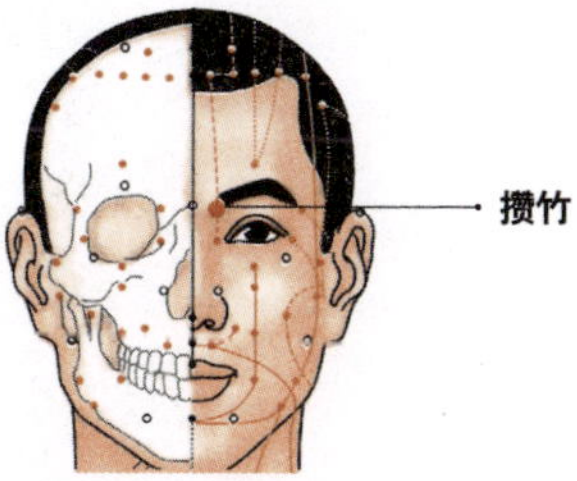

攒竹

所在位置：脸部，左右眉毛的眉头，当手指放在眉毛上揉动时会浮现一条细筋，按压此处可刺激眼睛四周。

可治疗：眼睛充血

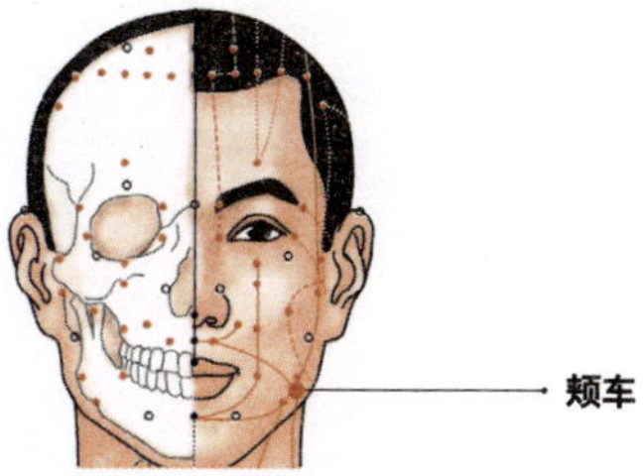

颊车

所在位置：脸部，下巴的下颚骨附近。往前指压的话，下巴处会有麻麻的感觉。能有效治疗下齿摇动及疼痛。

可治疗：牙疼

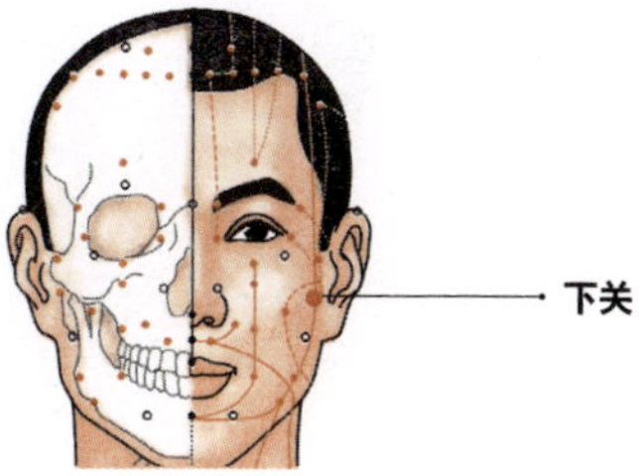

下关

所在位置：脸部，耳朵附近，触摸耳前到颊骨，骨头凹陷处就是此穴，对上齿摇动及疼痛很有效。

可治疗：牙疼

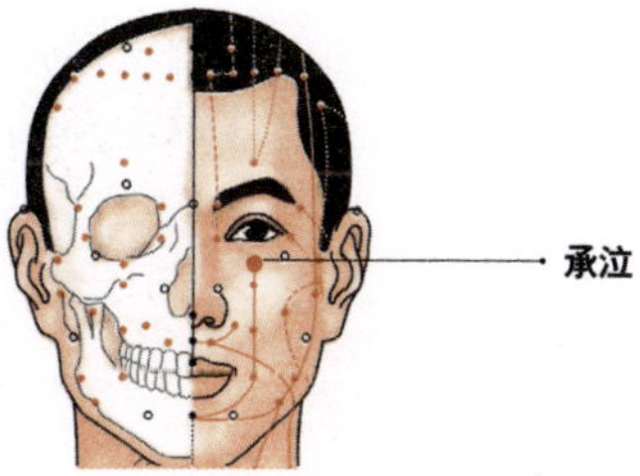

承泣

所在位置：脸部，在眼睛正下方的骨头边缘。轻压此穴位会有麻麻的感觉。

可治疗：眼睛痒

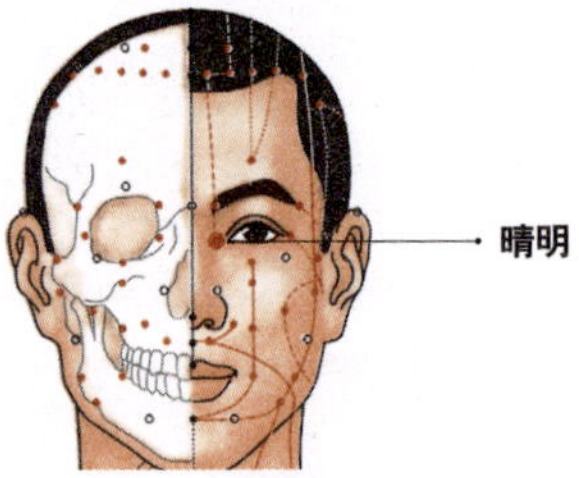

睛明

所在位置： 脸部，眼角的穴位。睛有瞳孔的意思，因指压此穴可使眼睛明亮，故有此名。可沿着眼睛周围的眼骨来刺激。

可治疗： 眼睛疲劳

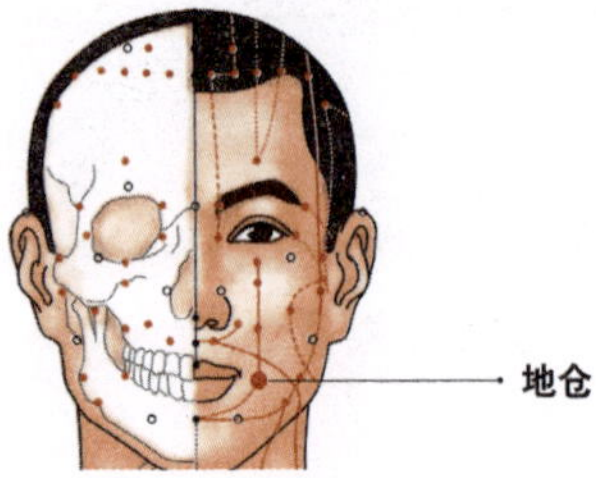

地仓

所在位置： 脸部，嘴角两侧，此处用手指指腹按压较不易达到效果，必须改以指尖指压才比较有效。

可治疗： 肌肤干燥

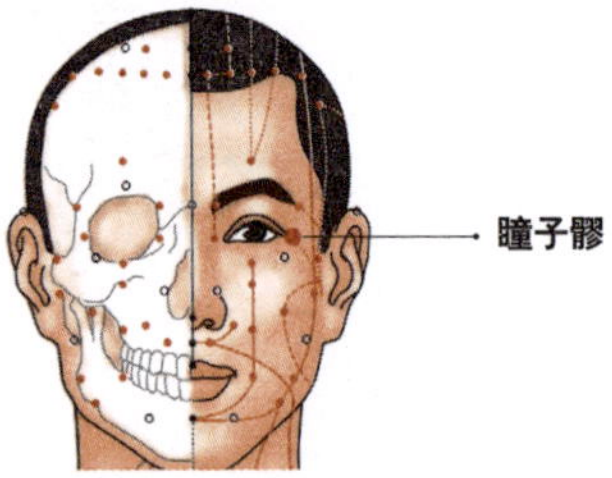

瞳子髎

所在位置： 脸部，从眼尾外移约一个拇指宽度的凹陷处，瞳子髎本身具有眼角的意思。

可治疗： 眼睛疲劳

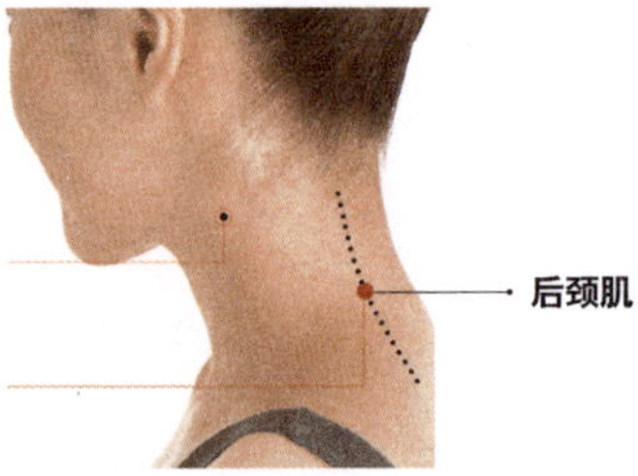

后颈肌

所在位置： 颈部，颈骨两侧，约在颈骨的左右 3 ~ 5 厘米的宽度，颈后的僧帽肌易因疲劳而有僵硬感。

可治疗： 颈部酸痛

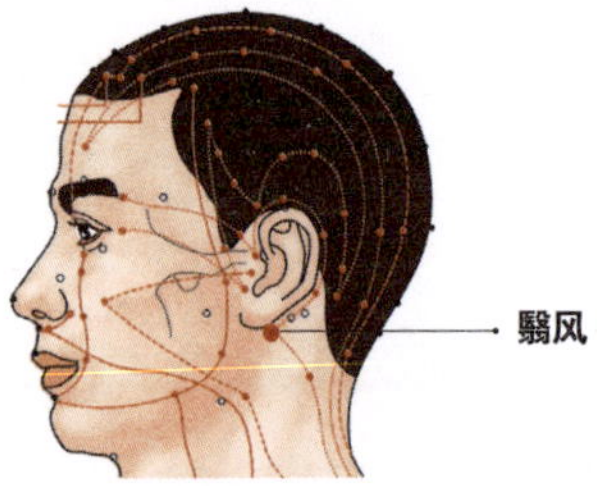

翳风

所在位置： 颈部，耳垂下方。耳垂后凸出骨下方与下颚骨之间的凹陷处。

可治疗： 耳鸣

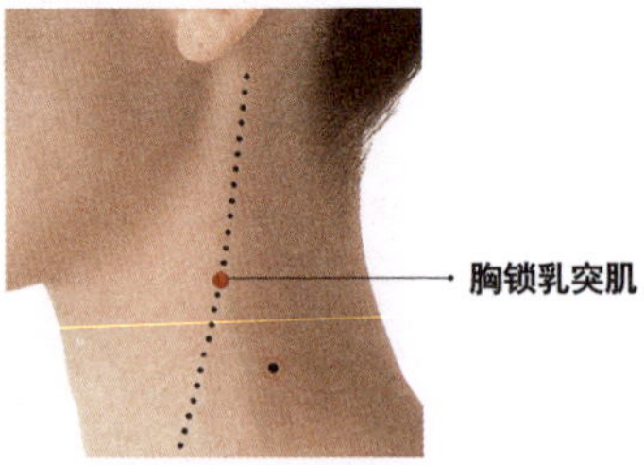

胸锁乳突肌

所在位置： 颈部，从耳后正下方对着锁骨生长的粗大肌肉是胸锁乳突肌。只要左右转头即可马上看到。

可治疗： 脸部浮肿

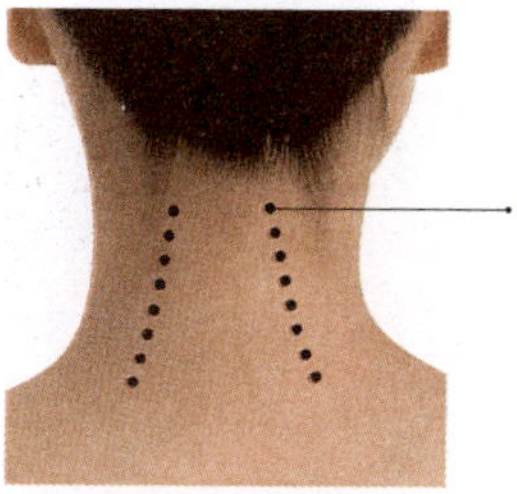

颈肌

所在位置：颈部，沿着颈骨左右有颈肌经过，指压时要特别针对僵硬的肌肉作重点指压。

可治疗：头昏眼花、晕眩

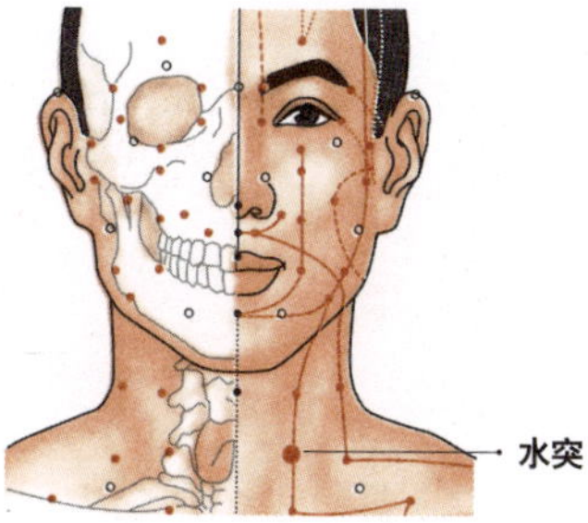

水突

所在位置：颈部，喉结斜下方，胸锁乳突肌中央部位往前颈 3 厘米左右的地方，约在喉骨的边缘。

可治疗：喉咙肿痛

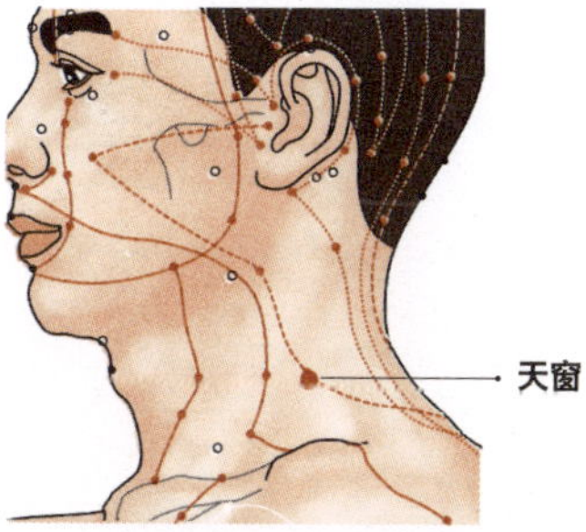

天窗

所在位置：颈部，约与喉结同高，胸锁乳突肌的后方。

可治疗：头痛、脸浮肿

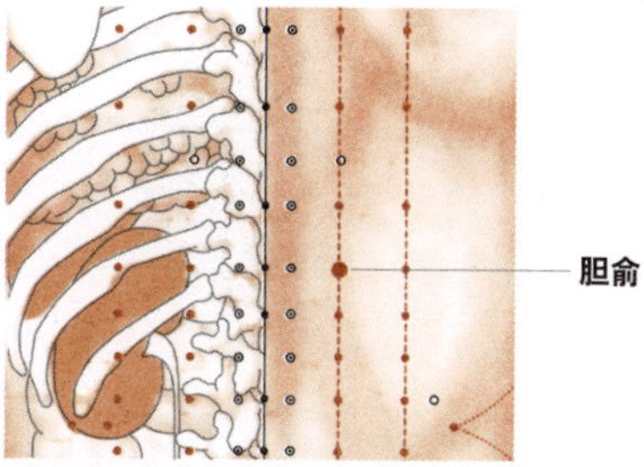

胆俞

所在位置：在人体背下部，在第十胸椎棘突下，旁开 1.5 寸即是。

可治疗：胆囊炎、肝炎、胃炎、溃疡病

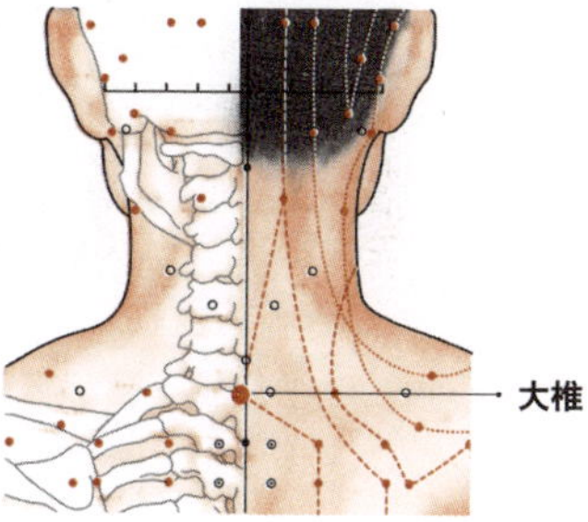

大椎

所在位置：颈部，颈椎骨后，转动颈部时，所移动之骨头的最下方。此穴下方为脊椎骨的起端。

可治疗：流鼻水、鼻塞、皮肤干燥

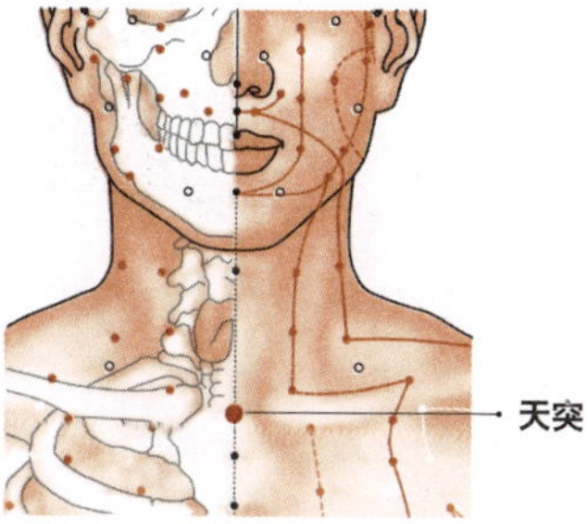

天突

所在位置：颈部，颈前中央，喉结之下胸骨上方的凹陷处。刺激的方向以斜角朝下向胸骨侧按压。

可治疗：打喷嚏、咳嗽

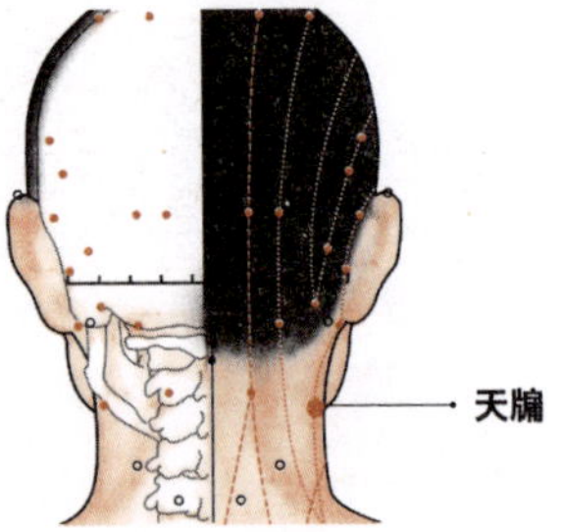

天牖

所在位置：颈部，先找到耳后一块凸骨处，此处约往下移3厘米左右便是天牖穴，它位于我们左右转动颈部时会使用到的肌肉之上。

可治疗：落枕

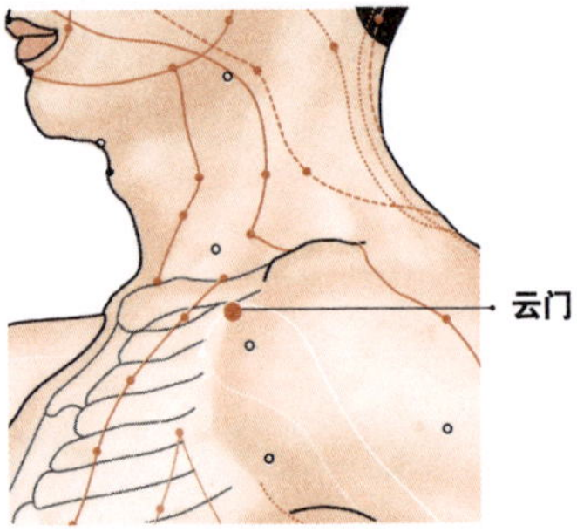

云门

所在位置：肩部，锁骨外侧下方的凹陷处，指压时喉咙及手臂会有刺痛感。

可治疗：五十肩

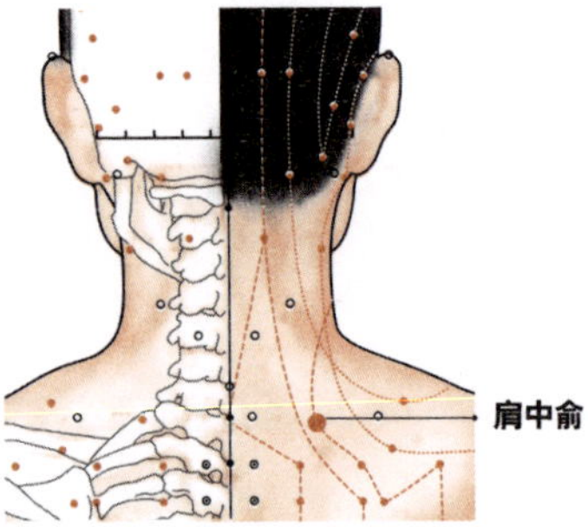

肩中俞

所在位置：肩部，脖子往前弯时，背部会出现凸骨，此骨往外移四厘米的地方，便是肩中俞。它位于我们转头时，所使用到的肌肉之上方。

可治疗：落枕

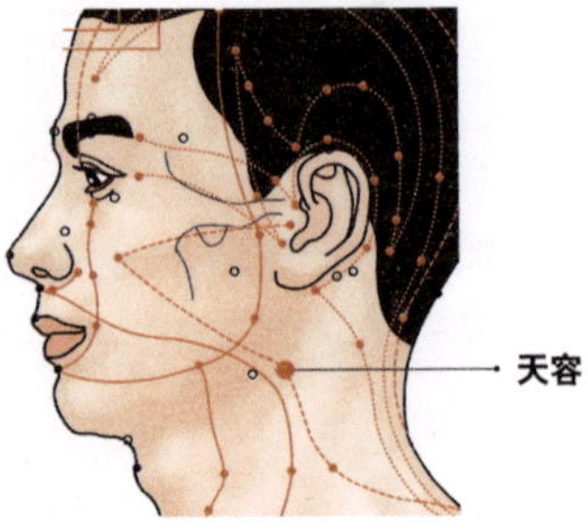

天容

所在位置：颈部，下颚骨的下方，靠近胸锁乳突肌前缘。

可治疗：颈部酸痛

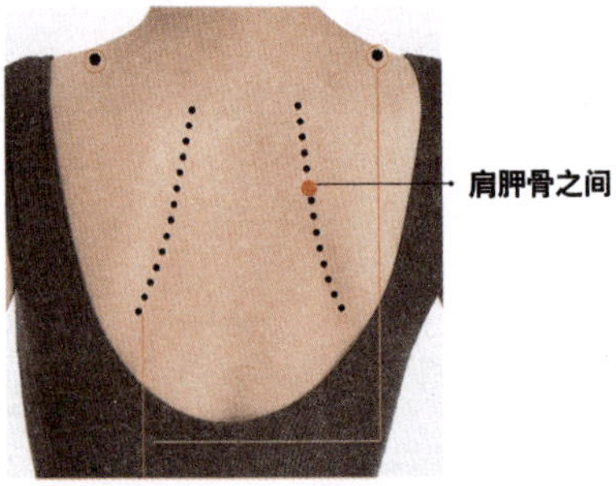

肩胛骨之间

所在位置：肩部，在脖子与肩膀连接线上，也就是在左右两侧的肩头上，指压此穴时，颈部与肩膀会有刺痛感。

可治疗：肩膀酸痛、不舒服

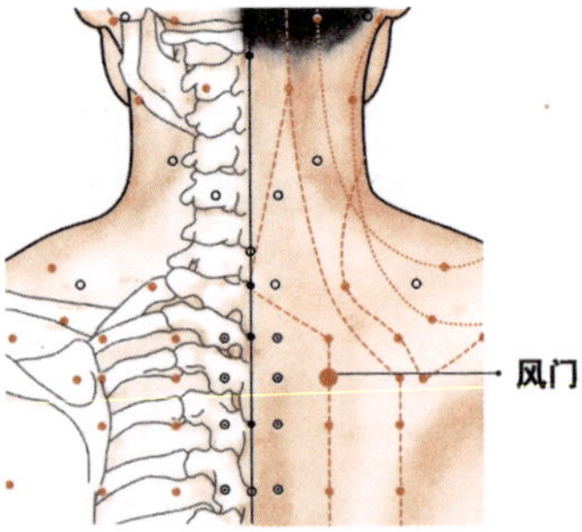

风门

所在位置：肩部，低头时颈后凸出骨下方第三个脊椎骨之下，距脊椎骨左右约3厘米的地方。

可治疗：感冒

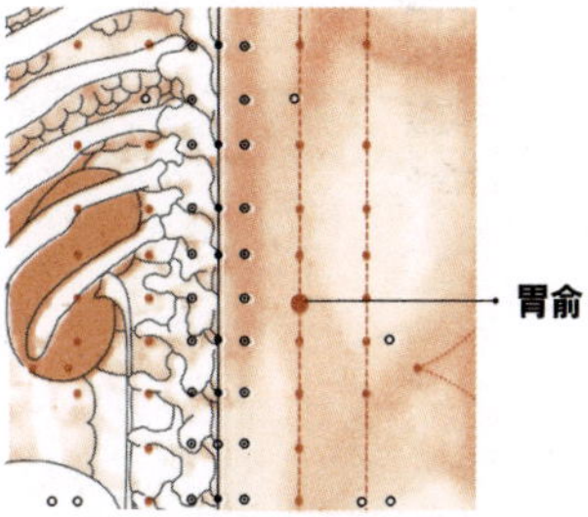

胃俞

所在位置：背部，第十二胸椎棘突起下侧，脊椎骨左右两侧约两根手指的宽度（3 厘米）。

可治疗：消化不良、食欲不振

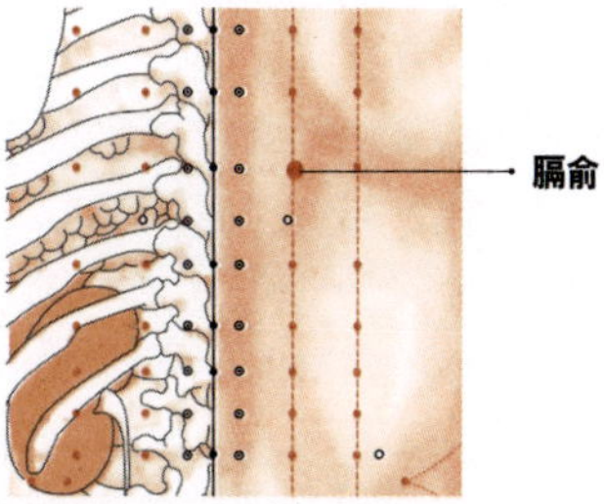

膈俞

所在位置：背部，肋骨与腹部交界的部分，约第七胸椎棘突起下侧，脊椎骨左右约两根手指的宽度（3 厘米）。

可治疗：背脊僵硬、失眠

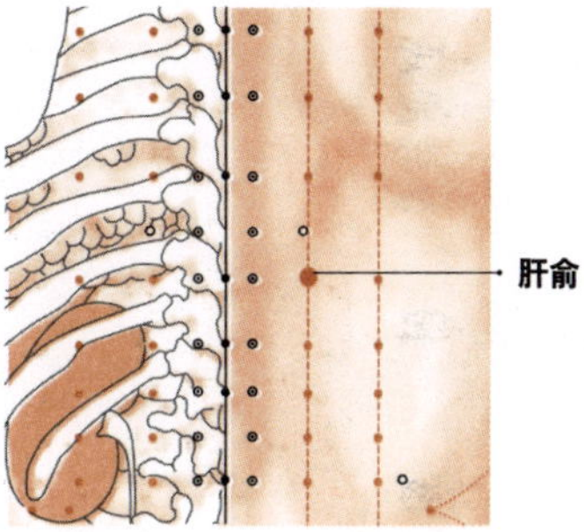

肝俞

所在位置：背部，左背部，第九胸椎棘突起下侧脊椎骨左右两侧约两根手指宽（3 厘米）处。

可治疗：背脊僵硬、酒醉、宿醉

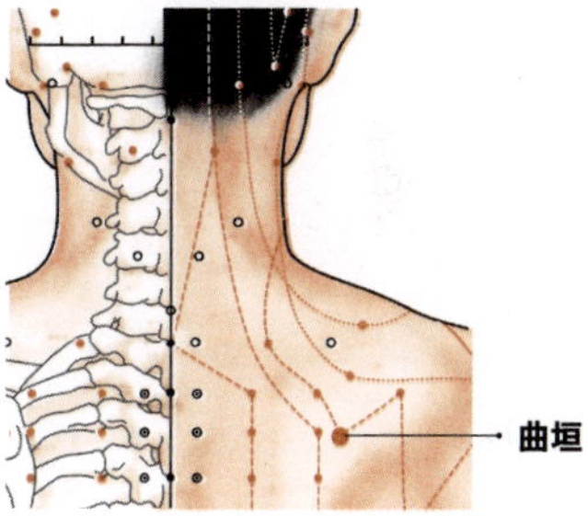

曲垣

所在位置：背部，背部上方，距肩胛骨上缘约 2 厘米的地方。

可治疗：肩膀酸痛

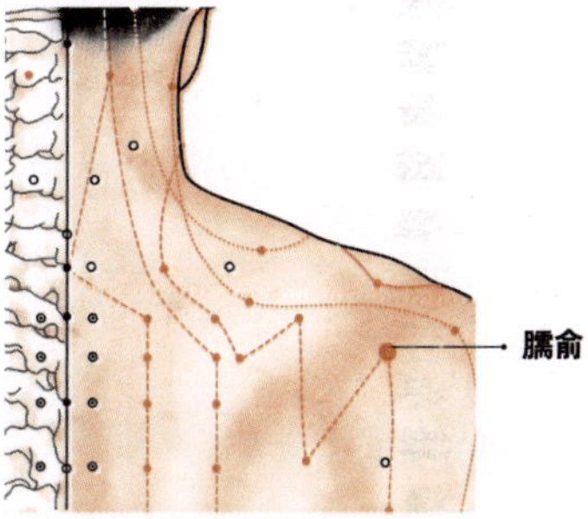

臑俞

所在位置：背部，肩胛骨上方稍微往外移一点，可感觉到一凹陷处，此乃臑俞穴的所在位置。

可治疗：五十肩

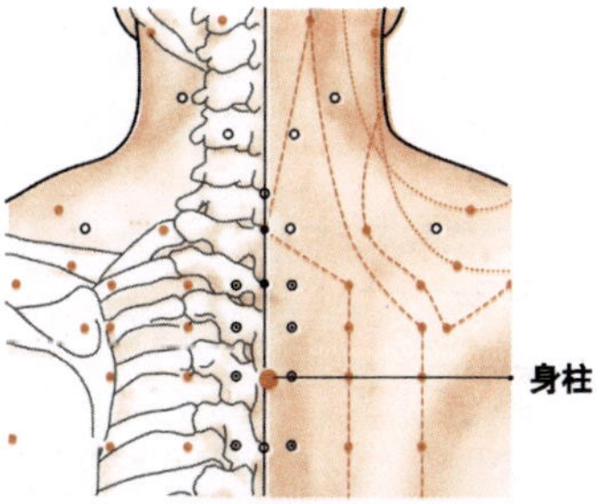

身柱

所在位置：背部第三胸椎的下方。

可治疗：无精打采

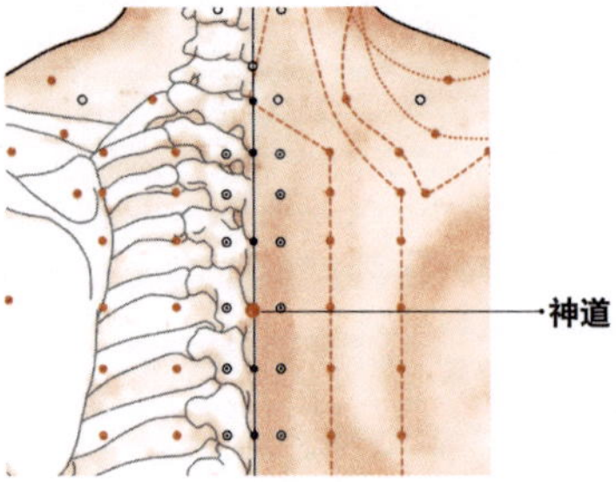

神道

所在位置：背部，第五胸椎棘突起下侧。

可治疗：心情烦躁

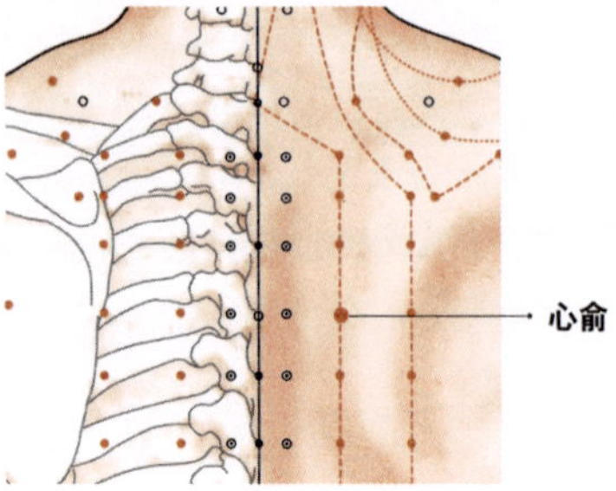

心俞

所在位置：背部，第五胸椎棘突起下方，脊椎骨往左右移约两根手指的宽度（3厘米）。

可治疗：心悸

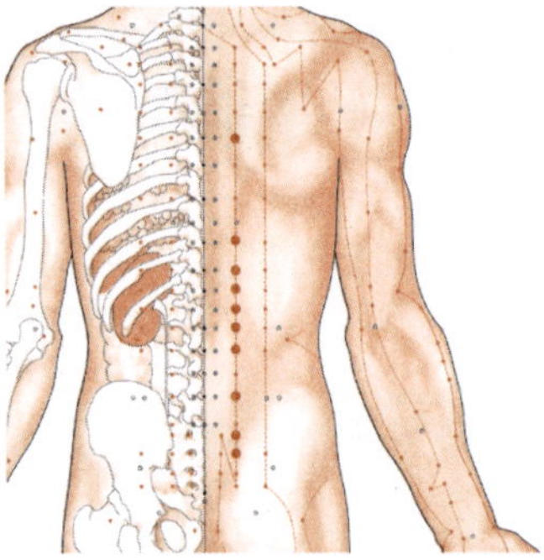

俞穴

所在位置：背部，分布在背部脊椎骨左右侧约两根手指的宽度。

可治疗：无精打采

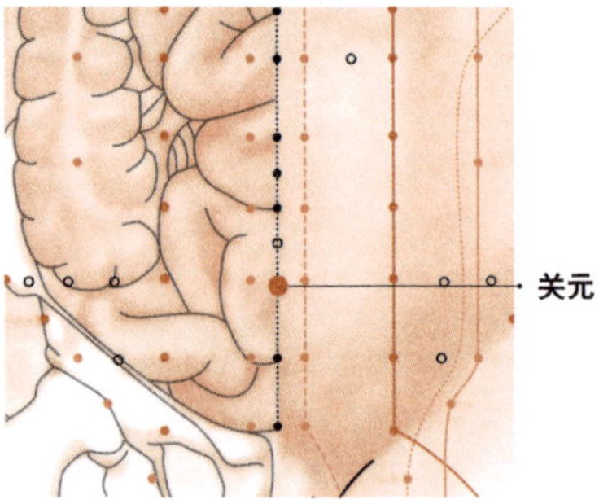

关元

所在位置：腹部，下腹部，肚脐下方约三根手指宽（4～5厘米）的地方。

可治疗：腹胀

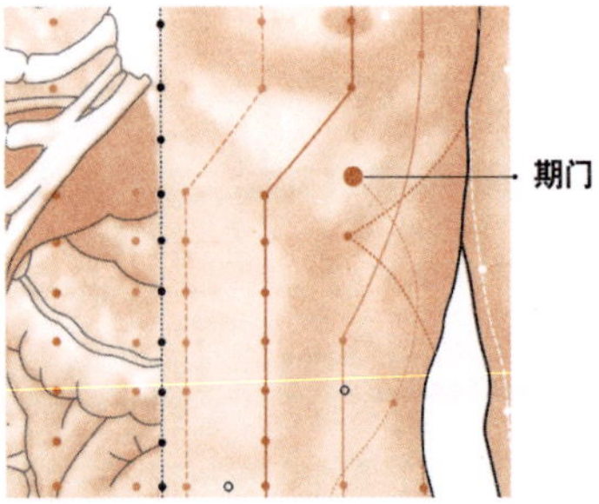

期门

所在位置：腹部，正好位于心窝与肋腹的正中央，也就是第九肋骨的下方。此穴位必须配合呼吸来作指压。

可治疗：酒醉、宿醉

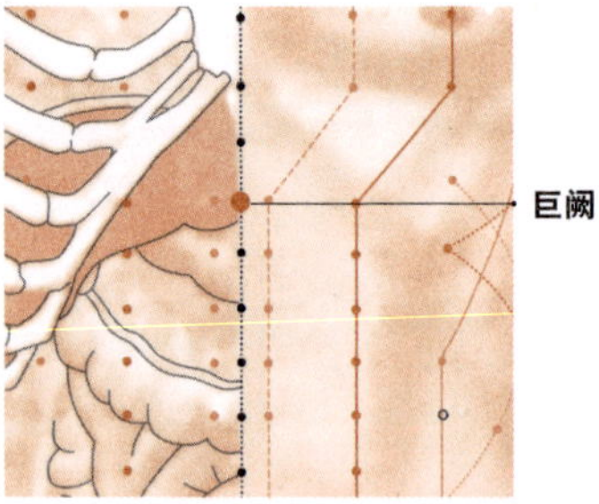

巨阙

所在位置：腹部，心窝中央，胸骨中央的凹陷处下方约两根手指宽的地方。

可治疗：心情烦躁

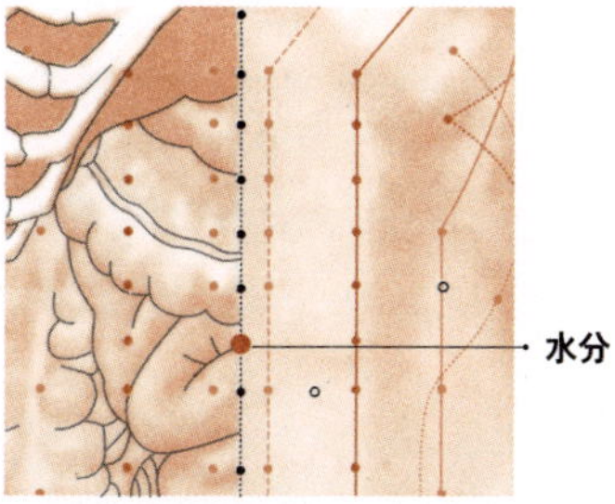

水分

所在位置：腹部，肚脐正上方。在肚脐上方约一个拇指宽度（2 厘米）的地方，由于此穴位有调节体内水分的功能，故以此为名。

可治疗：脚部浮肿

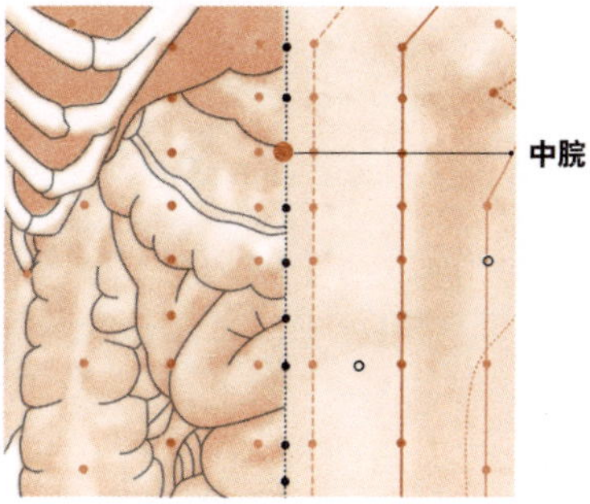

中脘

所在位置：腹部，上腹部中线的中央正好是心窝与肚脐的中间，指压此穴位时必须配合着呼吸来进行。

可治疗：消化不良、食欲不振

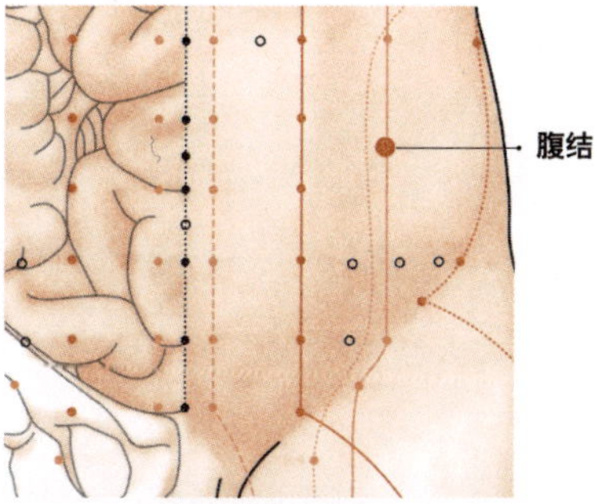

腹结

所在位置：腹部，肚脐各往左右移约六根手指的宽度（10 ~ 12 厘米），再下移 1.5 厘米即是。

可治疗：腹胀

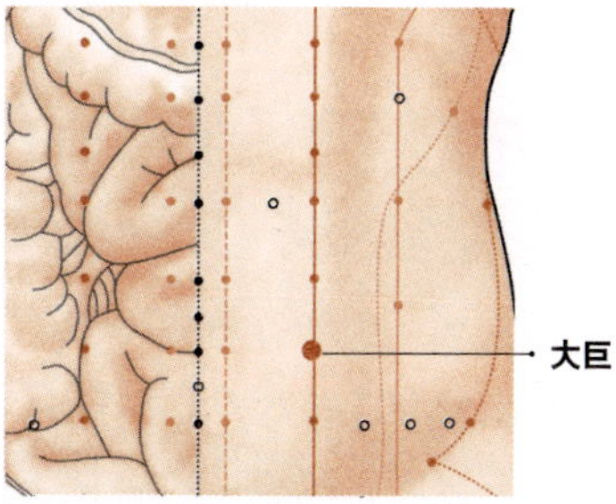

大巨

所在位置：腹部，肚脐斜下方约三只手指的地方。

可治疗：便秘

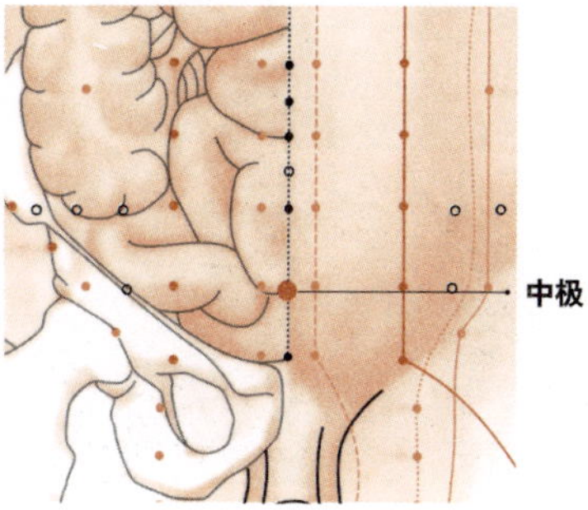

中极

所在位置：腹部，肚脐正下方，约四根手指宽（6 ~ 7 厘米）的地方。

可治疗：尿频

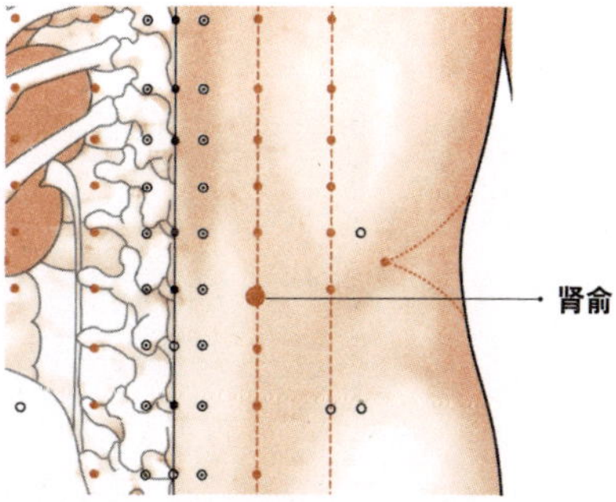

肾俞

所在位置：腰部，位于腰部最细的地方，第二腰椎棘突起下侧，脊椎骨左右两侧约两根手指宽之处。

可治疗：腰痛、痔疮

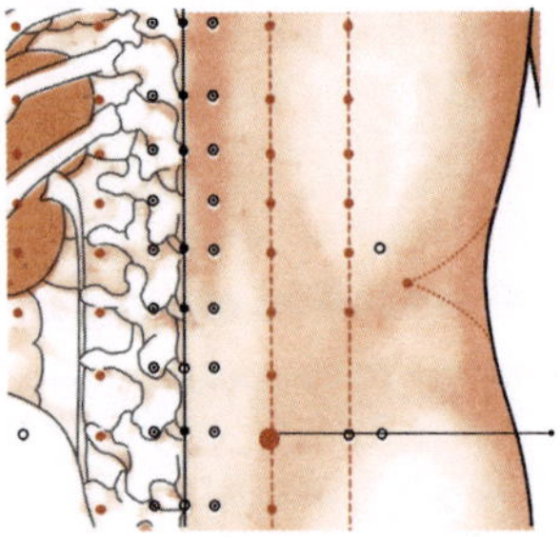

大肠俞

所在位置： 腰部，位于腰骨也就是第四腰椎棘突起下，脊椎骨左右两侧约两根手指宽之处。肾俞穴下方 3 ~ 4 厘米的地方。

可治疗： 腰痛、腹泻、便秘

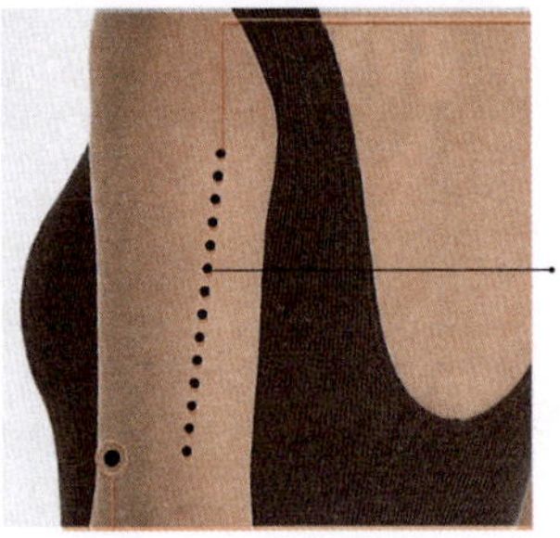

上臂后侧

所在位置： 手臂，手臂背后，沿着肩头到手肘的一直线，此线可分成 5 个点来指压。

可治疗： 手臂无力、手肘疼痛

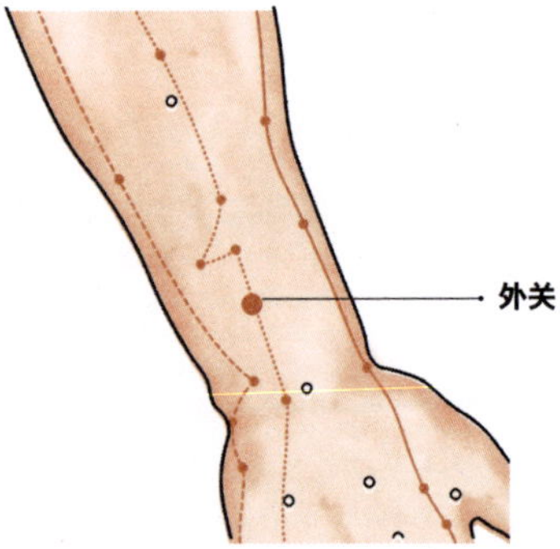

外关

所在位置： 手臂，位于手臂的手背侧，桡骨与尺骨之间，手腕往手肘方向移约两根手指宽（3 厘米）的地方。

可治疗： 头昏眼花、晕眩

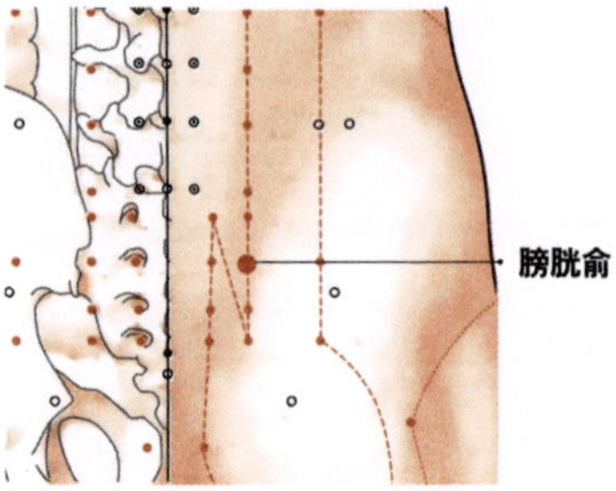

膀胱俞

所在位置： 腰部，位于脊椎骨与尾椎骨连接的正中央，并往左右移约两根手指的宽度即是。

可治疗： 尿频

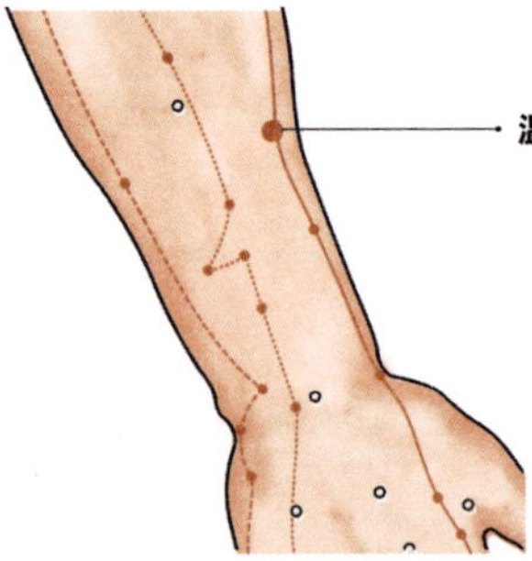

温溜

所在位置： 屈肘，在前臂背面桡侧，在阳溪穴与曲池穴连线上，腕横纹上 5 寸处即是。

可治疗： 腹泻

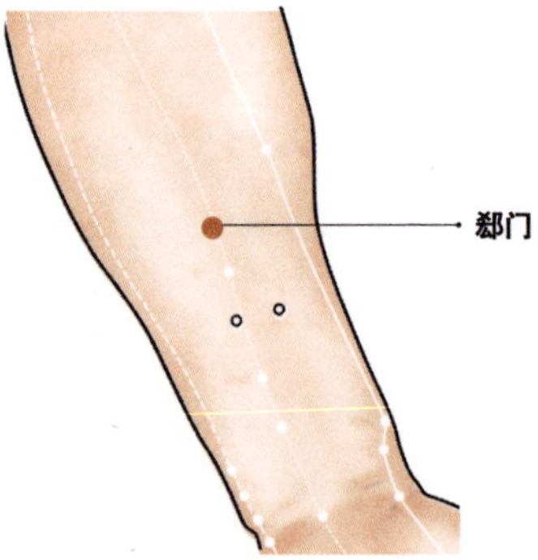

郄门

所在位置： 手臂，位于靠手掌侧的手臂上，约在前手臂中央，弯曲手臂及手指时，肌肉凸起的部分即是，指压此穴位，手指会有刺痛感。

可治疗： 手指麻痹、心悸

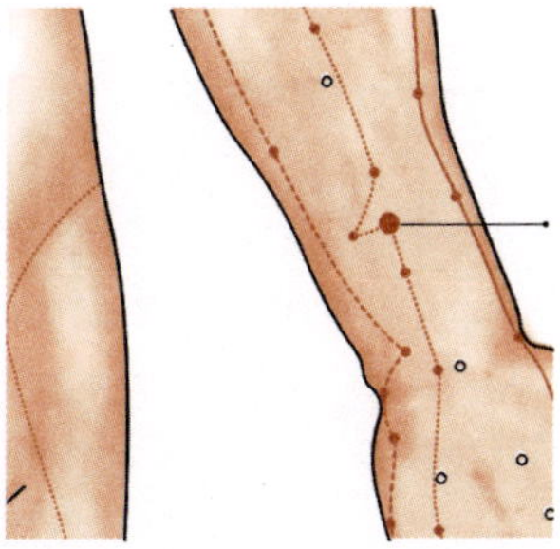

支沟

所在位置：手臂，位于手背，手腕向上往手肘方向约六厘米处，于前臂两骨之间可找到。

可治疗：腱鞘炎

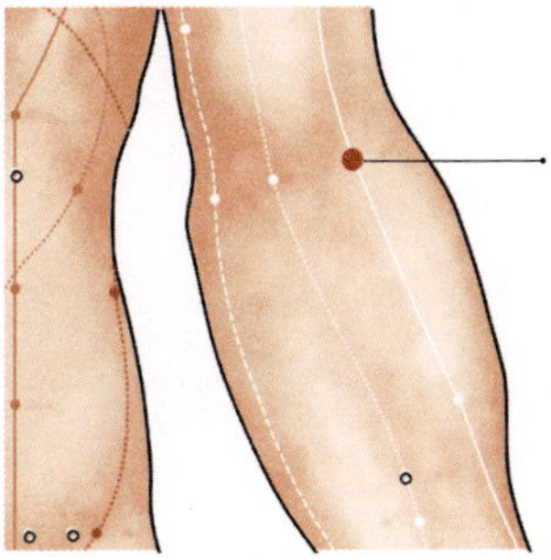

尺泽

所在位置：手臂，位于手肘内侧。关节中央略靠拇指侧，当拇指碰触此穴位时，可感到脉搏的跳动。

可治疗：打喷嚏、咳嗽

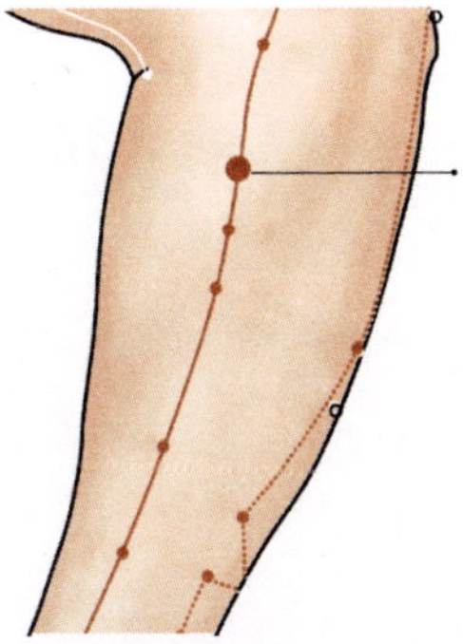

手三里

所在位置：手臂，弯曲手肘时，会产生一些横纹，靠近大拇指侧往手指方向移约两根手指的地方即是。

可治疗：头昏眼花、晕眩

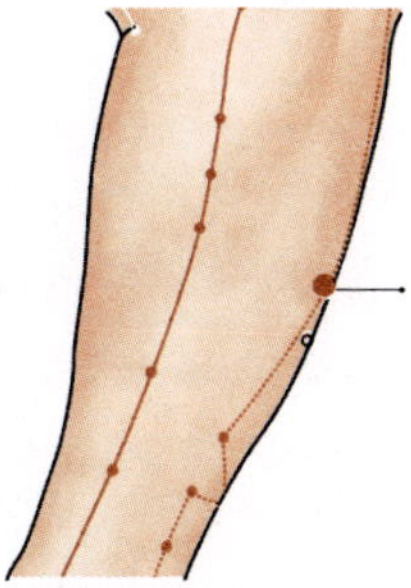

四渎

所在位置：手臂，位于前臂的手背那一面，手肘与手腕的中央，当手指伸直时，肌肉凸起的边缘地方即是。

可治疗：手指酸麻

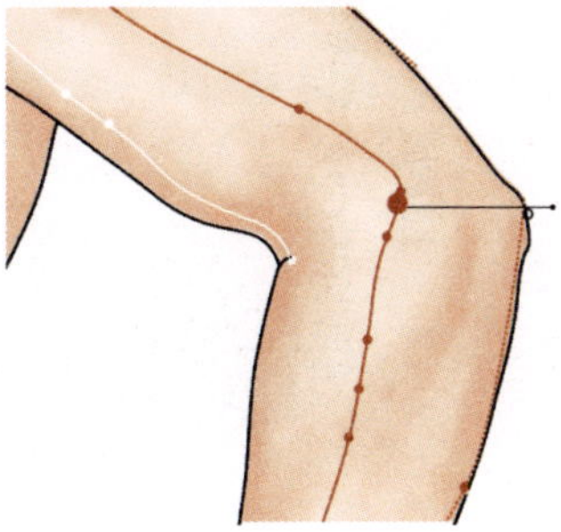

肘髎

所在位置：手臂，弯起手肘时，会有皱纹产生，此处前端往手肘方向延伸有一骨头，肘髎穴即位在此骨的边缘。

可治疗：手臂无力、手肘疼痛

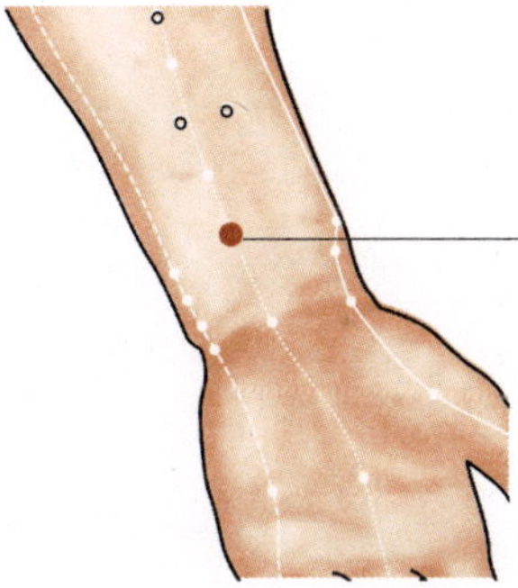

内关

所在位置：手臂，位于手掌侧，手腕往手肘方向约移四厘米处，介于两根肌腱之间。

可治疗：腱鞘炎、呕吐、晕车

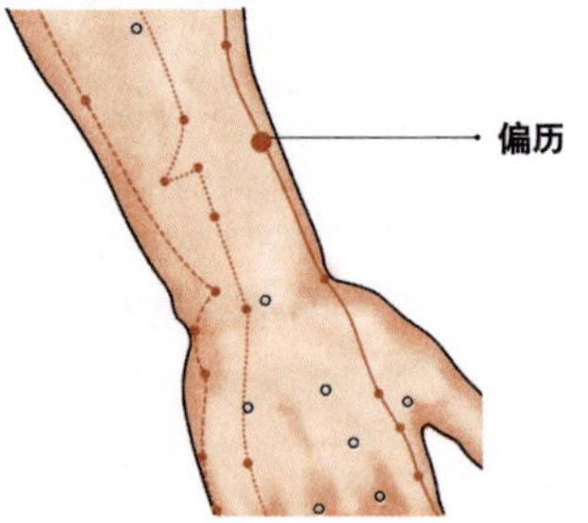

偏历

所在位置：手臂，手背靠拇指的地方，手腕向上往手肘方向移约 6 厘米的地方。

可治疗：腱鞘炎

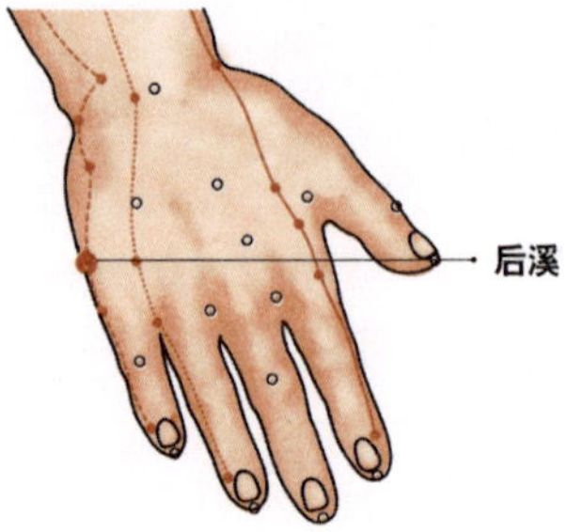

后溪

所在位置：手部，手轻握拳头，在手背小指侧后方的凹陷处。

可治疗：感冒

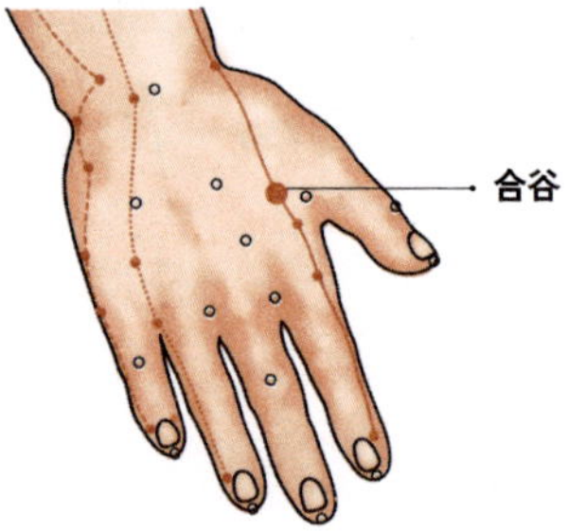

合谷

所在位置：手部，在手背，拇指与食指之间，张开手指时，可在两指之交叉处找到。

可治疗：睡意、呕吐、晕车

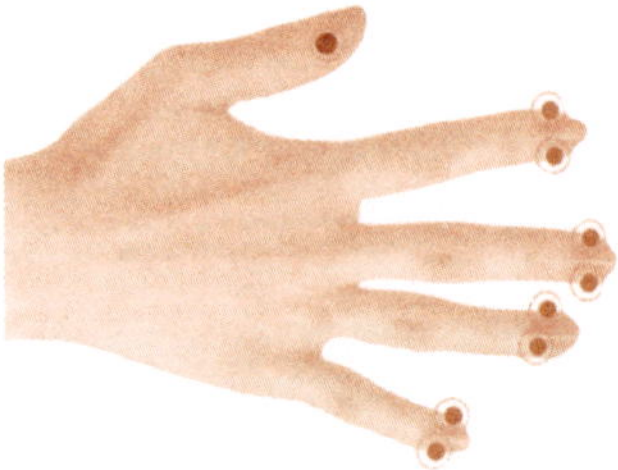

手指的井穴

所在位置：手部，统称为十个指尖的穴位，由于指尖是非常敏感的地方，按压此处时如果有疼痛感，则表示有效。

可治疗：身体不舒服

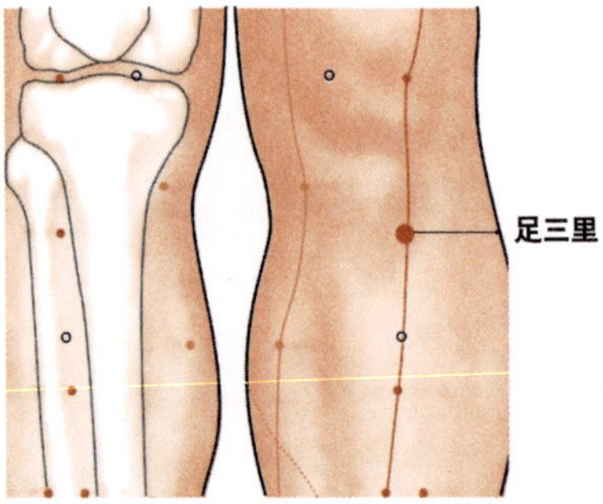

足三里

所在位置：腿部，位于胫骨上，膝盖下方约三根手指宽之处（4 厘米）。

可治疗：脚部浮肿

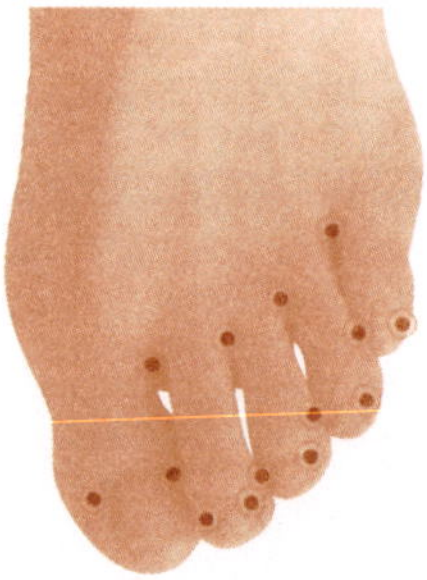

脚部的井穴

所在位置：足部，位于脚指甲左右两侧，单脚有 10 个穴位，两只脚共 20 个穴位。即使以轻微的力量刺激脚指甲旁的井穴也会相当疼痛。

可治疗：脚底冰冷

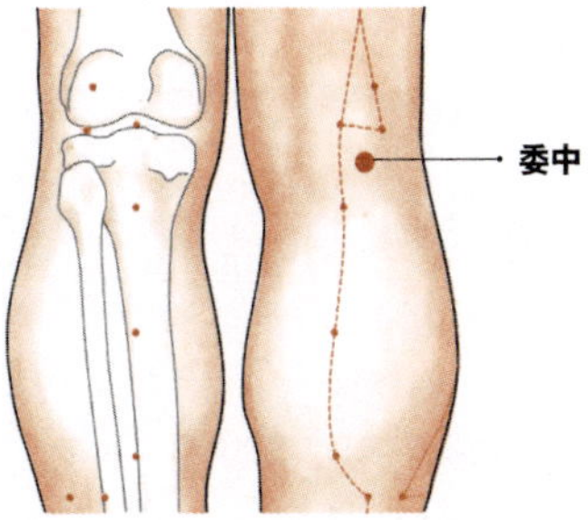

委中

所在位置：位于站立时膝后弯曲处横纹的正中央。小腿抽筋时，通常是这里的肌肉很紧绷。

可治疗：小腿抽筋

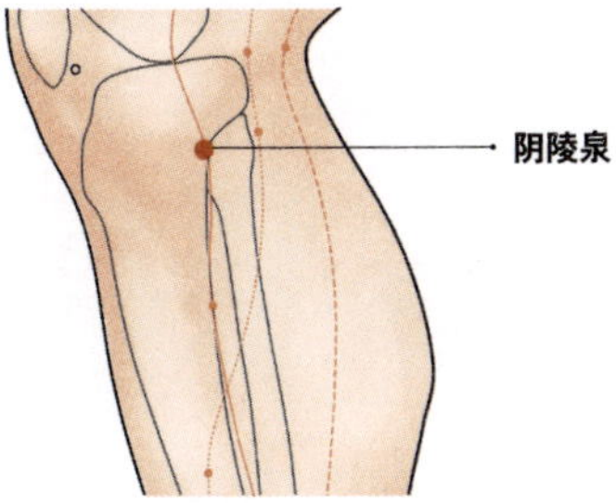

阴陵泉

所在位置：位于膝盖内侧，膝盖下面的凸骨处边缘，弯曲膝盖时可轻易找到。

可治疗：膝盖疼痛

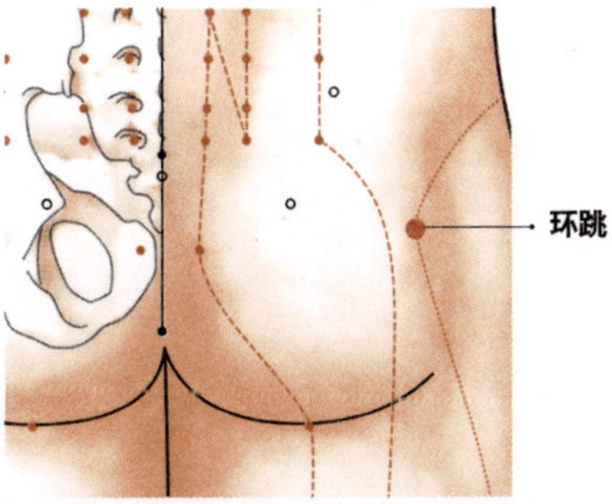

环跳

所在位置：双脚张开时，此穴位就位于腹股沟外侧所产生之横纹的中央，也就是股骨凸出处的正上方。

可治疗：脚麻

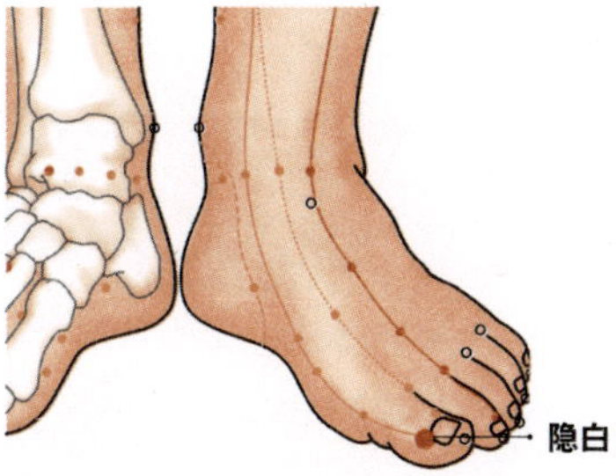

隐白

所在位置：脚拇指边缘凸骨处结束的地方。

可治疗：脚底冰冷

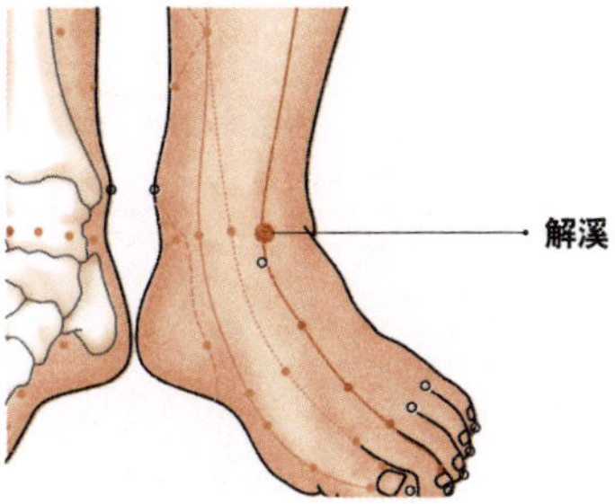

解溪

所在位置：位于前脚踝关节的正中央，当你弯起脚踝时，会产生皱纹的地方即是。

可治疗：闪腰

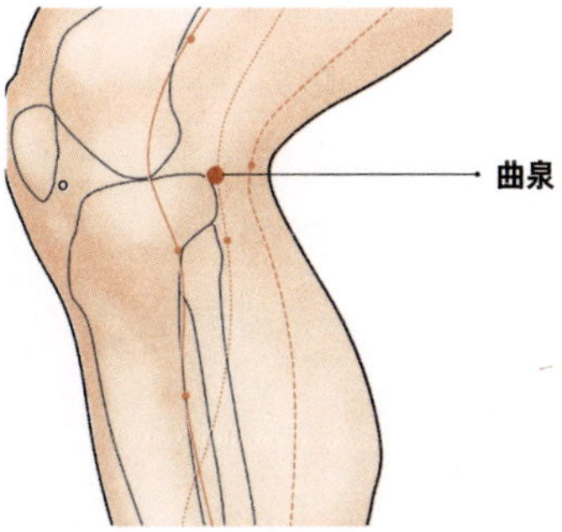

曲泉

所在位置：位于膝盖内侧，曲膝而产生横纹时，膝关节凹陷的地方。按压时膝关节内会有刺痛感。

可治疗：膝盖疼痛

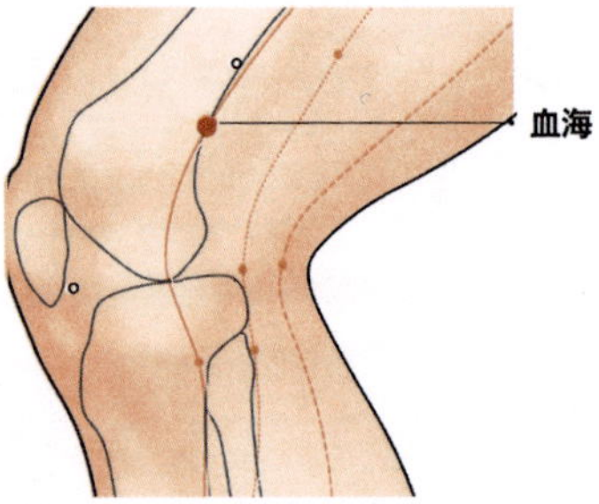

血海

所在位置：腿部，用力伸直膝盖时，膝骨内侧凹陷处的上端。

可治疗：生理痛

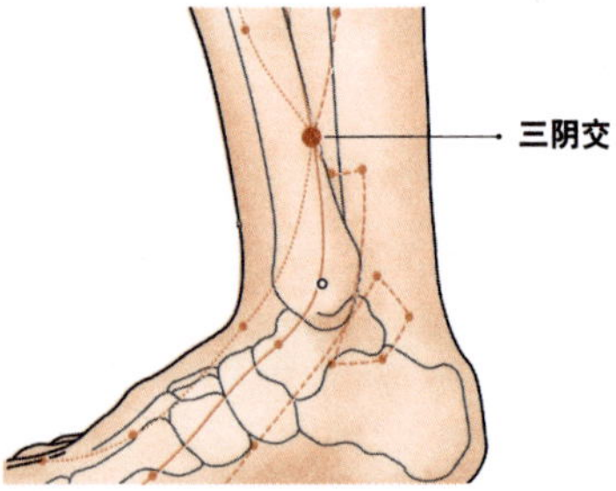

三阴交

所在位置：腿部，内侧踝骨中心往上移约三根手指的地方，在胫骨后侧。

可治疗：生理痛、失眠

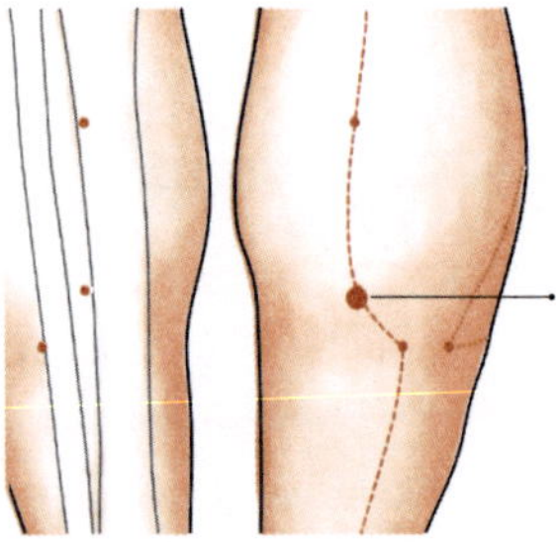

承山

所在位置：腿部，位于小腿肚软柔肌肉转换成肌腱的中央处。如果脚部用力会比较容易找到此穴位。

可治疗：闪腰

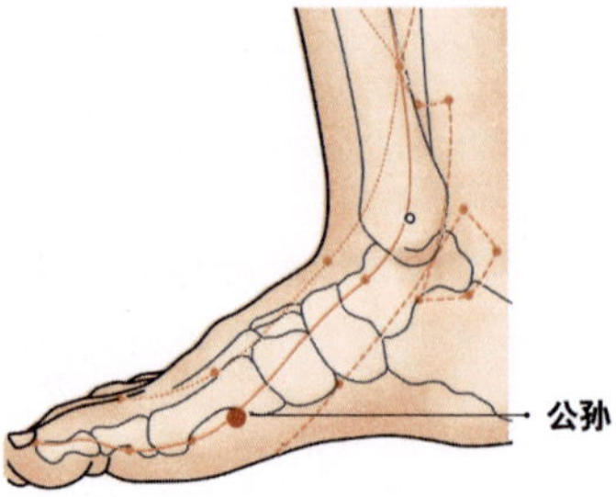

公孙

所在位置：足部，由脚拇指指根外侧之凸出处开始延伸的骨头称之为中足骨，此穴位位于中足骨结束的地方。

可治疗：脚拇指侧弯

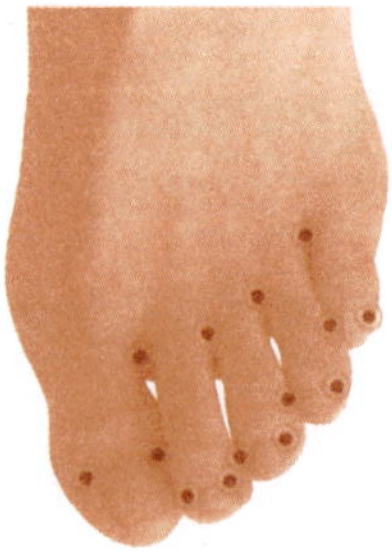

趾间

所在位置：足部，指脚趾之间的接合处，此处并无特定的穴位名称，但都能有效治疗脚部的不适症状。

可治疗：脚底冰冷

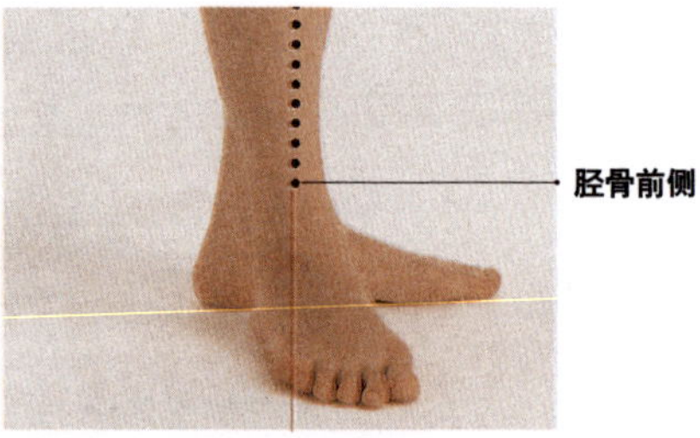

胫骨前侧

所在位置：足部，指的是膝下到脚踝的胫骨前侧肌肉，比较偏向小指侧，可将此地带分成八点来指压。

可治疗：脚麻

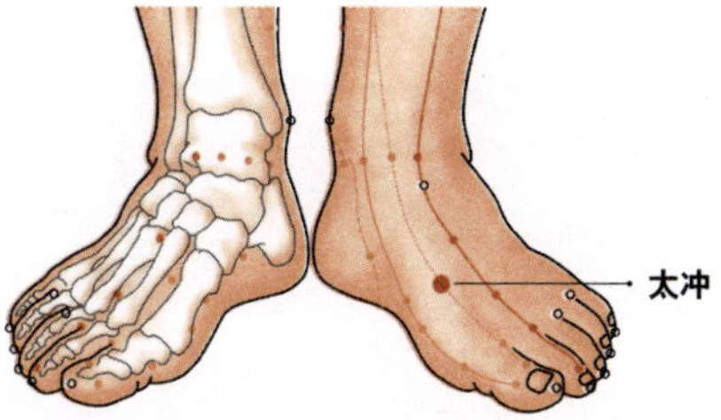

太冲

所在位置：足部，脚拇指与食指间往脚背上移两指处的地方，指压时脚底会有刺痛感。

可治疗：脚拇指侧弯

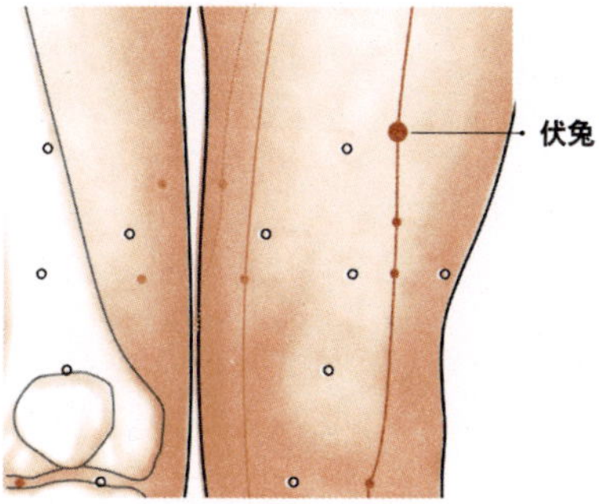

伏兔

所在位置：腿部，大腿前侧中央地带有一块大肌肉，这块肌肉稍微往外移一点的地方即是。

可治疗：脚麻

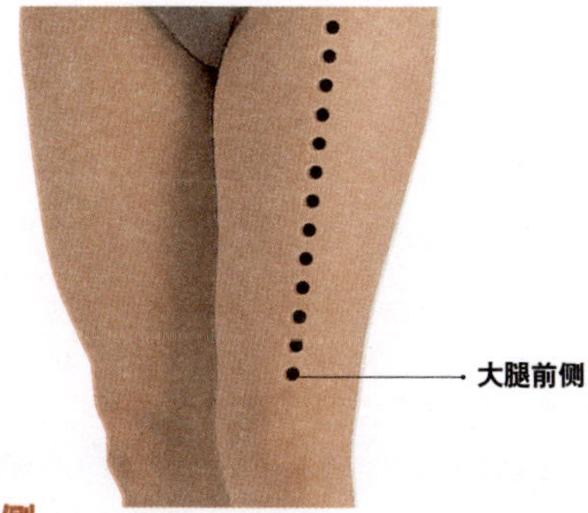

大腿前侧

所在位置：腿部，前大腿侧中央或稍微靠外侧的一直线。从大腿与臀部的连接处到膝盖分成十个点做指压。

可治疗：腰酸、腰部无力

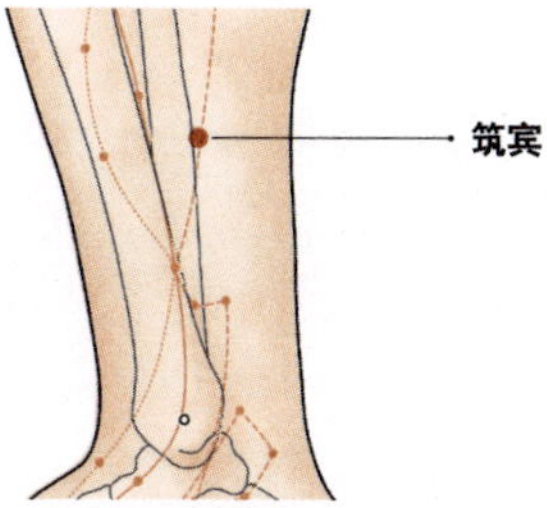

筑宾

所在位置：腿部，位于小腿内侧，脚踝上方约有五根手指的距离，胫骨后方约两厘米宽之处。

可治疗：小腿抽筋

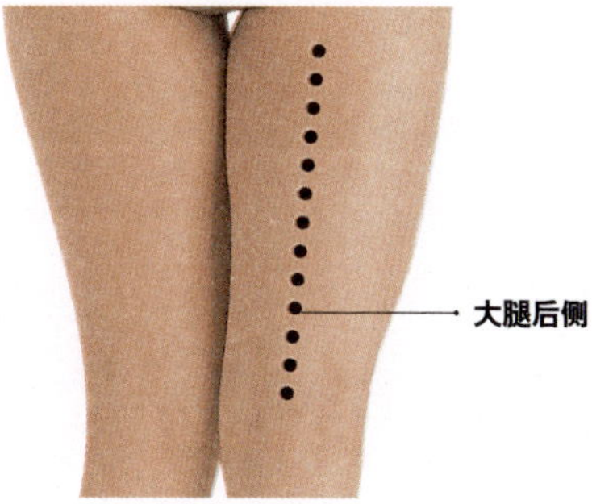

大腿后侧

所在位置：腿部，后大腿的中央，或稍微靠内侧的一直线。从大腿与臀部的连接处到膝盖分成十个点作指压。

可治疗：腰酸、腰部无力

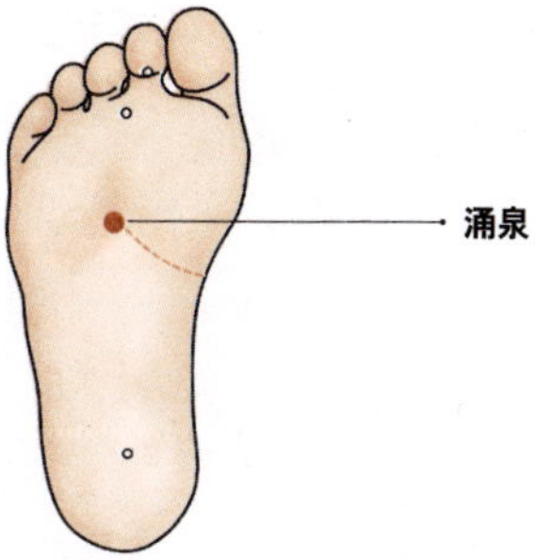

涌泉

所在位置：足部，位于脚底，当脚趾弯曲时，会感到有一块向内凹下的硬肌肉，涌泉穴便在此。

可治疗：足部疲劳

附录四　知识解答园地

人体内有那些穴位？具有何种功效？指压与马杀鸡有何不同？指压的方法有那几种？……关于穴位的各种问题，我们将一一为你解答。

Q

穴位用肉眼是看不到的，如何知道穴位在哪里？人体内穴位大约有多少？另外，依症状不同，治疗的穴位也有所不同，是否可介绍各穴位的功能呢？

A

的确，皮肤上并无显示出这里是穴位的记号，但是专家只要一触摸便能正确地指出各穴位所在的位置。

"穴位"可说是代表着人类身体中的"重点"及"要害"的部位。就人体构造上来看，穴位可说是人体构造中物理性机能的最弱点，当身体有异样时，穴位经常会有冰冷、疼痛、发热的现象出现。

那么穴位到底有多少？答案是约有361个。当身体不适时，异常的现象会反应在特定的穴位上，所以若要治愈这些不适，就要针对各个特定穴位做指压来治疗，效果会较为明显。

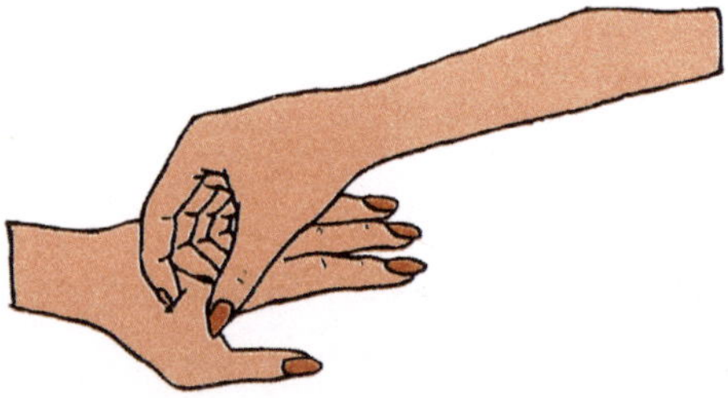

Q

手拇指与食指间有"合谷"穴，我尝试着指压此穴位，却没有指压的感觉，要怎么做才能像专家般找到正确的穴位？

A

该如何找到穴位的正确位置呢？的确，穴位的位置相当微妙，只要有稍许的偏差便无法达到指压的效果。先依本书的指示找到穴位的位置，然后，再观察皮肤，一般而言，健康的皮肤是有光泽且具弹性；不健康的皮肤是干燥且失去弹性。接着再摸看看认为是穴位的地方，是否有周边发冷、发青、发白或者发红等异状。最后再用拇指或食指轻轻地触压作最后确认。如果该处肌肉紧绷僵硬或没有弹性，应该就是穴位的位置没错了。另外，也要斟酌刺激力道的大小，才能发挥最大的功效。

Q

穴位指压疗法，一般是指按压、推揉的方式，这种方法能治疗什么样的不适感及病痛呢？除了本书所介绍的病痛之外，还可治疗那些症状呢？

A

针灸乃是以扎针来刺激穴位，但由于自己没办法自行针灸，所以，只能用手按压来刺激，此种方法通称为手技疗法，而手技疗法约有下列五种效果。

①揉散紧绷的肌肉

肌肉之所以呈现紧绷状态，是因为肌肉内囤积废物，而这也是身体无力及感到疼痛的根源。一般可借由推拿僵硬的肌肉来调整体力。

②使血液循环顺畅

按压、推揉或者是加热都能使肌肉放松、血液及淋巴腺流畅，血液只要一流通，身体内老化废物便可顺利排出，改善虚冷及酸痛。

③活化神经及激素的机能。

④调整内脏运作功能。

⑤调整体能。

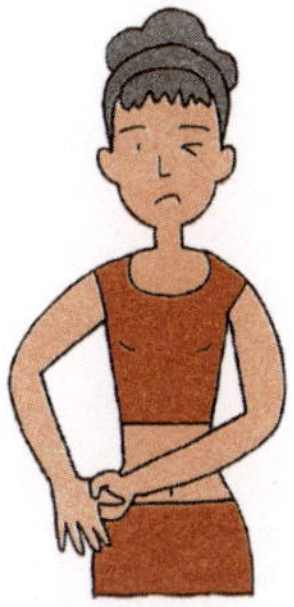

捏一捏你认为是穴位的地方，如果有疼痛感，就表示你找到正确的位置了。

Q

针灸治疗可分为针疗法及灸疗法，它们的效用又是如何呢？以及它们各适合治疗什么样的病痛呢？

A

针灸疗法究竟有何功效？至今仍有许多研究在不断进行中，以下列出目前医学界已发表的结果。

①调整消化、呼吸、泌尿等器官的功能。

如果想提高这些器官已经低落的机能，或压抑过于亢奋的机能，皆可利用针灸疗法，使功能回到正常轨道。

②使血液循环变好

让停滞的血液流通，而能改善脚底冰冷及消除酸痛感。

③增强神经功能。

消除麻痹感及疼痛。

④调整激素

调整并平衡激素、安定自律神经。

⑤增强抵抗力

使身体有抵抗力。

虽然针灸对癌症及细菌感染不具医疗功效，但对十分恼人的小毛病却非常有效。

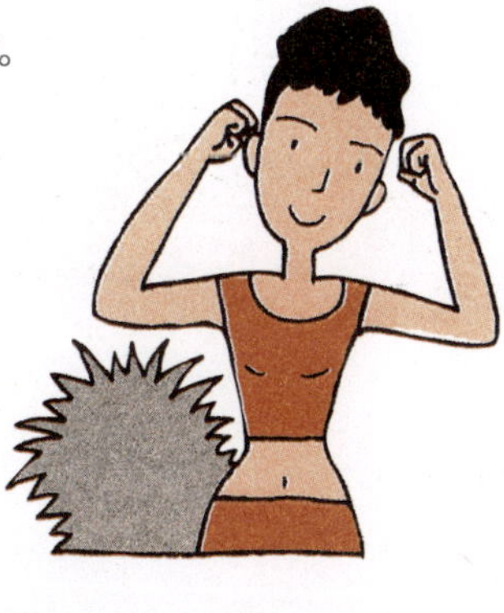

Q

按摩、指压能使心情放松，不但很想在家自己试着做，也想帮家人做。是否有适用于每个人的有效方法？可否给点建议呢？

A

接下来再对手技疗法作详细的解说，它可分为：

①抚摸
②揉
③捏
④敲打
⑤振动
⑥按压

等六种手法。只是要在哪里治疗？是坐着呢？还是躺着呢？有什么样的症状？依穴位的所处位置不同，治疗的方法也有所不同，必须要依其不同属性找出适合的方法才能达到最大的效果。

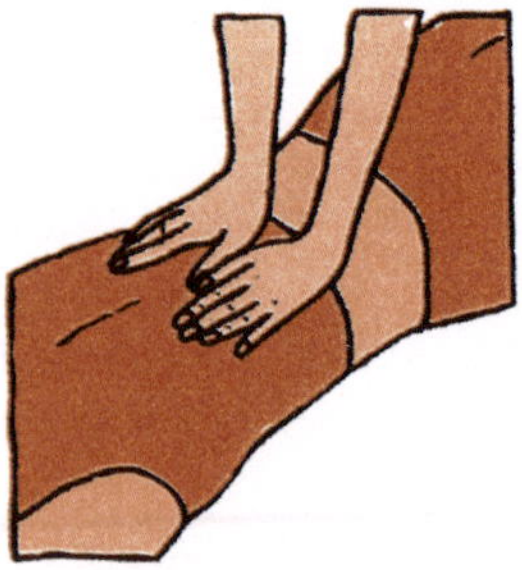

①抚摸：手掌放在要治疗的部位，滑动手掌来进行抚摸。

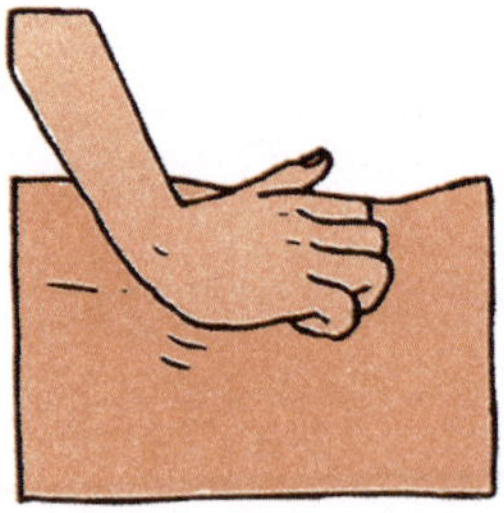

②揉：弯曲手指，以手掌掌根（近手腕部位）以边画圆圈边指压的方式进行。

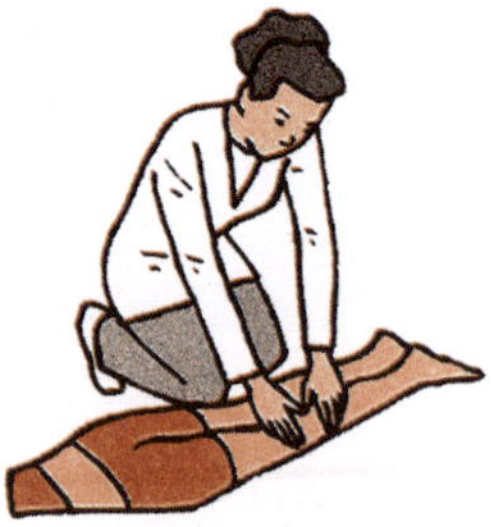

③捏：手脚等较细的部位，以一边抓捏一边移动手掌的方式来进行。

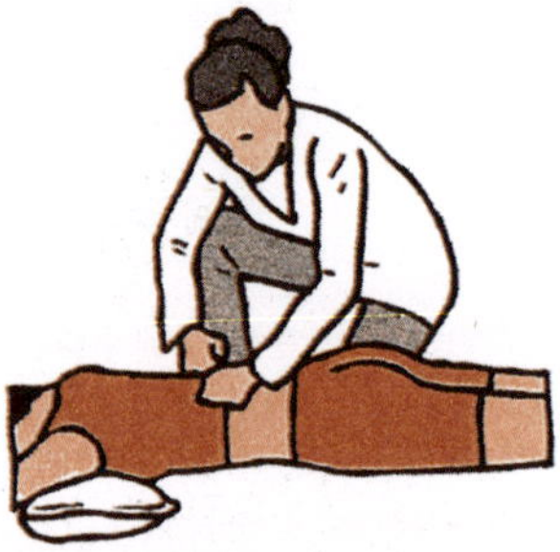

④敲打：轻握拳头后，用有小指的那一面来敲打，适用于肩、膀、背部及腰部等部位。

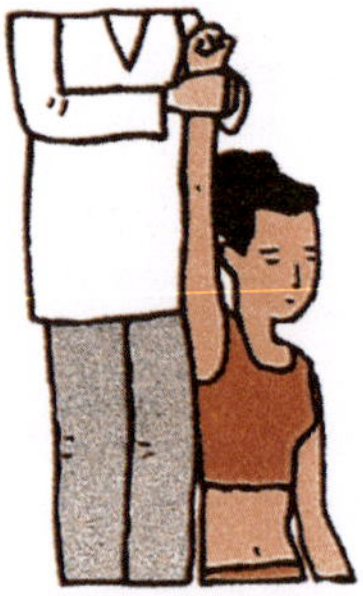

⑤振动：适用于手与脚，抓住手腕及脚腕作振动。

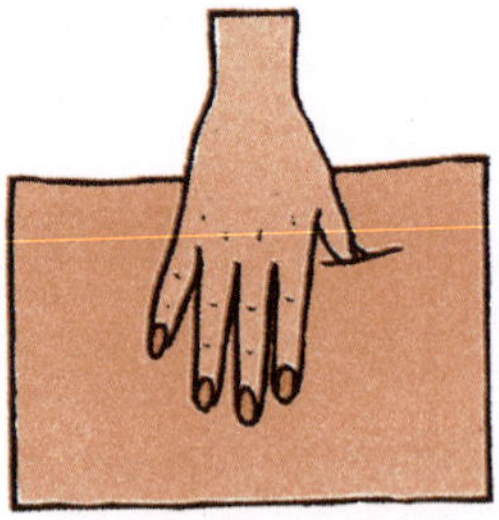

⑥按压：拇指指腹压在穴位，以垂直方向缓慢施力。

Q

在诊所做指压治疗时，发现医生用了各种指压方法施行治疗。是不是指压的方法也有许多种类？可以告诉我这些指压方法的诀窍吗？

A

指压可分成下列六种方法。

①一般压法

以大拇指腹按 2 ~ 3 秒钟后休息，然后再移到下一个要指压的地方，此乃最普遍的指压法。

②持续施压法

用手掌压 5 秒后休息，然后再移动一点点指压 5 秒后休息，反复进行即可，适合眼球及腹部的指压法。

③缓压法

一个地方按压 5 秒后休息 5 秒，如此同一穴位不断重复。本书是以一般压法及缓压法作为基本的指压方法。

④吸引压法

手指与手掌根接触皮肤，以打浪般的手法来进行指压，此法对治疗腹部的不适感相当有效。

⑤流动压法

左右拇指一边移动一边交叉按压穴位，譬如肩胛骨附近的穴位用这种指压法较有效。

⑥集中压法

以左右大拇指交叠的方式来进行，这是一种特别针对严重酸痛的指压法。

指压疗法要配合穴位的所在位置选择不同的指压法。

Q

穴位指压时力道要如何取舍？指压时，如果感到疼痛是否要忍受才有效？可否告知如何选择适当力道的方法。

A

刺激的强度必须依肌肉的僵硬程度及穴位的所在位置来调整。

如果压下时感觉很舒服，这样的力道就是适合这个人的刺激强度。一般而言是 3 ~ 5 千克。可以先指压在体重计上量一下 3 ~ 5 千克的力道是多大，并记住该感觉。

肥胖且肌肉严重僵硬的人喜好较强的力道，而体瘦或体力较弱的人则偏爱较轻的力道，所以请选择适当的力量指压。如果硬施加强力于瘦弱人的身上，反而会适得其反，同时也要以不会伤到指压者手指的力道为原则。

Q

一次要压多少次才能达到效果？时间要多长才适当？另外，何时做穴位刺激治疗比较好？

A

如果你的不适症状有出现在本书中，请参照各页的说明。文中都会标示着 3 或 5，这指的是指压的次数。请以这作为指压次数的参考，但如果你觉得没有达到预定的指压效果，可依症状的严重程度自我调整。

然后是指压的时间，只要有时间都可以按摩，晚上就寝前、坐车时、看电视时都可以进行，就算是只有三分钟或五分钟都没关系，一天只要重复几次就可达到指压的效果。特别是常年患有小毛病的人，每天更要尽可能多地进行指压按摩才能达到疗效。

丛书看点

从头到脚：“从头到脚”讲解人体各大系统常见病的预防保健知识，是现代人生活养生的“家庭医生手册”。

简单实用：实际、实用、实在，说得清，听得懂，一学即会，一看即懂。

系统全面：在内地养生保健出版市场信用缺失的当下，最系统、最完整的一套健康丛书。

边听边学：中华文化大学堂官方网站，3000分钟超值课程，名师互动。

精美图解：每本书300余幅精美图解，以大量形象生动的图表、图解、表格替代枯燥冗长的文字。

●三分钟日常保健

◎三分钟手疗 ◎三分钟面诊 ◎三分钟足疗

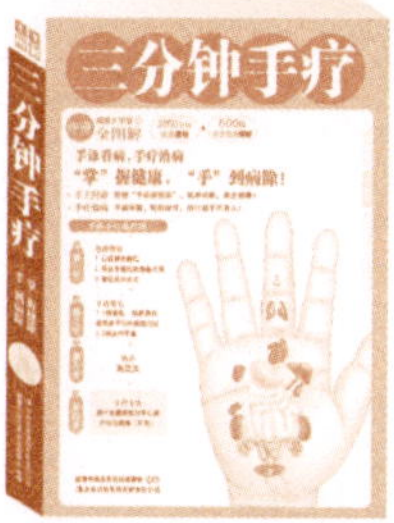

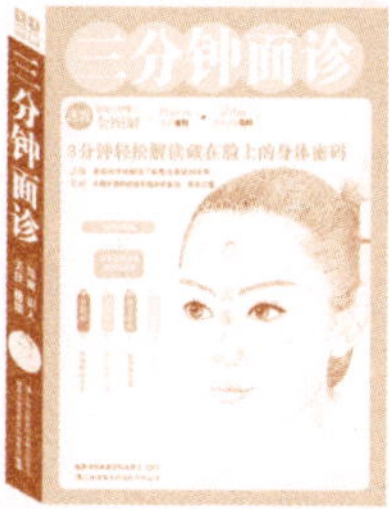

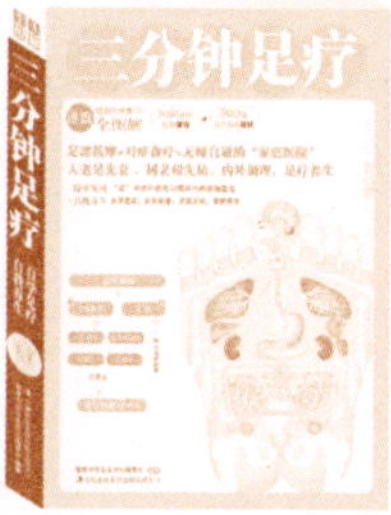

●人体经络穴位应用

◎对症按摩最有效 ◎特效指压疗法 ◎手足对症按摩 ◎小疗法大健康 ◎小穴位大疗效
◎十二经络调筋术 ◎儿童经络按摩刮痧全集 ◎人体经络使用手册

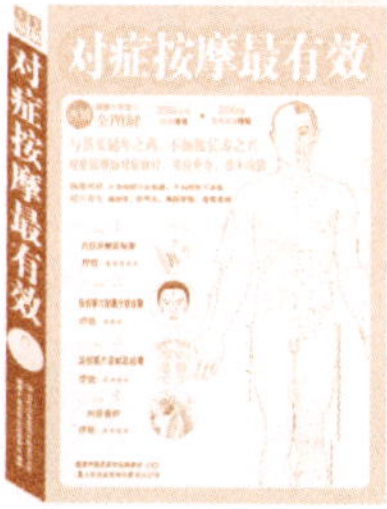

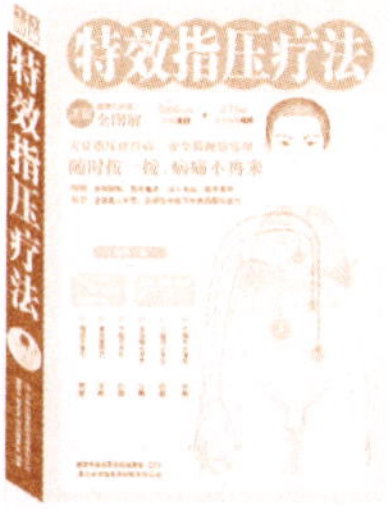

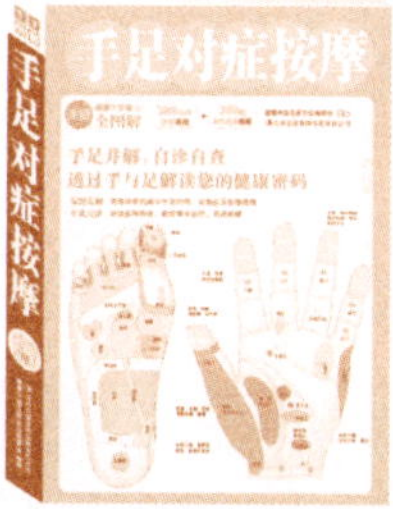

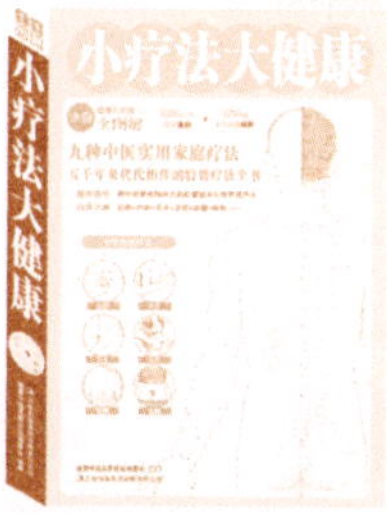

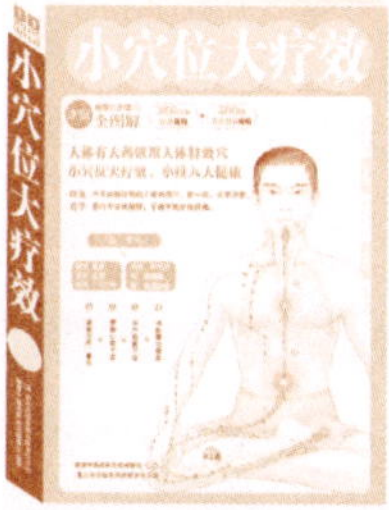

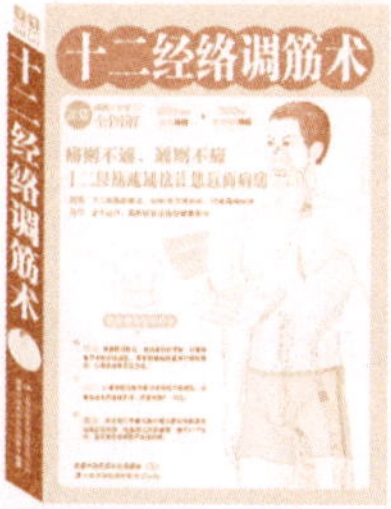

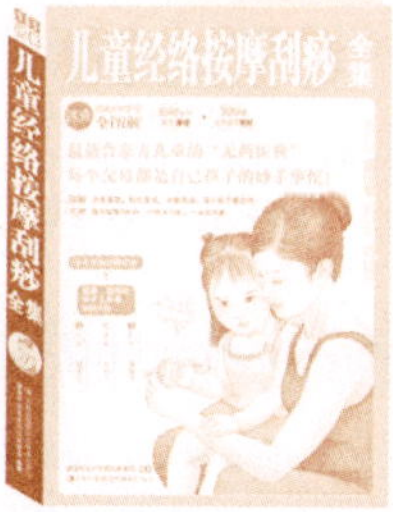

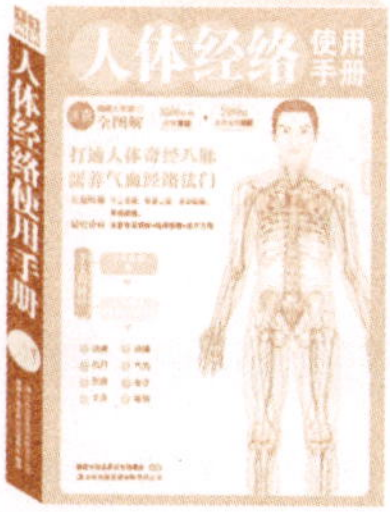

选题策划：含章行文 · 点识成智
责任编辑：宋　春
特约编辑：周　鑫
装帧设计：含章行文 |装帧|

图书在版编目(CIP)数据

特效指压疗法 / 健康中国名家论坛编委会编著；一长春：吉林出版集团有限责任公司，2010.7
（健康大学堂）
ISBN 978-7-5463-3322-9

Ⅰ. ①特… Ⅱ. ①健… Ⅲ. ①穴位按压疗法 Ⅳ. ①R245.9

中国版本图书馆CIP数据核字(2010)第122676号

书　　名：特效指压疗法
编　　著：健康中国名家论坛编委会
出　　版：吉林出版集团有限责任公司
地　　址：长春市人民大街4646号(130021)
印　　刷：北京华戈印务有限公司
开　　本：889mm × 1194mm 1/16
印　　张：16
字　　数：220千字
版　　次：2010年9月第1版
印　　次：2020年10月第3次印刷
电　　话：010-63329002（发行）
　　　　　010-63109462（咨询）
书　　号：ISBN 978-7-5463-3322-9
定　　价：29.80元